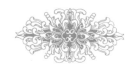

U0308691

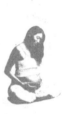

孕产妇
全程保健全书

孟斐 编著

孕产妇保健相关领域的最新研究成果

实用的孕产妇保健方法和技巧

科学的孕产妇营养膳示指南和运动指南

天津出版传媒集团

天津科学技术出版社

图书在版编目（CIP）数据

孕产妇全程保健全书 / 孟斐编著 . -- 天津：天津
科学技术出版社，2014.8（2021.9 重印）

ISBN 978-7-5308-9043-1

Ⅰ . ①孕… Ⅱ . ①孟… Ⅲ . ①孕妇—妇幼保健—基本
知识 ②产妇—妇幼保健—基本知识 Ⅳ . ① R715.3

中国版本图书馆 CIP 数据核字（2014）第 142202 号

孕产妇全程保健全书
YUNCHANFU QUANCHENG BAOJIAN QUANSHU

策 划 人：杨 譞
责任编辑：孟祥刚
责任印制：兰 毅

出 版： 天津出版传媒集团
天津科学技术出版社
地 址：天津市西康路 35 号
邮 编：300051
电 话：（022）23332490
网 址：www.tjkjcbs.com.cn
发 行：新华书店经销
印 刷：三河市万龙印装有限公司

开本 720×1020 1/16 印张 15 字数 320 000
2021 年 9 月第 1 版第 3 次印刷
定价：45.00 元

前　言

　　怀孕，是每个女人一生中都期待和渴望的幸福时光，同时在这奇妙的 280 天里，无论身体或是心情，都会经历各种前所未有的变化。孕育一个健康、聪慧的宝宝是每一位父母的心愿，要想实现这个心愿，就需要在孕前充分掌握关于孕产期的饮食、运动、保健、育儿等方面的知识。

　　对于年轻父母来说，第一次做父母，没有孕产经验、育儿经验，心理期望值又高，因而在孕产期和育儿过程中，内心常常会不停地交织着焦虑和紧张感。孕前和孕期怎么准备、怎样做，才既能保证妈妈的身体健康，又能生一个健康的宝宝；产后如何运动、如何饮食，才能重塑曼妙的身姿；培育一个健康又聪明的宝宝除了拥有强烈的责任心外，父母还应该怎样做……对于上一辈人传授的老经验，年轻的父母们总是担心过时了或者不科学，从网上或书上看来的经验有时又感觉不实用，也不可能大事小事全都跑去找专家咨询。面对孕产期的种种不适与不知，你会手足无措，还是从容应对？备孕、怀孕、分娩、育儿，做父母，你准备好了吗？

　　要想妈妈、宝宝都健康，孕前准备不容忽视。完美的孕前准备可以为胎宝宝的降临提供优质的孕育环境，确保胎宝宝从父母身上获得最佳的遗传基因。夫妻双方应该根据家庭的经济情况和身心状态做好各方面的准备，包括心理准备、生理准备、知识准备；还要对照、检查自己的生活方式、生活环境是否存在不利于生育健康宝宝的因素；更要了解各种影响受孕的因素和帮助受孕的技巧，在细节上提高成功率，迎接宝宝的到来。

　　孕期养得好，宝宝健康智商高。"我该怎么做，才能生个健康宝宝呢？"几乎是每一位准妈妈都会重复问的问题。这本书会告诉你，应该这样做：关注细节，吃喝、运动、调养、孕检，一个都不能少！首先，保证充足的营养补给很重要。一个人的美味营养餐，能确保两个人的安全与健康。如何吃才能营养均衡，才能让胎宝宝大脑发育得更好，这主要取决于孕妈妈的一日三餐如何安排，三餐之外的小零食怎么选择。书中精心"烹制"的孕期美食推荐一定能够给你想要的答案，给你带来平安、快乐。其次，运动和调养是准妈妈和胎宝宝健康的第二重保障。孕妇瑜伽、孕妇体操、散步等都是安全又温和的运动，不仅能促进胎宝宝

健康发育，还能增强准妈妈的体质，为顺利分娩打好身体基础。最后，孕期检查是母婴平安必不可少的保证。哪个阶段需要做检查，以及每个阶段应该做哪些检查，是准爸妈必须知道的事情，这能让你随时了解胎宝宝的健康状况，达到对疾病的预防或早期治疗的目的，助你安心、快乐地度过孕产期。

经历了怀孕期间的种种巨变，宝宝终于在众人的期盼下诞生了。此时，宝宝的喂养与护理便成为困扰爸妈的难题。怎么给宝宝喂奶、换尿布、洗澡，为什么一到夜里宝宝就哭个不停……这些都需要初为父母的爸爸妈妈逐一地、细心认真地从这本书中学习，而你经历的这些将成为你一生中最为异彩纷呈的旅程。

从孕前知识、孕期胎教、保健、饮食，到分娩、产褥期的每一个细节，书中都进行了详细科学的传授。无论你处于妊娠分娩育儿过程中的哪一个阶段，无论你遇到什么样的问题，这本书总能为你出谋划策，用科学的方法解决你的实际问题。你可以从头读起，系统地学习孕产育过程中的各种知识和方法，也可以根据自身需求去了解你所需要的相关内容。如基本的优生常识、生殖常识、提高怀孕概率的方法，孕前计划、孕产妇饮食调理、孕期十个月中孕妇身心变化，以及胎儿发育过程、胎教、产检、饮食、安全用药、分娩、产后保健、产后心理调适、新生儿日常护理等相关内容。这是一本涵盖从孕前准备一直到养育1岁宝宝的百科全书，是每一位孕产妈妈的贴心朋友，它将陪伴你孕育出最聪明、最健康的宝宝，养护出最美丽、最自信的妈妈，并与你一起度过幸福无比的孕产期。

做健康妈妈，育聪明宝宝。相信本书会告诉准爸妈们在孕产期想知道的、该知道的、不知道的一切。一个人阅读，两个人得健康。还在等什么？快点翻开书来阅读吧！

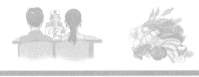

目　录

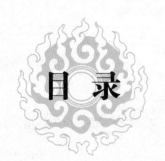

第一章　孕前必须回答的几个问题

第1节　你了解必要的优生常识吗

保证优生的条件 / 2

准爸爸的生育隐患 / 6

杜绝近亲结婚 / 3

妇女的最佳生育年龄 / 7

为何会有弱智儿 / 4

生育宝宝的最佳月份 / 7

父母能遗传给孩子什么 / 5

妊娠中的致畸因素 / 8

年龄会影响精子质量 / 6

预防"缺陷宝宝"的八大措施 / 9

第2节　关于怀孕你知道多少

女性生殖器官 / 10

怀孕时间是可以控制的 / 13

男性生殖器官 / 10

不孕不育的主要原因 / 13

女性排卵和精子与卵子的结合 / 11

人工授精 / 15

第3节　性生活和谐与怀孕有关吗

性爱和谐与受孕率 / 16

夫妻沟通配合很重要 / 17

性生活的四个阶段 / 17

性交体位对受孕的影响 / 18

第4节　身心都保持在最佳状态了吗

孕前必须调养好身体 / 20

孕前健康生活准则 / 21

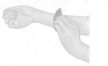

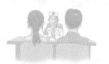

孕前居家安全准则 / 21　　　　　　孕前做好经济准备 / 24

做好怀孕的心理准备 / 22　　　　　　孕前做好物质准备 / 25

孕前工作安全准则 / 23

第 5 节　你有一份周全的孕前计划了吗

孕前常规检查 / 26　　　　　　　　孕前须彻底治疗的疾病 / 27

受孕前注射风疹疫苗 / 27　　　　　　掌握最佳受孕时机 / 28

第 6 节　哪些情况不宜受孕

不宜受孕的七种情况 / 29　　　　　　新婚不宜马上怀孕 / 30

哪些疾病患者不宜受孕 / 29　　　　　长期服用药物者不宜立即怀孕 / 30

避孕失败不宜继续妊娠 / 30

第二章　孕 1 月：我真的怀孕了吗

第 1 节　我真的怀孕了吗

可能怀孕的身体征兆 / 32　　　　　　内心充满了矛盾 / 35

极容易疲倦 / 33　　　　　　　　　　变得情绪化 / 35

出现了害喜反应 / 34　　　　　　　　有点没信心 / 36

"这是真的吗" / 34　　　　　　　　有期待，也有担心 / 36

有点兴奋，有点快乐 / 35

第 2 节　害喜怎么办

调节饮食，减轻害喜 / 37　　　　　　心态和心情很重要 / 39

第 3 节　孕 1 月的胎儿什么样

第 1 周 / 42　　　　　　　　　　　　第 2 周 / 42

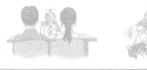

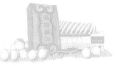
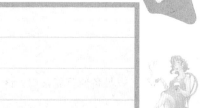

第 3 周 / 43	第 4 周 / 43

第 4 节　孕 1 月如何做胎教

做好孕期胎教计划 / 44	孕 1 月胎教重点 / 45
孕 1 月胎教方案 / 44	在想象和憧憬中开展胎教 / 45

第 5 节　这阶段还须关注的事

给胎儿一个健康的环境 / 46	宫外孕 / 51
安全工作 / 47	准爸妈应当了解的数字 / 53
安全出行 / 49	何时必须停止性生活 / 53
做好怀孕日记 / 50	孕 1 月美食推荐 / 54
预产期 / 51	

第三章　孕 2 月：行动一定要小心

第 1 节　身心上的可能转变

害喜更厉害 / 56	皮肤干痒 / 59
胃灼热 / 56	排尿频繁 / 59
经常口渴 / 57	容易便秘 / 60
消化不良 / 57	异常敏感 / 61
乳头胀痛，乳房增大 / 58	倦怠感难以抗拒 / 61
腰围明显变粗 / 58	无法坦然接受别人的帮助 / 61

第 2 节　孕 2 月的胎儿什么样

第 5 周 / 62	第 7 周 / 62
第 6 周 / 62	第 8 周 / 62

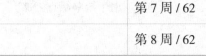

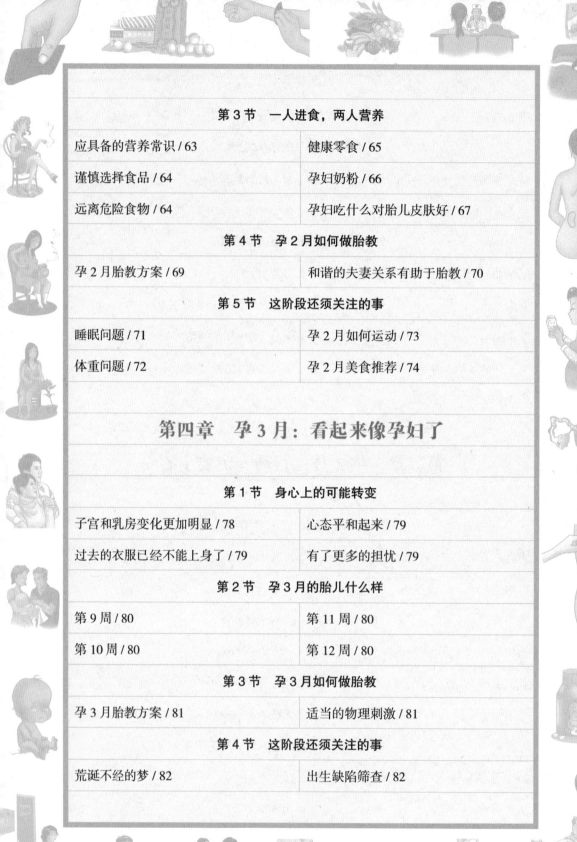

第 3 节　一人进食，两人营养

应具备的营养常识 / 63	健康零食 / 65
谨慎选择食品 / 64	孕妇奶粉 / 66
远离危险食物 / 64	孕妇吃什么对胎儿皮肤好 / 67

第 4 节　孕 2 月如何做胎教

孕 2 月胎教方案 / 69	和谐的夫妻关系有助于胎教 / 70

第 5 节　这阶段还须关注的事

睡眠问题 / 71	孕 2 月如何运动 / 73
体重问题 / 72	孕 2 月美食推荐 / 74

第四章　孕 3 月：看起来像孕妇了

第 1 节　身心上的可能转变

子宫和乳房变化更加明显 / 78	心态平和起来 / 79
过去的衣服已经不能上身了 / 79	有了更多的担忧 / 79

第 2 节　孕 3 月的胎儿什么样

第 9 周 / 80	第 11 周 / 80
第 10 周 / 80	第 12 周 / 80

第 3 节　孕 3 月如何做胎教

孕 3 月胎教方案 / 81	适当的物理刺激 / 81

第 4 节　这阶段还须关注的事

荒诞不经的梦 / 82	出生缺陷筛查 / 82

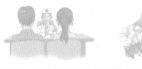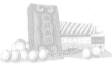

孕 3 月的运动 / 83	孕 3 月美食推荐 / 85

第五章　孕 4 月：感觉舒服多了

第 1 节　身心上的可能转变

已经习惯了 / 88	皮肤变化 / 90
腹部会日益突出 / 88	预防色素沉着的食谱 / 93
体能增强，精神状况转好 / 88	毛发变化 / 93
常常感到身体发热 / 89	担心丈夫厌弃自己 / 94
头疼频繁发生 / 89	疑虑重上心头 / 94
出现晕眩感 / 90	

第 2 节　孕 4 月的胎儿什么样

第 13 周 / 95	第 15 周 / 95
第 14 周 / 95	第 16 周 / 95

第 3 节　准妈妈的仪态

站姿 / 96	睡姿 / 97
坐姿 / 96	转变姿势要轻缓 / 97

第 4 节　孕 4 月如何做胎教

孕 4 月是胎教的最佳时期 / 98	准爸爸是胎教的主力军 / 99

第 5 节　这阶段还须关注的事

注意饮食 / 100	孕 4 月美食推荐 / 102
保证高质量的睡眠 / 101	

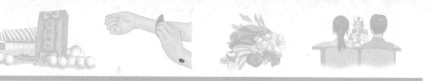

第六章　孕5月：孕味十足

第1节　身心上的可能转变

肚子大得更明显了 / 104

感受到了宝宝的"第一脚" / 104

皮肤瘙痒在继续 / 104

乳房胀得更加厉害 / 105

肚脐向外凸起 / 106

下腹部疼痛 / 106

韧带有疼痛感 / 106

喜欢"宅"在家里 / 107

开始下意识地关注小宝宝了 / 107

莫名地恐惧 / 108

厌烦别人的建议 / 108

第2节　孕5月的胎儿什么样

第17周 / 109

第18周 / 109

第19周 / 110

第20周 / 110

第3节　孕5月如何做胎教

几种有效的胎教方法 / 111

胎教要适度 / 111

第4节　这阶段还须关注的事

保持身心健康 / 112

注意饮食 / 113

跌倒了也不必恐惧 / 113

孕5月美食推荐 / 114

第七章　孕6月：胎动更加频繁

第1节　身心上的可能转变

胎儿的动作更大更频繁 / 116

小腿抽筋更加明显 / 116

出现急躁情绪 / 117

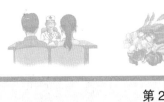

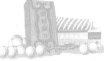

第2节　孕6月的胎儿什么样

第21周 / 118	第23周 / 119
第22周 / 118	第24周 / 119

第3节　孕6月如何做胎教

轻拍腹中的宝宝 / 120	色彩环境能促进胎儿发育 / 120

第4节　这阶段还须关注的事

注意健康饮食 / 121	孕6月的运动 / 123
戒除不良饮食习惯 / 122	孕6月美食推荐 / 124

第八章　孕7月：感觉像是带球跑

第1节　身心上的可能转变

胎动更加频繁了 / 126	四肢肿胀 / 129
胎儿真的会打嗝 / 126	变得又呆又笨了 / 130
心脏负荷更重 / 127	幸福感油然而生 / 130
呼吸急促是正常现象 / 127	时不我待，只争朝夕 / 131
脸和眼睑常会肿胀 / 128	为分娩问题而担忧 / 131

第2节　孕7月的胎儿什么样

第25周 / 132	第27周 / 133
第26周 / 132	第28周 / 133

第3节　孕7月如何做胎教

音乐胎教、运动胎教继续进行 / 134	光照胎教效果更好 / 134

第4节　这阶段还须关注的事

胎动反映胎儿健康状况 / 135	孕7月美食推荐 / 136

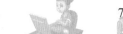

第九章 孕8月：进入孕晚期啦

第1节 身心上的可能转变

呼吸不畅，更加困难 / 138

情绪变得相当糟糕 / 141

消化功能减弱，食欲降低 / 138

很沮丧，很自卑 / 141

腰酸背痛 / 139

很不开心 / 141

第2节 孕8月的胎儿什么样

第29周 / 142

第31周 / 142

第30周 / 142

第32周 / 142

第3节 孕8月如何做胎教

抚摸胎教 / 143

训练宝宝的记忆 / 143

第4节 这阶段还须关注的事

注意饮食 / 144

适当卧床休息 / 148

腹式呼吸法 / 146

有选择地做家务 / 149

腹痛 / 147

孕晚期性生活 / 149

为母乳喂养做好准备 / 147

孕8月的运动 / 149

骨盆测量 / 148

孕8月美食推荐 / 150

第十章 孕9月：迎接分娩到来

第1节 身心上的可能转变

肚子更大，胎动更有力 / 152

体重减轻 / 152

人也觉得更累了 / 152

呼吸和胃部舒服点了 / 153

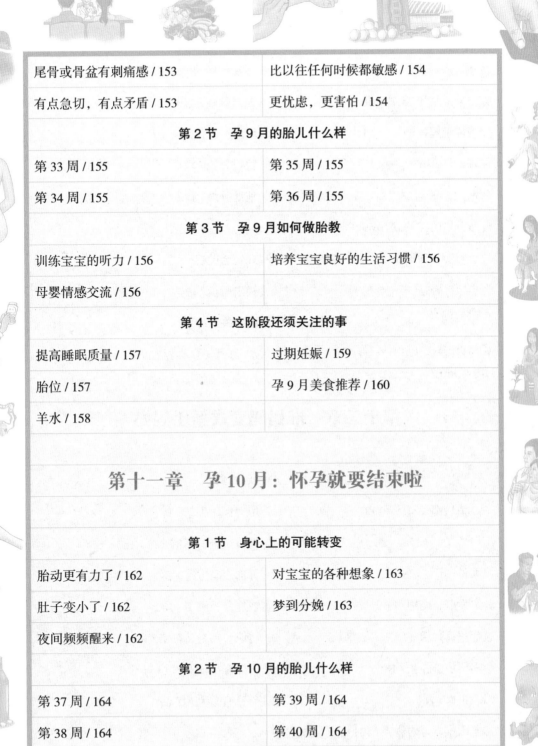

尾骨或骨盆有刺痛感 / 153	比以往任何时候都敏感 / 154
有点急切，有点矛盾 / 153	更忧虑，更害怕 / 154

第 2 节　孕 9 月的胎儿什么样

第 33 周 / 155	第 35 周 / 155
第 34 周 / 155	第 36 周 / 155

第 3 节　孕 9 月如何做胎教

训练宝宝的听力 / 156	培养宝宝良好的生活习惯 / 156
母婴情感交流 / 156	

第 4 节　这阶段还须关注的事

提高睡眠质量 / 157	过期妊娠 / 159
胎位 / 157	孕 9 月美食推荐 / 160
羊水 / 158	

第十一章　孕 10 月：怀孕就要结束啦

第 1 节　身心上的可能转变

胎动更有力了 / 162	对宝宝的各种想象 / 163
肚子变小了 / 162	梦到分娩 / 163
夜间频频醒来 / 162	

第 2 节　孕 10 月的胎儿什么样

第 37 周 / 164	第 39 周 / 164
第 38 周 / 164	第 40 周 / 164

第 3 节　做好分娩前的准备

孕 10 月注意事项 / 165	制订分娩计划 / 165

熟悉产房环境 / 165	分娩疼痛的原因 / 169
分娩前的物质准备 / 166	无痛分娩 / 170
分娩前准妈妈的工作 / 167	剖腹产的优缺点 / 171
住院待产 / 167	臀位分娩 / 171
分娩的征兆 / 168	辅助分娩 / 172
自然分娩的优缺点 / 169	

第 4 节　了解分娩全过程

生出宝宝 / 173	娩出胎盘 / 174

第 5 节　这阶段还需关注的事

分娩自助法 / 175	孕 10 月美食推荐 / 176

第十二章　准妈妈变成新手妈妈

第 1 节　分娩后的身体

一点力气都没有了 / 178	压力性尿失禁 / 182
产后虚弱症 / 178	体重减轻，体形改变 / 182
出大量的汗 / 178	背部疼痛厉害 / 182
乳房发胀，痛感明显 / 179	恢复月经周期 / 183
腹部很痛，像痛经一样 / 180	震惊、兴奋又自豪 / 183
会阴疼痛、肿胀 / 180	还会有一丝落寞 / 184
阴道出血 / 181	产后抑郁症 / 184
排尿困难，有灼热感 / 181	

第 2 节　新妈妈产后护理

产后第一天的生活安排 / 185	产后第二天的生活安排 / 185

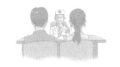

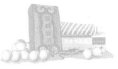

产后第三天的生活安排 / 186	一周后的生活安排 / 188
产后第四天的生活安排 / 186	产褥期的注意事项 / 189
产后第五天的生活安排 / 187	产褥期四大护理误区 / 189
产后第六天的生活安排 / 187	剖腹产术后九大护理要点 / 190
产后第七天的生活安排 / 188	产后性生活 / 190

第 3 节　分娩后的健康饮食

生完孩子当天吃什么 / 191	剖腹产的饮食注意事项 / 192
产褥期的饮食原则 / 191	新妈妈催乳菜谱 / 193
产后营养需要注意的问题 / 192	

第 4 节　产后的身材恢复

产后自我按摩 / 194	剖腹产妈妈的复原操 / 196
产后保健操 / 194	产后锻炼注意事项 / 196
产后恢复局部曲线的运动 / 195	

第十三章　新生儿的喂养及护理

第 1 节　哺乳常识

母乳喂养好处多 / 198	喂多少最合适 / 201
人工喂养与母乳喂养结合 / 198	需要给新生宝宝喂水吗 / 202
关于排乳反射 / 199	婴儿吐奶很正常 / 202
第一种乳汁——初乳 / 199	要注意保证母乳的卫生 / 203
过渡乳、成熟乳、晚乳 / 200	喂奶，增进母婴交流的过程 / 203
什么时候开始哺乳好 / 200	哺乳期用药需谨慎 / 204
多长时间喂一次奶才科学 / 201	第一次成功哺乳 / 205

常用喂奶姿势 / 205	如何缓解涨奶 / 206
让宝宝有技巧地衔奶 / 205	如何刺激乳汁分泌 / 206

第 2 节　宝宝的出生后护理

出生当天的婴儿 / 207	4 周新生宝宝护理要点 / 209
1 周新生宝宝护理要点 / 207	新生儿正常的大便什么样 / 209
2 周新生宝宝护理要点 / 208	新生宝宝常见症状 / 210
3 周新生宝宝护理要点 / 208	

第 3 节　新生宝宝的日常护理

如何让宝宝舒适起来 / 211	为宝宝做清洁前的准备 / 216
抱着宝宝时别忘了与他交流 / 211	脐带的清理 / 217
新生儿也需要活动 / 212	面部清洁 / 217
最让宝宝感觉舒服的声音 / 212	婴儿脚的清洁 / 217
该如何包裹婴儿 / 213	婴儿会阴的清洁 / 218
宝宝喜欢被按摩 / 213	婴儿臀部的清洁 / 218
更换尿布 / 214	男婴儿的清洁 / 218
什么样的尿布最合适 / 214	适合宝宝的护肤品 / 219
裹尿布的方法 / 215	宝宝常见的皮肤问题 / 219
换尿布 / 215	如何给婴儿洗澡 / 220
如何给婴儿做清洁 / 215	宝宝衣物清洁是大学问 / 221

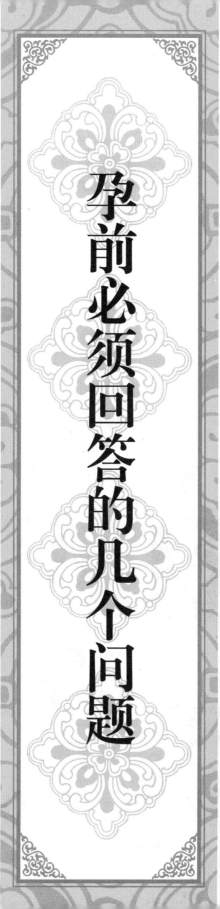

第一章

孕前必须回答的几个问题

第 1 节

你了解必要的优生常识吗

保证优生的条件

　　每个父母都希望自己的孩子聪明可爱，也都希望孩子胜过自己，但是怎样才能"青出于蓝而胜于蓝"呢？为了生育出一个体质健康、脑瓜聪明的宝宝，年轻的父母就要在优生上多做文章。优生涉及了遗传学、营养学、心理学和教育学各方面的知识，如果要一一探究，短时间内恐怕难以做到。不过，从以下几个方面入手，加以注意，优生其实也很简单。

做好婚前咨询和检查，了解配偶病史和体格情况，杜绝遗传病的延续

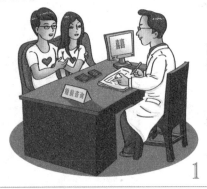

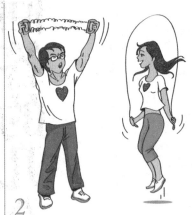

夫妻双方身体和思想上都要做好迎接未来家庭成员的准备，男女双方在怀孕前半年都要远离烟酒，加强身体锻炼，女性身体过瘦或过于丰满都应加以控制和调节

选择最佳生育年龄、受孕时机和受孕环境，避免情绪和环境对胎儿造成的不必要的影响

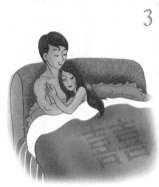

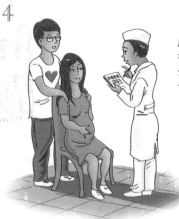

成功受孕后，进行孕期检查，接受早孕指导，以保证胎儿健康

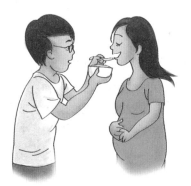

孕妇应加强锻炼和营养，胎儿的一切营养全部来自母体，孕期保健和营养极其重要，但是要把握好一个度

5

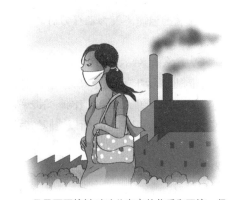

6

尽量不要接触对胎儿有害的物质和环境。保护小生命，时刻都要多加注意

7

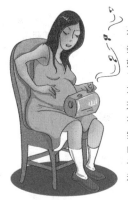

有人说过，人类的竞争，从娘胎里就开始了。话语虽然不雅，但是道理十足，积极有效的胎教能给予胎儿有益的刺激，有利于胎儿的神经和器官发育

8

孕妇精神健康、情绪良好时，能为胎儿带来安全感和舒适感

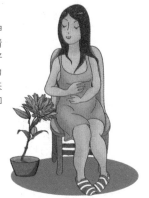

每一对希望优生的夫妻，都应努力实践、认真把握，不但要明白怎样才能优生，还要身体力行。只有那样，未来的宝宝才聪明可爱，体智超群。

杜绝近亲结婚

我国新婚姻法明确规定，直系血亲和三代以内的旁系血亲禁止婚配。这是因为近亲结婚和遗传病的发生有着密切的关系，他们的后代要比非近亲结婚者的后代罹患遗传病的概率大很多。大量的事实表明，近亲结婚的男女生育率低，后代的死亡率高，并常常出现先天畸形和遗传性疾病。相关的统计数据显示，

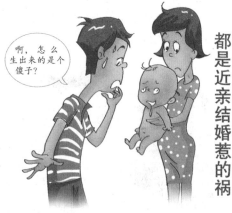

近亲结婚所导致的隐性遗传病有一千多种，如白化病、先天性耳聋等；同时，近亲结婚还可使多种基因遗传病，如脑积水、精神分裂症、先天性心脏病等的发病率增高。这对孩子的健康构成了严重的威胁。所以，一定要杜绝近亲结婚现象，减少遗传病的发生

表兄妹结婚，患肝豆核变性遗传病的概率为六十四分之一，而在正常夫妻的后代中，这一疾病的患病率仅为四百万分之一。另外，其后代出现痴呆儿的概率也要比非近亲结婚高 150 倍。

为什么近亲结婚会使后代的遗传病发病率明显增高呢？这主要是因为近亲结婚的夫妻携带相同基因的可能性很高。很多遗传病只有在两个相同致病基因的共同作用下才能发病，所以他们的后代出现遗传病的概率自然也就大大提高了。因为一般的夫妻携带共同致病基因的可能性比较小，所以他们的后代发生遗传病的概率就比近亲结婚的后代小得多。

为何会有弱智儿

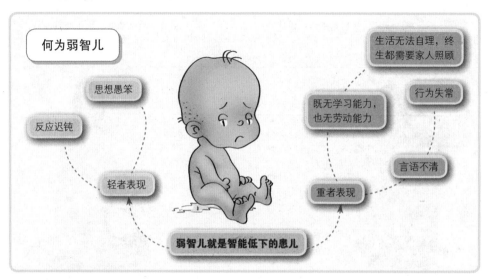

智能低下的原因有很多，但总的说来，可分为先天因素和后天因素两大类。先天因素是指在孩子出生前就使其智能低下的诸多情况，主要是由遗传因素所引起的。后天因素是指在孩子出生的过程中或者是出生以后造成智能低下的因素。

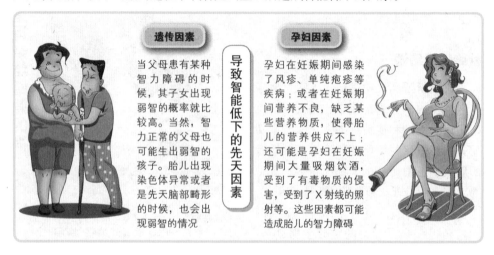

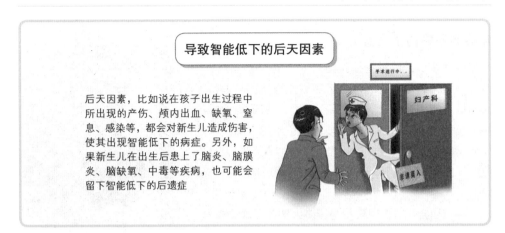

由此可见，弱智儿的出现与其父母优生学知识的匮乏是密不可分的。如果所有的年轻夫妇都能主动学习一定的优生优育知识，了解规避遗传病的方法，必要的时候进行产前的遗传学咨询和诊断，就一定可以有效地减少弱智儿的出生率，免去一些不必要的麻烦。

父母能遗传给孩子什么

每个孩子都是父精母血的结合体，父母的染色体性质决定了孩子最初拥有的一切。首先，孩子的身高、体形、肤色、眼睛的大小、单双眼皮、鼻子的高低、耳朵与牙齿的形状、毛发的密度、智商优劣、生命长短、血型、血压、红细胞数量、一些遗传疾病和抵抗力都与父母的遗传有关。但是，这些遗传有的是绝对遗传，有的是相对遗传。比如说，父亲如果是双眼皮，子女男孩子双眼皮的概率约为100%；先天肥胖的父母，子女也都很胖，但是，如果有一方体形较瘦，这种概率就要大大降低了。在这里，肤色属于绝对遗传，体形属于相对遗传。就算是同一对父母的儿女，男孩女孩遗传父母特征的概率也是不一样的。

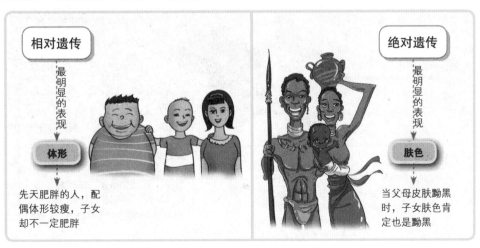

年龄会影响精子质量

与女性卵子数量有限相比，男性生产精子的能力要强得多，但是比较起来，老年男性与年轻男性精子的质量不能相提并论。有关研究表明，随着男性年龄的增长，精子的游动速度减慢，精子质量下降，且基因突变的概率也越大。这就是说：男性年纪较大时不但生子困难，而且孩子出生时带有基因缺陷的概率也较大。

现代社会，诸多因素使得很多人选择了晚婚晚育，因此而出现的男性不育的现象也日益增多。为了后代健康，为了家庭幸福，男士也应该重视自己的生育年龄对后代的影响，在合适的时候，不妨"先成家，后立业"。

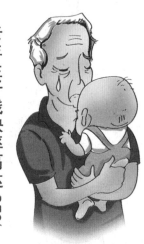

老年生子残缺率高达 85%

男性 30 ～ 35 岁的生育黄金时段过后，生育能力随着年龄的增长会逐渐下降。到 60 岁左右，精子出现异常和突变的概率很高，易导致胎儿病残

准爸爸的生育隐患

男性生育隐患越来越引起医学专家的重视。经过不断地摸索和总结，他们一致认为，以下几点是导致男性不育的主要因素：

阳痿

阳痿也称阴茎勃起功能障碍，阳痿主要有心理性阳痿和生理性阳痿两种。生理性阳痿有先天性的，也有疾病引起的，例如阴茎异常、高血压、前列腺异常都能引起阳痿，这类患者只要向医生认真咨询并配合治疗，都能达到预期疗效。心理性阳痿患者只要心理调适得当，就能很快摆脱阳痿带来的烦恼

早泄

早泄，简单地说就是性交时间短，射精发生在进入阴道前或提前射精。早泄影响性生活质量，也影响夫妻感情，对孕育宝宝影响也较大。早泄也分心理性和生理性两种。男性早泄严重的需要到正规医院就诊或服用药物治疗

睾丸病变

睾丸是产生精子的器官，常见的睾丸病变有隐睾、睾丸炎等。无论是先天因素还是后天影响，均对受孕和生育影响很大，也关乎下一代的健康。因此，有睾丸病变的男性需要接受专业治疗，才可达到标本兼治的效果

精液

精液质量和精子质量是衡量男性生殖健康的重要标准。一般来说，健康成年男性一次射精量为 2 ～ 7 毫升，少于 1 毫升就可定为精液过少。同样，超过 8 毫升就是精液过多，对身体不利，或是身体异常的表现

需要注意的是，日常生活中，导致这些隐患加剧的因素有很多，例如长时间的体力和精神透支、抽烟酗酒、高辐射、肥胖等。所以，有病早医，膳食均衡，生活规律，经常锻炼，才能为孕育一个优良的宝宝提供可靠的保证。

妇女的最佳生育年龄

要想有一个聪明可爱的宝宝，就要选择在最佳生育年龄段进行生育。遗传学研究表明：父亲或母亲年纪过小或过大，都会给孩子发育带来不良影响。女性的生育年龄在 25 岁和 30 岁之间最佳，男性为 30 ～ 35 岁，其中女性最好不超过三十岁。

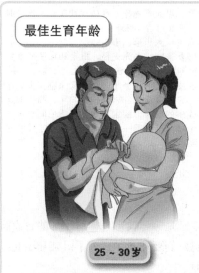

最佳生育年龄

25 ～ 30 岁

女性在这个年龄段受孕优势明显：身体发育成熟，生殖器官、骨骼及神经系统发育成熟，卵巢功能最活跃，排出的卵子质量高，生殖能力处于旺盛时期。这时受孕，胚胎质量最好。此时软产道和子宫伸展性、收缩性强，有利于胎儿成长和生育；工作和经济状况稳定，思想、心理和智慧也趋于完善，生活已经步入正轨，并且这时候的女性在性生活中欲望较强，也能享受到性生活的乐趣，利于优生

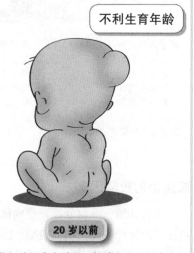

不利生育年龄

20 岁以前

此阶段仍处于发育阶段，性腺和生殖器官尚未发育成熟，胎儿与母体争抢营养，对胎儿不利，胎儿易早产，也容易引发高血压、子痫等并发症

35 岁以后

此阶段卵子的成熟过程延长，染色体容易发生畸变，加之卵巢功能衰退，卵子发生异常的可能性增加，胎儿先天畸形、痴呆儿和难产的概率增加，不利于母婴健康

但是，迫于某种原因年龄很大才怀孕的女性，也不必过于担心，做好产前检查，发现畸形儿及时处理，做好孕期保健、定期检查，在分娩时加强照顾和保护，也能确保母子平安。

生育宝宝的最佳月份

女性怀孕和分娩不但要考虑年龄因素，还需要充分考虑时间因素。总的来说，女性怀孕的最佳月份是 7 ～ 9 月份，分娩的最好月份是 4、5、6 月份。

最佳怀孕月份

7~9月份

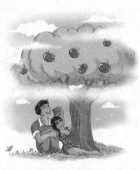

此时间段秋高气爽，水果供应充足，避开了寒冬和酷暑，人们的睡眠状态转好，食欲大开，这时怀孕，对孕妇自身营养和胎儿发育都十分有利。同时，反应明显的孕早期避开了大气污染严重、天气寒冷的冬天，对孕妇和胎儿都十分有利。几个月后，天气转冷之时，厚厚的棉衣可以帮助初次受孕的女性减少身体变化引起的恐慌，简单的室内活动避免了剧烈运动造成的意外。良好的睡眠能提高身体免疫力。并且，有研究表明，孕期经历过冬天的孩子，抵抗力都较强

最佳分娩月份

4~6月份

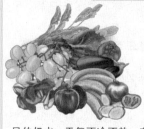

此时间段，宝宝与春天同时降临，新鲜丰富的瓜果蔬菜，为新生母亲提供了各种营养，也为孩子提供了充足的奶水。天气不冷不热，有利于母乳喂养，也有利于产妇度过产褥期，身体尽快康复。这个时候刚刚为人父母者，怀里抱着宝宝看着春暖花开，无疑是人生一大乐事，心情愉快有利于产妇身心健康。盛夏来临，阳光充足，母亲和孩子的抵抗力都已得到加强，婴儿洗澡和护理已经得心应手，可以顺利度过酷暑。当下一个冬天来临，宝宝已经半岁，可以进食母乳以外的食物了，而冬季是肠道传染病的低谷，宝宝在增强体质的同时也少了疾病干扰。待到另一个春天，你的宝宝就能在春风里摇摆着小脑袋，牙牙学语了

妊娠中的致畸因素

十月怀胎，一朝分娩，待到孩子出生才发现宝宝是一个畸形儿，对于那些日夜盼望孩子的父母来说，相当残酷。因此，准爸爸准妈妈们要注意了，为了母亲和胎儿的安全，要远离致畸因素。致畸因素主要有以下几种：

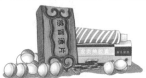

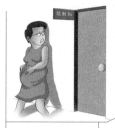

辐射致畸 辐射线能杀死人体内细胞，所以，为了安全起见，女性在妊娠期禁用放射性元素进行诊断治疗，更不要在早期用 X 射线做腹部检查

药物致畸 女性妊娠期用药，药物可以通过胎盘进入胎儿体内。妊娠早期（怀孕1~12周），最好杜绝使用药物，中期（13~28周）、晚期（28周到分娩）用药时也一定要慎重，以防对胎儿产生危害。如果非用药不可，应征求医生的意见，尽量减少对胎儿的影响

致畸因素

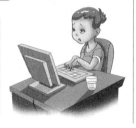

其他因素致畸 烟酒、废水、废气、农药残留、不良工作生活习惯等都可以造成胎儿畸形。因此，女性在妊娠期间应该尽量避免接触这些物质，改变不良习惯，为胎儿提供一个健康安全的生长环境，从而减少胎儿畸形的可能性，保证胎儿正常的生长发育

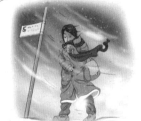

感染致畸 孕妇在患风疹、麻疹、疱疹、流感、肝炎等病毒感染性疾病时，细菌、病毒等病原体侵入胎盘，易造成胎儿畸形

预防"缺陷宝宝"的八大措施

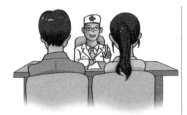

1. 计划受孕前咨询医生。随着优生观念的普及，很多夫妇在计划受孕前都会咨询医生，特别是那些身体素有疾患和有遗传病家族史的夫妇，孕前咨询和检查必不可少

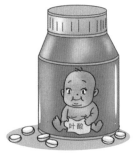

2. 服用叶酸。叶酸是一种维生素，它对红细胞分裂、生长和核酸的合成具有重要作用，是人体必需的物质。科学家发现，孕妇服用叶酸，可降低胎儿神经管畸形的概率，还可降低自然流产率，减轻妊娠反应。服用叶酸还可纠正孕妇贫血、促进胎儿发育。但是，服用叶酸最好每天不要超过400毫克

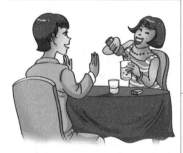

3. 健康饮食。胎儿的一切营养全部来自母体，因此，母亲的营养对胎儿的健康极其重要，医学专家认为：孕妇进食全麦类、豆类和蛋白质类食物，同时多吃富含Ω3的鱼类，对于胎儿益处多多

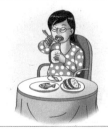

4. 避免空气污染。孕妇要避免暴露在含有大量化学物质的环境中，避免在怀孕期间进行房间装修。如果是清洁行业或化学物质生产行业的女性，一定要做好防护和隔离措施

5. 戒酒和戒烟。随着社会进步，社交场所中女性的比例逐渐增大。受孕女性饮酒，酒精不但影响胎儿智力，还有可能导致胎儿残疾。近年来，受胚胎酒精综合征影响的胎儿呈增多趋势，所以，准妈妈应该做到滴酒不沾。一个烟民妈妈如果及时戒烟，生出的婴儿体重偏轻概率降低20%，出现出生缺陷的概率会降低5%，早产率降低8%。孕妇要避免吸二手烟，因为烟雾弥漫的空气中含有大量的毒素，这会降低胎儿的吸氧量

6. 减压。女性心情或工作压力过大，都可能引起早产、流产或不孕不育。因此，女性在怀孕期间要学会自我减压，在条件许可的情况下，通过简单运动或娱乐使自己放松

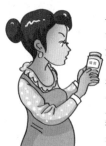

7. 慎用药物。药物治疗和沉淀都会对胎儿的生长发育带来影响，因此，孕妇在服用任何药物前都要征询医生意见

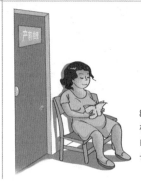

8. 定期检查。怀孕期间做好定期检查，可以及时发现和解决胎儿的发育过程中的各种问题，降低母亲和胎儿发生意外的概率

第2节
关于怀孕你知道多少

女性生殖器官

女性生殖器官简单地可分为外生殖器和内生殖器两大类。外生殖器指暴露在外部，肉眼可见的那部分组织，包括阴阜、阴蒂、大阴唇、小阴唇、尿道口、阴道前庭及处女膜；内生殖器有阴道、子宫、输卵管、卵巢。

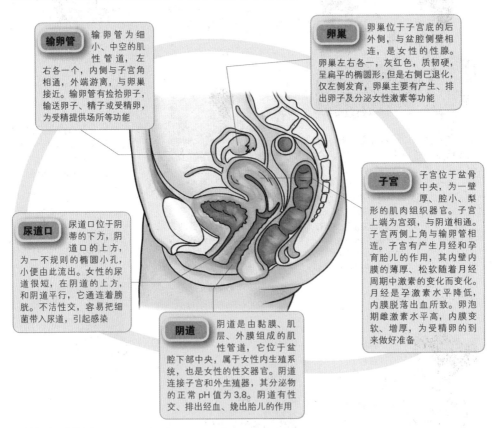

输卵管 输卵管为细小、中空的肌性管道，左右各一个，内侧与子宫角相通，外端游离，与卵巢接近。输卵管有捡拾卵子、输送卵子、精子或受精卵，为受精提供场所等功能

卵巢 卵巢位于子宫底的后外侧，与盆腔侧壁相连，是女性的性腺。卵巢左右各一，灰红色、质韧硬，呈扁平的椭圆形，但是右侧已退化，仅左侧发育，卵巢主要有产生、排出卵子及分泌女性激素等功能

尿道口 尿道口位于阴蒂的下方，阴道口的上方，为一不规则的椭圆小孔，小便由此流出。女性的尿道很短，在阴道的上方，和阴道平行，它通连着膀胱。不洁性交，容易把细菌带入尿道，引起感染

子宫 子宫位于盆骨中央，为一壁厚、腔小、梨形的肌肉组织器官。子宫上端为宫颈，与阴道相通。子宫两侧上角与输卵管相连。子宫有产生月经和孕育胎儿的作用，其内壁内膜的薄厚、松软随着月经周期中激素的变化而变化。月经是孕激素水平降低，内膜脱落出血所致。卵泡期雌激素水平高，内膜变软、增厚，为受精卵的到来做好准备

阴道 阴道是由黏膜、肌层、外膜组成的肌性管道，它位于盆腔下部中央，属于女性内生殖系统，也是女性的性交器官。阴道连接子宫和外生殖器，其分泌物的正常 pH 值为 3.8。阴道有性交、排出经血、娩出胎儿的作用

男性生殖器官

男性生殖器官也包括外生殖器和内生殖器，外生殖器为阴茎、阴囊，内生殖器包括睾丸、附睾、输精管、精囊腺、前列腺。

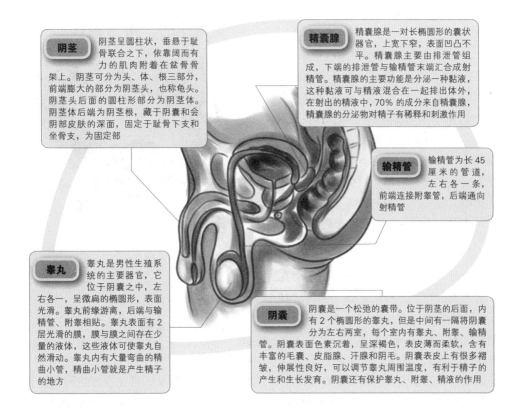

阴茎 阴茎呈圆柱状，垂悬于耻骨联合之下，依靠阔而有力的肌肉附着在盆骨骨架上。阴茎可分为头、体、根三部分，前端膨大的部分为阴茎头，也称龟头。阴茎头后面的圆柱形部分为阴茎体。阴茎体后端为阴茎根，藏于阴囊和会阴部皮肤的深面，固定于耻骨下支和坐骨支，为固定部。

精囊腺 精囊腺是一对长椭圆形的囊状器官，上宽下窄，表面凹凸不平。精囊腺主要由排泄管组成，下端的排泄管与输精管末端汇合成射精管。精囊腺的主要功能是分泌一种黏液，这种黏液可与精液混合在一起排出体外，在射出的精液中，70% 的成分来自精囊腺，精囊腺的分泌物对精子有稀释和刺激作用。

输精管 输精管为长45厘米的管道，左右各一条，前端连接附睾管，后端通向射精管。

睾丸 睾丸是男性生殖系统的主要器官，它位于阴囊之中，左右各一，呈微扁的椭圆形，表面光滑。睾丸前缘游离，后端与输精管、附睾相贴。睾丸表面有2层光滑的膜，膜与膜之间存在少量的液体，这些液体可使睾丸自然滑动。睾丸内有大量弯曲的精曲小管，精曲小管就是产生精子的地方。

阴囊 阴囊是一个松弛的囊带。位于阴茎的后面，内有2个椭圆形的睾丸，但是中间有一隔将阴囊分为左右两室，每个室内有睾丸、附睾、输精管。阴囊表面色素沉着，呈深褐色，表皮薄而柔软，含有丰富的毛囊、皮脂腺、汗腺和阴毛。阴囊表皮上有很多褶皱，伸展性良好，可以调节睾丸周围温度，有利于精子的产生和生长发育。阴囊还有保护睾丸、附睾、精液的作用。

女性排卵和精子与卵子的结合

女性排卵

具有生育功能的女性每个月卵巢会排卵一次，且每个月卵巢只能产生一个卵子，而卵子必须成熟才能从卵巢中排出。卵子在一个充满液体的囊泡中成熟，像一个游离在水中的水母，成熟的卵子直径不过0.15毫米左右。卵巢排出卵子后，卵子很快就会被输卵管的末端喇叭口"捕获"引导进输卵管。与精子不同的是，卵细胞本身不具备活动能力，其活动完全依靠输卵管上皮的纤毛运动来进行。卵子被输送到输卵管壶腹部，才能遇上等待在那里的精子，与精子结合后才能正式成为受精卵。所以，要想怀孕，就需在排卵期性交，使精子和卵子结合时都能处于成熟程度最佳的状态。如果卵子无法与精子结合，即不能受

准备受精的卵子

细胞质
细胞核
透明带

卵子的中间是细胞核，核四周是细胞质。卵子的细胞膜外披着一层透明的壳，即被透明带包围着。在透明带的周围有随卵子一同从卵泡中排出的颗粒细胞。

精，卵子自行溶解后会被排出体外或被身体吸收。

一个妇女一生约排出 400 个卵子，最多也不过 500 个卵子。卵子一般的存活时间为 12 ～ 24 小时，少数比较有生命力的卵子可以存活 36 小时。卵子作为人体中最大的一种细胞，承担着人类繁衍生命的作用。有时，生活与环境改变、身体状况、心情、性生活等都会成为影响女性正常排卵的因素，考虑受孕时，也要记得把这些因素考虑进去。

精子与卵子的结合

男性在射精时，大部分的精子会在性高潮时射出。如果阴茎插入够深，精子在女性阴道里聚集在阴道顶部，其中数亿的精子凭借自身的本领，能穿过狭窄的子宫颈口，到达子宫腔内。这个穿越需要的时间很短，一般在 100 秒钟左右。当精子进入子宫腔，性交导致的阴道和子宫收缩会造成子宫腔内负压，从而把精子吸入宫腔。精子在子宫腔内停留的时间有限，短者数分钟，长者 1 小时，甚至更长时间。随后精子开始通过细小的子宫和输卵管之间的交界口向输卵管挺进。精子只有到达输卵管的壶腹部才能与卵子结合，完成受精。男性一次射精能排出数亿个精子，但能到达输卵管壶腹部的一般不超过 200 个。而真正能与卵子结合的精子，只有一个！其余的精子则在 24 ～ 36 个小时内先后死亡。有的精子则通过阴道排出体外。

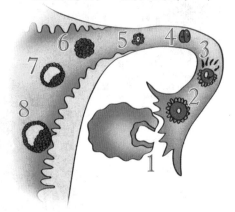

受精卵的"蜜月旅行"

1. 卵泡破裂。黄体开始形成
2. 被卵泡中排出的颗粒细胞包围着的卵子
3. 卵子和精子结合。卵子周围的颗粒细胞消失
4. 受精卵开始分裂，此时为 2 个细胞的阶段
5.8 个细胞的阶段
6.16 个细胞的阶段（桑葚胚）
7. 受精卵开始凹陷，内部形成一个中空的腔（羊膜腔）
8. 植入子宫内膜，也叫作着床

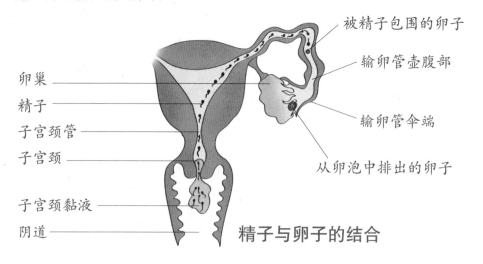

被精子包围的卵子

输卵管壶腹部

输卵管伞端

从卵泡中排出的卵子

卵巢

精子

子宫颈管

子宫颈

子宫颈黏液

阴道

精子与卵子的结合

怀孕时间是可以控制的

受孕的基础是男性的精子和女性的卵子之间的结合，二者缺一不可。而站在优生学的角度来看，又必须要保证精子和卵子在最佳的状态下结合，这就需要严格控制受孕的时间。

女性卵子的排出是周期性的，每一个月经周期都会有一个排卵日，而精子的排出则是随着射精而进行的。所以，要保证精子和卵子的顺利相遇，就必须事先推出女性的排卵期。因为只有在排卵期，女性才会排出卵子，精子才有机会同卵子相遇。而在其他的时间，由于没有卵子的参与，受精是无法进行的。

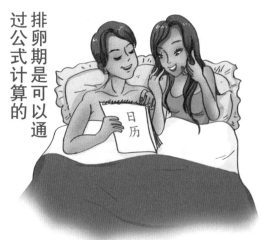

排卵期是可以通过公式计算的

我们可以用下面的公式来计算易孕期的第一天和最后一天：
易孕期的第 1 天 = 最短 1 次月经周期的天数减去 18 天；
易孕期的最后 1 天 = 最长 1 次月经周期的天数减去 11 天

是不是只有在排卵当天进行性交，才有可能受孕呢？事实也不是这样的。卵子在离开卵巢之后，一般可以存活一天到两天；而精子在阴道的酸性环境中至多可以存活八小时，但进入子宫的精子则可存活两天到三天。所以说，在女性排卵日的前后两天内性交，都是有受孕的机会的。由此看来，控制受孕时间的关键就是准确掌握女性的排卵日。只要确定了排卵日，就可以推算出在哪几天同房比较容易受孕。

不孕不育的主要原因

成功受孕必须具备以下条件：

1. 卵巢排出正常的卵子

2. 精液正常并含有正常的精子

3. 卵子和精子能够在输卵管内相遇并结合成为受精卵

4. 受精卵顺利地被输送进入子宫腔

5. 子宫内膜已有充分准备，适合于受精卵着床

不孕不育的原因主要分为女性、男性和男女双方这三方面。下面分别将这三方面的知识详细为你讲述：

女性方面的原因

1.一般因素：年龄因素、营养因素、精神因素、免疫因素等。例如，女性45岁以后怀孕能力大大降低

2.排卵障碍：神经因素、内分泌因素、卵巢因素。其中卵巢发育不全和卵巢疾病引起的女性不育最为常见

3.各种身体和机体疾病：子宫颈病变、引导疾病、染色体疾病、输卵管疾病都影响女性生育能力

男性方面的原因

1.生殖器官发育异常：阴茎、睾丸、输精管发育异常，均可导致不育

2.性功能障碍：男性精子是怀孕的根本，精液不能进入阴道，怀孕根本无从谈起

3.内分泌紊乱：包括睾丸分泌功能紊乱、垂体分泌功能紊乱、甲状腺功能紊乱和肾上腺分泌紊乱

4.生殖系统感染：常见症有急性睾丸炎、附睾炎、精囊炎等急性炎症和淋病、梅毒等慢性炎症

5.精索静脉曲张引起的男性不育：在世界卫生组织公布的资料中占男性不育的12.1%；我国的资料中为6%

6.其他因素：免疫因素和个人生活因素，例如，抗精子免疫反应导致的免疫性不育和过度手淫等

男女双方的原因

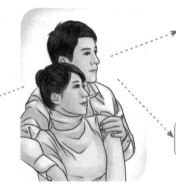

1.免疫因素：男性精液中含有多种蛋白，这些蛋白可以成为抗原，被女性宫颈上皮吸收后会产生抗体，对精子的活动产生影响，从而造成不孕

2.性生活因素：性交方法和时间都能影响受孕和生育

3.精神因素：心情紧张和焦虑也可导致不孕

人工授精

人工授精技术分丈夫精液人工授精（简称 AIH）和供精者精液人工授精（简称 AID）两种，都是将采取的精液做筛选检查处理后注入子宫内从而获得受孕的机会。下生殖道对精子有凝集抑制反应的女性一般采用前者，后者主要用于丈夫不能产生精子或者精子过少、畸形者。人工授精为许多无法生育的夫妇带来希望，为许多家庭带来福音。

人工授精最早起源于美国。1890 年，美国人杜莱姆首先在临床上应用"供精人工授精"。1953 年，谢尔曼采用冷冻的方法冷冻精液并授精成功。此后，人工授精在世界上开始大范围推广。我国的供精人工授精起步较晚，但是，近几年来，在一些大城市也取得了很大的进步。

何时需要接受人工授精

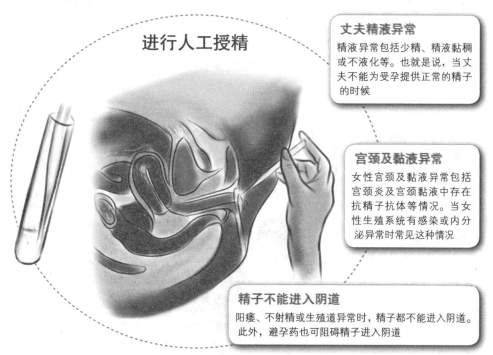

进行人工授精

丈夫精液异常
精液异常包括少精、精液黏稠或不液化等。也就是说，当丈夫不能为受孕提供正常的精子的时候

宫颈及黏液异常
女性宫颈及黏液异常包括宫颈炎及宫颈黏液中存在抗精子抗体等情况。当女性生殖系统有感染或内分泌异常时常见这种情况

精子不能进入阴道
阳痿、不射精或生殖道异常时，精子都不能进入阴道。此外，避孕药也可阻碍精子进入阴道

人工授精多是在靠近女性排卵期实施。女性的排卵日在下次月经来潮前的 14 天左右。在卵子排出的前后几天里性交容易受孕。人们通常将排卵日的前 5 天和后 4 天，连同排卵日在内共 10 天称为排卵期。排卵期内性交最易受孕，通过前面的阅读，我们已经知道，越是接近排卵期受孕，受孕成功率和生男孩的概率也就越大。

因此，人工授精前，女性需要确认自己的排卵期。丈夫为了确保精子的元气，必须节制性生活，原则上在最后一次月经刚过后，只能性交一次，其他的日子必须禁欲，安心等待排卵日的到来。待到排卵日，女性要身体清洁前往医院。当天授精过后要避免剧烈运动和盆浴。

第3节

性生活和谐与怀孕有关吗

性爱和谐与受孕率

性生活的和谐不仅影响到夫妻之间的感情，而且关系着下一代的健康。站在优生的角度考虑，性爱美满的夫妻在性交的过程中由于都得到了满足，身心都是非常愉悦的，在这种情况下受孕显然是非常有利于优生的。如果在性交的过程中双方都得不到满足，就会对情绪造成不良的影响，在此时受孕的胎儿自然也就没有那么聪明健康了。为了提高受孕率，更为了让将来生出来的孩子更优秀，提升性爱的美满度是十分必要的。

夫妻之间要相亲相爱

夫妻之间应该互敬互爱，彼此包容，彼此谅解，建立深厚的感情基础。只有深爱对方的两个人，才能够更好地体会到性生活所带给他们的快乐。换句话说，性生活让原本相爱的两个人更加如胶似漆，这样的夫妻是身心愉悦的。而那些没有情感交流的夫妻，只是把性行为当作一种性欲的发泄手段，是无法获得和谐美满的性生活的

提高性爱满意度

要想提高性爱满意度，就要重视性前戏和性后戏。性前戏主要是为了充分调动起两个人的性欲，为接下来的性交做准备。只有在性前戏上下足功夫，接下来的性交才会和谐、愉悦，使双方都得到最大的满足。性后戏是在性交之后夫妻之间的甜言蜜语以及相互的爱抚，可以避免女性在生理上产生不适，使女性在生理上和心理上都得到满足，增进夫妻之间的感情。所以说，要提升性爱的美满度，性前戏和性后戏都是不可忽视的

确保男女双方同时达到性高潮

和谐美满的性生活，必须保证夫妻双方都获得满足，只有一方获得满足的性生活是不能算美满的。而保证双方都获得满足的最好方法就是使双方的快感一致，同时达到高潮。这才是最理想的性行为。这就要求夫妻双方密切配合，把握好性交的时间和节奏

在性爱的过程中要充分投入

在性爱的过程中，应该保证精神的高度集中，要完全排除其他的杂念，不可分神。夫妻都应该有做爱的要求，并保证在兴奋、愉悦、舒坦、满足中完成性行为，而不是被动地应付了事，更不可将做爱视为痛苦和负担。在性交过程中，夫妻双方应该相互影响、相互感染，全身心地投入到做爱之中，并同步进入性高潮。只有这样，才能尽情享受性爱所带来的欢欣愉悦，让你们的性生活更美满

性生活的四个阶段

和谐的性生活能使双方在性交过程中都享受到性爱的美好。要想拥有性生活的和谐美好，就要对性生活的程序和特点有一个大致的了解。性生活一般分为四个阶段：兴奋期、平台期、高潮期、消退期。

兴奋期 兴奋主要是由肉体或精神的刺激引起的，有的人很容易就能达到性兴奋，有的人则需要较长的时间。适当的刺激和交流可以提高兴奋度，例如接吻、抚摸、拥抱等动作都可以使双方心情放松，身体愉悦。这些刺激也为男性阴茎勃起，女性阴道分泌润滑液提供了良好的条件

平台期 平台期与兴奋期紧密相连，二者没有明显的划分界限，只是在平台期性兴奋表现得更为明显，肌肉收缩、神经兴奋均达到了更高的地步。这时两性生殖器官充血严重，男性阴茎坚硬异常，女性阴蒂张开，为性高潮做好了准备

性生活的四个阶段

消退期 指高潮过后，身体紧张逐步松弛和消散的过程，这个过程一般需要 15 分钟左右的时间。男性肌肉坚硬、生殖器官充血的现象高潮后很快就会消退，且在消退后有一段不应期，即高潮后短时间内不能再发生性兴奋。女性的消退期较长，乳头最先恢复正常，而阴蒂和阴道需要 10 分钟左右才能恢复正常，而盆腔瘀血则要 6 个小时才能消退

高潮期 这是性交过程中最神奇、美妙的阶段，在这之前形成的肌肉紧张会在几秒钟内通过肌肉痉挛的方式得以释放。男性高潮来临前会有瞬间预感，在高潮时则会产生射精现象，女性高潮时会由阴蒂向全身释放快感，有时阴道还会出现肌肉痉挛和抽搐的现象

夫妻沟通配合很重要

性生活是一个非常复杂的生理过程，只有夫妻双方密切地配合，才能共同保证性生活的和谐。也就是说，在性生活的过程中，夫妻双方都必须充分了解对方的意图，然后根据对方的需求，加以适当的配合，这样才是完美的性生活，才能让双方都得到满足。当然，对于新婚的夫妻来说，真正能做到第一次性生活就使双方都非常满意的情况并不多见，大多都需要一个彼此磨合的过程。

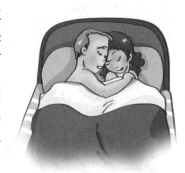

性生活是两个人的事，夫妻都应该充分考虑对方的感受，而不能只顾满足自己的欲望。有的体位有利于受孕，有的体位有利于避孕，有的体位有利于增加快感，等等

其实，对于所有的夫妻来说，沟通和配合都不是什么难事，关键是两个人的态度。只要夫妻双方都能够切实地为对方着想，体谅对方，爱护对方，就必定会在乎对方的感受，并尽自己的所能去满足对方的需求。当然，一味地以对方的需求为准也是不可取的，只有夫妻双方都获得满足和快乐的性生活才是高质量的性生活，才是值得所有夫妻为之努力并不断追求的。

性交体位对受孕的影响

对于希望受孕的夫妻来说，性交的目的就是完成受精。阴茎插入阴道的位置越深，精子需要自己走的路就越少，成功到达输卵管与卵子相会的机会就越多。另外，还应该保证女性后阴道腔的位置比较低，以储存射出的精液，防止精液倒流出来。

有利于受孕的体位主要有两种：屈曲位和后背位。这两种体位都可以使阴茎深入阴道，女性后阴道腔的位置也比较低，因此是有利于精子进入输卵管的。另外，采取一般体位也可以使阴茎较深地插入阴道，因此也比较容易受孕。

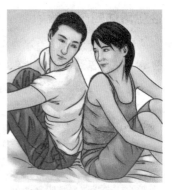

在不同的情况下，性交的目的不同，所采取的性交体位也是不同的。为了达到某种特殊的目的，就应该采取有利于达到目标的性交体位

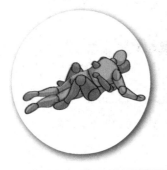

一般体位

一般体位指的就是传统的男上女下体位，女方仰卧，男方在上，是采取最多的一种体位。这种体位的优点是双方的生殖器很容易结合，没有什么难度，且女方的双腿弓起得越高，阴茎就插入得越深，因此对于新婚的夫妻来说，采用这种体位是很明智的，可避免出现阴茎无法进入阴道的尴尬。需注意的是，男方不要将身体的重量全部附加在女方的胸部，应该用手臂来支撑自己的身体，以免给女方造成过重的负担

屈曲位

采用屈曲位时，女方仰卧，双腿尽量向上抬并弯曲，给男方留出一定的空间；男方则用双手支撑身体，双腿向后伸直，并用膝盖支撑住全身的重量。这种姿势的优点是阴茎可以深入阴道，使双方的生殖器密切结合，让双方产生一种亲密无间的感觉。但是对于阴茎过长的男性来说，采用这种姿势是不合适的，这会因阴茎触及子宫颈而造成女方疼痛

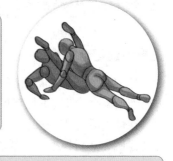

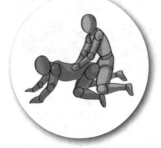

后背位

后背位是指女方跪在床上或者是趴在床上，头部贴在床面上，并用双手支撑身体，将臀部高高翘起，凸显出来。男方则应跪在床上，双手抱住女方的腰部，从女方的背后将阴茎插入。这种姿势的优点是男方不必用手来支撑身体，在性交的过程中，男方可以尽情抚摸女方的敏感部位，也可以紧紧抱住女方腰部，将阴茎深深地插入，增加快感

而有些夫妻暂时还不希望受孕，这时就要采取其他的体位，也就是不利于受孕的体位。也就是说，要阻止精子和卵子的结合，也就是要阻止精子进入输卵管。其方法就是让射出的精液再倒流出来，这样怀孕率就很低了。最理想的避孕体位是站位，因

为采取站位时女性的生殖器官下垂，阴道口开放，在射精以后大多数精液都会流出体外，因此很难受孕。另外，坐位及骑乘位也是不利于受孕的。

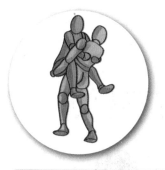

站位

站位也可分为前站位和后站位两种。采取前站位时，男方可以架起女方的一条腿，或者将女方全部抱起，用双手托住女方的臀部，女方则用双腿盘在男方的腰部，不过后一种姿势对男方力量的要求比较高，力量不够的男性不要轻易尝试。采取后站位，女方背对男方，并叉开双腿，男方则应一腿前趋，使阴茎可以进入阴道。不管采取前站位还是后站位，男女双方都应该借助一定的物体，比如说桌子、椅子等，以支撑身体。另外，如果男女双方身高差距较大，则应在女方脚下垫些东西

坐位

坐位分为前坐位和后坐位两种。前坐位指的是男女双方对面而坐，女方双腿分开坐在男方的腿上，身体向后仰，并用双手支撑住自己的身体；男方则要用双手抱住女性的腰部，帮助女性支撑其后仰的上半身。这种姿势可以使阴茎较深地插入阴道，增强快感。后坐位指的是女方背向男方而坐，女方仍坐在男方的腿上，但此时身体要向前倾，并用双手支撑自己的身体；男方仍然要用手抱住女方的腰部，相互配合完成性行为

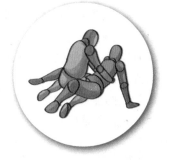

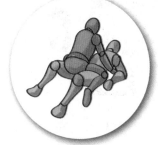

骑乘位

骑乘位是指男方仰卧，女方骑在男方的身上，并控制性交的过程。女方可以面对男方骑坐在其身上，也可以背对男性骑坐在其身上。这种姿势的特点是女方占有完全的主动权，掌控着性交的节奏，而男性则处于被动的位置，完全不能动，只能配合女方来完成性行为

对于希望避孕的夫妻来说，采取这几种不易受孕的体位就可以起到避孕的效果。

一旦受孕成功，夫妻双方又不想停止性生活，则应该在性交时选择不会伤害到胎儿的性交体位。妊娠期所采取的性交体位应该以不压迫女方的腹部为要，侧位和骑乘位都可以避免对腹部的挤压。但是，在孕期的前3个月以及临产期，应该避免阴茎深入阴道，以免刺激子宫，导致流产。所以说，妊娠期的夫妻性交最好采取侧位。

侧位

也称为横卧位。男女双方可以面对面，也可以是男方的正面对着女方的背面。在性交时，女方需要将一条腿弓起，男方则要趁势侧身将阴茎通过女方弓起的腿插入阴道。这种姿势的优点是双方都不用承担彼此的重量，但是对于生殖器过于短小的男性和臀部过大的女性来说，是不宜采用的

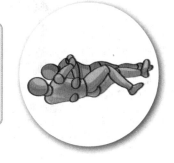

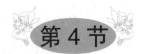

第4节

身心都保持在最佳状态了吗

孕前必须调养好身体

孕前调养好身体，既是为男女双方提供合格的精子和卵子服务，也是为女方做好孕期营养储备。只有这样，才能提高胎儿的身体素质和母体抵抗力。做好孕前调养，把身体调理到最佳状态，才能孕育出优质的宝宝。对于孕前应该怎样调养身体，你是否心底有数呢？

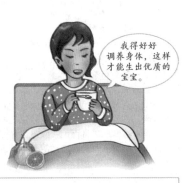

我得好好调养身体，这样才能生出优质的宝宝。

营养均衡

孕前饮食一定要均衡，偏食、挑食、不良饮食都不利于身体健康。同时还要注意补钙，多喝牛奶，多食用谷物、豆类，以及水果和蔬菜。父母健康是宝宝健康的基础，因此，孕前3个月准爸爸准妈妈就要开始有计划地加强营养

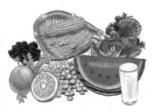

保证摄入充足的无机盐和微量元素

铁、锌、铜等是构造骨骼、制造血液的重要营养元素，不但可以维持体内新陈代谢，还可以提高胎儿智力。孕前就要有意识地加强补充这些方面的营养，为受孕奠定良好的营养基础

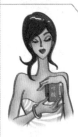

补充维生素

孕前补充维生素，也是孕育优质宝宝不可忽视的。其中位列第一的是叶酸——一种预防胎儿发育过程中神经管畸形的水溶性B族维生素，孕前3个月就要开始补充叶酸

体重要适宜

体重过轻或过重，都不利于怀孕和生育。身材过于丰满或瘦削的女性，应制订相应的节食或运动计划，将体重维持在一个合理的范围内。国际上最简单的标准体重计算公式：体重指数（BMI）＝体重（千克）/身高（米）的平方。正常的体重指数在18到25之间

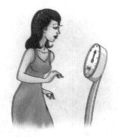

孕前健身

适当的身体锻炼能提高身体的柔韧性，增强抵抗力，孕前3个月开始健身，可以使你保持健康的生活状态。同时要有生活格调，做到性生活节制、作息规律、保持个人卫生等，因为自我放纵和封闭的生活方式对优生不利

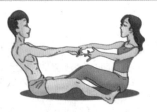

孕前健康生活准则

日常生活无外乎作息起居、吃穿住行、工作学习、休闲娱乐，孕前生活也是如此。但是，孕前生活要想做到健康有序，你知道从何做起吗？

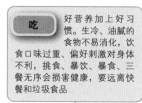

吃 好营养加上好习惯。生冷、油腻的食物不易消化，饮食口味过重、偏好刺激对身体不利，挑食、暴饮、暴食、三餐无序会损害健康，要远离快餐和垃圾食品

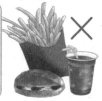

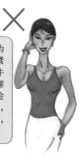

穿 衣着以宽松舒适为要，男性经常穿紧身的聚酯内衣和牛仔裤，会影响外生殖器生长、睾丸生精能力和性功能，严重的会导致不孕不育。女性衣着宽松，能使身体保持自然松弛的状态，有利于减轻乳房和腹部压力

住 居住环境要求舒适、卫生，避免各种不良因素，远离各类污染（噪声污染、水污染、大气污染），和高辐射环境以及毒性严重的化学环境，养成良好的起居习惯

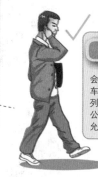

行 以安全可靠为要。有车虽好，但男性驾车超过2小时，会影响精子活力；车把高度低于车座的山地车，容易使睾丸和前列腺受到挤压，影响生精功能；公交拥挤、碰撞猛烈。如果时间允许，步行实在是不错的选择

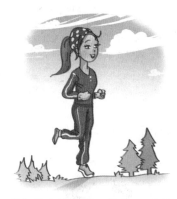

休闲娱乐可以帮助人们释放工作带来的压力和紧张情绪。但是，休闲娱乐应以放松心灵、陶冶情操为主，同时要远离烟酒和毒品

工作和学习任务重的人要注意，久坐不但使脊椎劳损，对男性来说还会导致体内的睾酮含量减少，而睾酮是维持男性性功能和产生精子必不可缺的一种激素。长时间使用电脑，辐射会使精子数量减少。因此，工作和学习应有张有弛、劳逸结合。

和谐的性生活、良好的健身习惯和心理调节能力，是保证准爸妈身心健康的几大要素。孕前还应提前停用避孕药，选用其他科学方式避孕。

孕前生活同个人、家庭和社会等因素密切相关，不是妻子或丈夫一个人的事，而是需要夫妻双方一起努力、共同参与的。这样，才更有意义。

孕前居家安全准则

家，是人们居住、休息的地方。舒适的家居环境，能让人心情舒畅、情绪稳定。计划怀孕的夫妻必须注意居家生活环境。

居室安排

居室要保持干净卫生、布局合理、空气清新、温度适宜。舒适明亮的房间能让人精神愉悦、情绪稳定，也能提高性生活质量。此外要注意的是，不宜在新装修的房屋里受孕

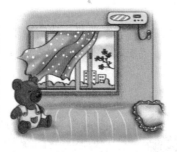

预防常见危险

家庭生活烦琐、细碎，孕前和孕期都要学会预防家庭生活中无处不在的"无形杀手"。烟雾、燃气、餐具、热水、油漆、洗涤用品和辐射都是健康的潜在威胁。烟雾中含有多种有毒物质，对人体伤害很大；燃气泄漏遇火、遇电会有爆炸的危险；用碱性溶液洗涤的不锈钢餐具会产生有害物质；用温度较高的热水洗澡会产生一种致癌物质——氯仿；油漆和其他含有聚氨酯的产品一般都含有大量的铅和汞，还会挥发出对人体有害的甲醛和苯酚气体；干洗服装过程中使用的四氯乙烯有害人体健康；手机和电脑会产生辐射，电视、电脑长时间使用还会产生一种叫作"溴化二苯呋喃"的有毒气体

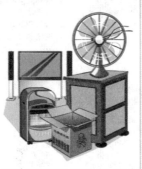

远离不利于优生的动植物

家里的宠物和观赏性花草，固然能给生活增添很多情趣，但是，小动物可能携带危害胎儿健康的病原体，如弓形虫，可致流产或胎儿多种畸形，因此孕前一定要慎养宠物，有宠物的可将宠物寄养或送人。观赏性植物外观美丽、气味芳香，但是，有些植物的气味和花粉会令人感觉不适或产生过敏反应。因此，那些准备受孕的夫妻请注意，以下几类花卉不宜长期放置室内：松柏类、洋绣球花、丁香类。它们的代表有玉丁香、接骨木、五色梅、夜来香等

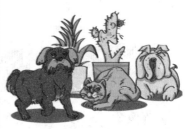

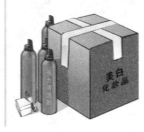

忌用洗涤剂和化妆品

洗涤剂被人体皮肤吸收，到达卵管，超过一定含量就可使卵细胞变形，导致受精卵死亡。口红等化妆品化学成分复杂，还能吸附空气中的有害重金属，可以直接危害人体健康，或是进入人体滋生有害细菌，妨碍健康

做好怀孕的心理准备

计划受孕是年轻夫妇们的一件大事，在受孕之前，要做好充分的心理准备，因为良好的孕前心理状态是女性顺利受孕的一个重要基础。

正确认识怀孕和生育

怀孕是由夫妻双方共同努力创造爱情结晶的行为，是巩固爱情的纽带。孕前夫妻双方就要对怀孕后的生活变化有足够的认识和充分的思想准备，不能因为怀孕后的诸多不便，而把"爱情的纽带"转化为"战争的导火索"。否则，在等待小生命到来的日子里，爱情的甜蜜也荡然无存。学习一些基础的孕育知识，有利于帮助年轻夫妇树立自信

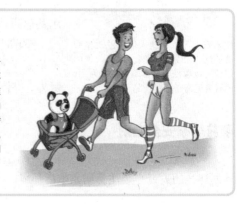

善于调整心理状态

避孕失败或有过失败孕产史的女性，对受孕都会心怀恐惧，这个时候，男性要积极主动地引导对方走出心理阴影。作为女性，也应及时消除对受孕的排斥、恐惧情绪，建立对怀孕生育的正确认识，内心应该充满神圣与幸福才对。无论男女，一定要改变观念，孩子的性别并不能决定婚姻生活是否幸福美满。工作压力大的人更要注意，压力过大也会影响受孕，而且只有工作的人生是不完整的

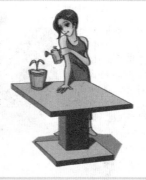

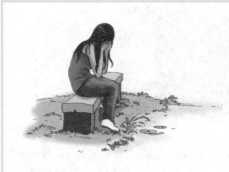

宽容善待一切

宽容能带来欢乐，欢乐的气氛能使夫妻感情融洽，也利于成功受孕。许多人孕前都不知道，孕期女性身心都会发生一系列的变化，加之工作、学习、生活等诸多因素的影响，她们常常会变得紧张、空虚或焦躁易怒，男性也会因妻子身体和性情的变化而变得不耐烦。孕前夫妻双方都应对即将到来的全新生活有一个清醒的认识，一旦问题出现，只要无关原则，都可本着息事宁人的态度淡而化之，放下不提

孕前工作安全准则

想要孕育一个健康的宝宝，准妈妈要提前回避有害的工作环境，或是在工作时做好对自己的保护工作。准妈妈孕前应回避的环境或工作有：

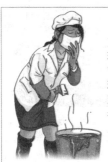

1 接触有刺激性物质或有毒化学药品的环境，例如油漆厂、农药厂、化工厂、污水处理点。刺激性气体可导致胎儿流产、早产，有毒的化学物质会影响胎儿智力发育

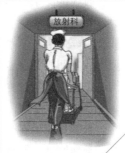

2 放射性辐射严重的环境，例如网吧、医院放射室。放射性辐射会影响胎儿正常发育，造成畸形

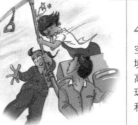

3 震动或冲击可能波及女性腹部的工作，例如，公交售票员这类工作时刻有碰撞或摔伤的危险，对孕期女性来说极其不利

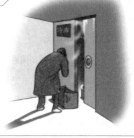

4 温度异常、高噪声或空间密闭的环境、例如冷库、高温车间。这类环境不利于受孕和胎儿发育

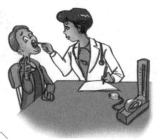

5 能接触到疾病传染源的环境，例如医院病房、防疫站。病毒一旦由母体进入胎儿体内，可导致胎儿感染

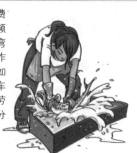

6 大量耗费体力或频繁做扭转、弯曲、攀登动作的环境，例如纱厂、发货车间等，过度劳累易引起内分泌失调

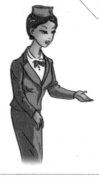

7 需要长时间站立，不能适时休息的工作，例如礼仪、接待。长时间保持一种姿势容易导致劳累，对受孕不利

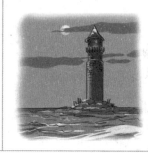

8 远离人群、独自进行的工作，例如仓库看护。此类工作一旦发生意外，缺乏抢救条件，也无人相助

此外，女性孕前在工作中还应注意自觉保护自己。比如，使用电脑时要穿着防护服；从事长时间、高强度的工作时，要抽空休息几分钟；工作应酬中，拒绝烟酒等。

孕前做好经济准备

夫妻双方在孕前做好经济预算，可以为产妇孕前及孕期的饮食营养、各项体检、物质准备等提供有力保障。家庭收入的多少是经济预算的重点，而妻子何时停止工作是家庭收入改变的关键，能否预算准确主要取决于妻子的身体状况及个人意志。做好收支明细记录，可以了解家庭收支是否平衡，也有助于解决保持收支平衡的问题。此外，尽管距离妻子将来停止工作还有很长一段时间，夫妇也尽量对将来如何重新工作做一些研究。事前研究，有利于在时机来临时做出更加明智的选择。

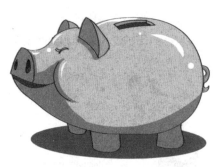

怀孕不但意味着支出的增加，还可能意味着不久的将来妻子需要停止工作而造成家庭收入的减少。预算家庭收支，巧用储蓄，做好节约，是年轻夫妇们孕前要做好的经济准备

如果已经准备好了要宝宝，每月基本的开销也已经计算清楚，还根据家庭收入水平制订了可行性强的收支计划，那么接下来，注意节约就显得非常重要了。如果妻子平时喜欢疯狂购物，而丈夫喜欢聚会消遣，那两人都要为宝宝做出牺牲，进行调整了。其实，节约并没有想象中的那么困难和痛苦，相反，很多人在养成节约的习惯后，都能发现积少成多的乐趣，也可以享受到金钱无法代替的快乐。

孕前做好物质准备

每一个即将为人父母者，都会有无数美好的憧憬，但是只有憧憬是不够的，还需要赶紧付诸实践，为受孕和即将到来的宝宝做好准备。

整理居室

居室不论大小，都应确保通风透气、采光良好、温度适宜，这是孕育、抚养后代必不可少的条件。此外，居室整理还包括许多琐碎的工作，具体有：

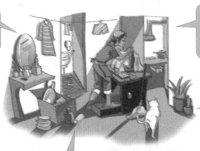

清理梳妆台。将化妆品打包收藏，只留下护肤品

减少辐射。可用防护罩将电脑、电磁炉、微波炉等电器"保护"起来

消除安全隐患。在卫生间、厨房等易滑的地方铺设防滑垫，在马桶附近安装把手。调低晾衣绳及开关的位置

处理"宠物"。将花草和宠物移置室外或移交亲友，可以避免过敏和疾病传染

清理厨房。厨房的卫生关系着整个家庭的饮食健康，要保证厨房环境的通风、干燥。炊具、餐具及其他厨房用品尽量摆放在通风的架子上，或悬挂在通风处，便于取用又干净卫生

改变房间布局。清理多余物品，将必需品放在便于取放的地方

孕妇物质准备

女性怀孕后，身体会发生一些明显的变化，如腰身变粗、四肢浮肿等，为了避免不便，女性的内衣、外衣、鞋子和床上用品等都要提前准备。

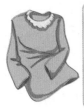

内衣 由于体形发生了变化，内衣的型号要比以前大一些，以吸水性强、弹性好的纯棉制品为佳。还要容易洗涤，以便勤洗勤换

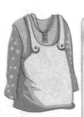

外衣 可提前到孕妇商店选购一些穿在身上没有束缚感并能巧妙掩盖体形变化的衣物。色彩花样应淡雅、简单

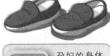

鞋子 孕妇的身体重心发生了变化，这时，一双合适的鞋子极其重要。最好选用平底、防滑、轻便、合脚的鞋子

慵懒嗜睡是妊娠早期的正常生理反应，睡眠充足可增强身体抵抗力。选择舒适的床上用品，无论是从受孕的角度还是从妊娠的角度来说，都很有必要。选择床上用品时应注意几个方面：

床铺：床铺过软，容易造成脊柱弯曲变形；过硬，舒适度会大大降低。孕妇适宜睡木板床，但是，一定要铺上厚度适宜的褥子

枕头：高度以8厘米为宜。过高会导致颈部前屈，压迫颈动脉，极易引起脑缺氧

蚊帐：蚊帐不但可以防止蚊虫叮咬，还可以吸附空气中的尘埃和杂质

被子：被褥应该选用纯棉制品。否则易产生静电，还易引发过敏和湿疹

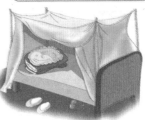

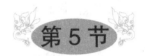

第5节

你有一份周全的孕前计划了吗

孕前常规检查

婚前检查是幸福婚姻的一道门槛，孕前检查则是优生优育的一个不可或缺的环节。学校、单位组织的一般体检并不能代替孕前检查。一般体检的内容主要有血常规、肝功能、肾功能、尿常规、妇科等，以最基本的身体检查为主，不涉及生殖器官以及与之相关的免疫系统、遗传病的检查。孕前做检查可以及时发现不利于孕育的各种身体因素，便于及时治疗。

女性孕前常规检查项目

1. 血常规检查

通过血常规检查可以发现是否有血色素异常的情况。还可以了解血型，便于发生意外时及时输血

2. 大便常规检查

通过大便常规检查，可以及早诊断是否患有消化系统疾病，以及体内是否有寄生虫。防止寄生虫感染造成流产或胎儿畸形

3. 口腔常规检查

通过口腔常规检查，可以诊断是否患有龋齿。否则女性妊娠期间口腔隐患恶化，会严重影响母体与胎儿的健康

4. 胸部透视检查

胸部透视检查有助于了解是否患有结核病等肺部疾病以及患病程度，否则，一来受孕后，考虑到胎儿，母体用药会受到限制；二来结核病毒还会传染给宝宝，影响胎儿健康

8. 肝功能检查

通过肝功能检查可以了解肝功能的各项指标，诊断有无肝脏疾病、患病程度等，便于发现疾病，及早制订治疗方案。还可检查是否患有病毒性肝炎，以免受孕后病毒通过母体传播，导致胎儿早产或早夭

7. 尿常规检查

通过尿常规检查，可了解肾脏各项功能是否健全。女性妊娠期身体代谢发生巨大变化，会极大地加重肾脏的负担。还可检查尿糖含量和红白细胞是否异常，判断是否患有糖尿病、阴道炎、尿道感染等疾病及患病程度

6. 妇科常规检查

通过对内分泌系统及生殖系统的检查，判断是否存在怀孕或分娩的不利因素

5. 白带常规检查

白带常规检查主要是检查生殖道是否受到了真菌、滴虫、淋病奈瑟菌等致病微生物感染及受感染程度。滴虫性阴道炎、霉菌性阴道炎、慢性宫颈炎、子宫内膜炎等生殖道炎症会影响胎儿正常发育。一旦查出，应及早治疗，治愈后再考虑受孕

男性孕前常规检查项目

男性检查相对就简单了许多，除去体格检查、血常规检查、尿常规检查等，男性孕前检查的主要项目有：

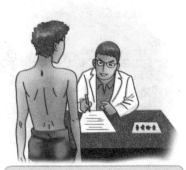

1. 精液检查

通过精液检查，可以了解男性精子密度、畸形率、存活率等，精液检查是孕前最基本、最必要的检查项目。男性做此项检查前3~7天禁止房事为好

2. 传染病检查

对于那些长时间没有进行过身体检查的人来说，这一点尤其重要。否则，携带传染病的精子会影响胎儿的生长发育

3. 泌尿生殖系统检查

男性泌尿生殖系统对下一代的健康影响极大，因此这项检查必不可少。如果觉得自己的生殖发育有问题，可以向父母了解自己小时候是否有过隐睾、睾丸外伤、睾丸疼痛等情况，将这些信息提供给医生，利于医生做出正确的诊断

4. 遗传病检查

家族有精神病、遗传病史的人更应向医生做好咨询，必要时还要做染色体、血型检查等，确保不良因素不会遗传到下一代

孕前特殊检查

对于情况特殊的人，例如有家族遗传病史的人、有特殊生活经历和特殊工作环境的人来说，为了受孕顺利和宝宝的安全，还有必要进行孕前特殊检查。检查的项目有孕前特殊检查、致畸五项（即 TORCH）的检查和染色体检查。

受孕前注射风疹疫苗

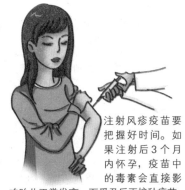

风疹是一种病毒性传染病，是目前最主要的导致先天性残疾的生物因素之一。女性孕早期被风疹病毒感染，有可能会导致胎儿先天性畸形或患上先天性风疹综合征，严重时会导致胎儿早产或死胎。

先天性风疹综合征是感染风疹后的常见病，主要表现为先天性心脏畸形、白内障、耳聋、发育障碍等，加之先天性风疹综合征到目前为止只能预防，不可治愈，为了胎儿的健康，最好的预防办法就是在孕前接受风疹疫苗注射。

注射风疹疫苗要把握好时间。如果注射后3个月内怀孕，疫苗中的毒素会直接影响胎儿正常发育；而受孕后再接种疫苗，不仅起不到应有的效用，风险也更大

孕前须彻底治疗的疾病

妊娠期生病不但对母体损害较大，此时用药还会严重威胁胎儿健康。因此，为了使受孕和妊娠正常进行，孕前有些疾病必须彻底治愈。

高血压

高血压患者受孕前应严格遵照医生制订的治疗方案，把血压控制在正常范围内。待到症状消失，才可受孕。另外，即使高血压症状消失了，也要注意定期检查，孕前及妊娠期都要经常测量血压，密切观察血压变化

肾脏疾病

肾脏疾病严重者严禁受孕，更不宜妊娠。轻度肾病患者如果肾功能无障碍而且血压正常，在医生指导下可以受孕

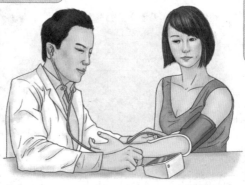

贫血

孕前贫血，需及时针对病因进行食补或药补，贫血状况消失后方可受孕

肝病

慢性肝炎患者在病情较轻、体质较好的情况下，可以受孕。但是，孕后必须加强营养、膳食合理、充分休息。病毒性肝炎患者，治愈后方可受孕

心脏病

心脏病患者受孕前一定要体检并征求医生意见，医生允许后才可妊娠。其次，孕期用药和治疗都不可掉以轻心

糖尿病

糖尿病患者妊娠需慎重，如果血糖和尿糖已经得到很好的控制，可以受孕。但是，要加强锻炼，并严格控制饮食，并在医生指导下使用胰岛素

膀胱炎、肾盂肾炎

这两类疾病严重危害母体和胎儿健康，因此要彻底治愈才能考虑受孕

霉菌性阴道炎和子宫肌瘤

为了减少不易受孕和胎儿感染霉菌的风险，这两类疾病必须在受孕前彻底治愈

掌握最佳受孕时机

选择最佳受孕时机不但可以增加受孕成功率，还是实现优生的必要条件之一。掌握最佳受孕时机，不但要考虑年龄、季节和生理因素，还应在以下方面多加注意：

1. 孕前开始测量基础体温

由于孕激素的作用，女性的基础体温随着月经周期的变化而变化，呈现出一定的规律性。排卵前，基础体温在36.5℃以下波动；排卵期，基础体温处于36～36.5℃过渡阶段；排卵后，基础体温一般在36.9℃左右。女性基础体温从低温段向高温段过渡的几天，称为排卵日，这段时间内性交，容易受孕

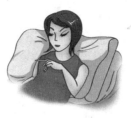

2. 排卵期前节制性生活

排卵期前性生活应节制，使男方得以养精蓄锐，保证受孕时的精子质量

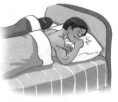

基础体温测量方法： 晚上休息前，将体温表置于触手可及的地方。早上醒来后，立即将体温表放在舌下，5分钟后取出并读取数字，所得的口腔温度即为基础温度。

3. 日常衣着以健康为要

从计划受孕开始，夫妻双方的衣着都应以宽松、舒适者为主，内外衣以吸水透气的纯棉制品为最佳。内衣过紧，压迫生殖器官，或衣料透气性差，不易排出的汗液和分泌物容易滋生病菌，都不利于优生优育

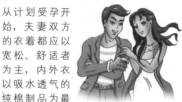

4. 心理和环境因素

环境和谐，夫妻双方都充满爱意，动作和情感高度统一时，才是最佳的受孕时机。智力较高的孩子大多是父母情投意合之时的产物

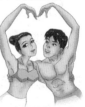

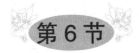

哪些情况不宜受孕

不宜受孕的七种情况

从优生学的角度来看，选择合适的受孕时机，确保夫妻双方状态良好很有必要。因而，夫妻双方中任何一方出现了下列情况中的一种或几种时，都不宜受孕。

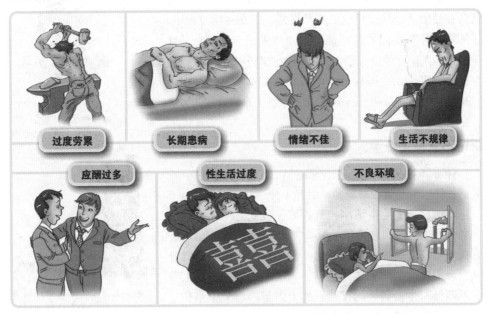

哪些疾病患者不宜受孕

从生殖学的角度来看，如果想受孕并生产成功，母亲的身体需要有强大的调节和应对能力，否则后果相当严重。因此，体内任何器官患有严重疾病均不宜受孕。

下面介绍的疾病患者一旦受孕，不但生理负担加重，不利于治疗，一旦犯病，风险也比普通病患大，会威胁孕妇生命，而且母体抵抗力下降和药物治疗还会给胎儿带来不可估量的危害。

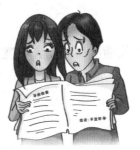

当母亲患有某些严重的疾病时，是不宜受孕的

1. 血液病患者。例如白血病、再生性障碍性贫血等病患者

2. 病毒性肝炎、肝功能异常、肝硬化患者

3. 心脏病，活动时伴有心慌、心悸，或心功能在Ⅲ级及以上的患者

4. 肾炎，伴有高血压、蛋白尿的患者及肾功能不全者

5. 严重的甲状腺功能亢进、糖尿病伴有动脉硬化、高血压伴有血管病变者

6. 肺结核活动期患者

7. 类风湿活动期患者、哮喘病患者、遗传性疾病（例如先天愚型、精神分裂）患者及某些变态反应性疾病患者

避孕失败不宜继续妊娠

不管出于什么原因，如果婚后不打算要孩子，夫妻就会在性生活中采取相应的避孕措施。但在避孕过程中，任何一个环节出问题都可能导致避孕失败。面对意外怀孕，很多人都会手足无措，并且不知道避孕失败后，应该立即终止妊娠。失败后不宜继续妊娠的避孕方法包括以下几种：口服避孕药、放置宫内节育器、外用避孕药膜。

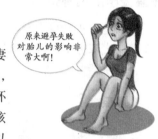

原来避孕失败对胎儿的影响非常大啊！

从优生的角度考虑，避孕失败而继续妊娠，对胎儿的生长发育极其不利。需等女性身体恢复正常再受孕，才能保证胎儿身体健康

新婚不宜马上怀孕

许多新婚夫妇在组建小家庭后，都选择马上怀孕。但是从优生学的角度来说，婚后马上怀孕并不可取。

新婚后，夫妻生活刚拉开序幕，彼此之间还需要一个磨合适应的过程。性生活虽频繁，但还不能完全放松，更谈不上享受其中的乐趣，这些都会影响体内雌激素分泌，会消耗过多体力，并且年轻夫妻在心理和经济上都缺乏迎接新生命到来的准备，加上大量的应酬中难免会有烟酒接触，这些因素都会影响精子和卵子质量，如果此时怀孕，必然会影响胎儿发育。

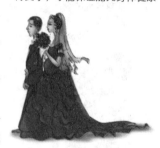

晚婚尤其是女性年龄较大的情况下，生育时间不宜再向后推迟，可在婚前充分准备的基础上，在婚后3个月左右受孕

长期服用药物者不宜立即怀孕

俗话说"是药三分毒"，任何药物在抑制或杀死病毒细胞的同时，都会对正常的生理细胞产生负面影响，维生素等营养类药物也不例外。

长期服用药物者，毒素在身体内积累，会影响精子和卵子的质量。即使受孕成功，毒素经由胎盘被胎儿吸收，易导致胎儿畸形，也易引起流产、早产，不利母婴健康。

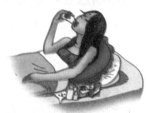

长期服用药物者，在计划怀孕前，用药更须谨慎。为了防止不良后果产生，应在病愈停药半年以后再受孕

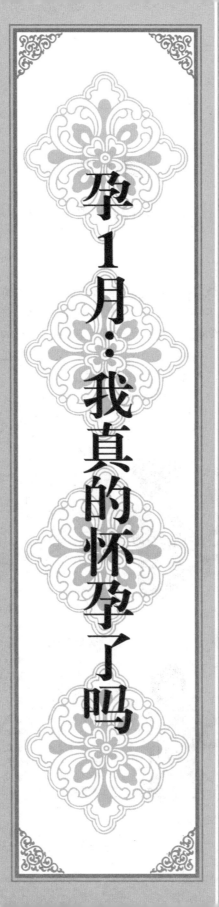

孕1月：我真的怀孕了吗

第二章

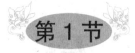

第1节

我真的怀孕了吗

可能怀孕的身体征兆

夫妻在同房之后，就有怀孕的可能，即使采取了一定的避孕措施，也难免有发生意外的可能。对于暂时不想要孩子的夫妻来说，意外怀孕无疑是一件麻烦事，但更麻烦的是他们对怀孕毫无知觉，以至于发现时已经错过了最佳的流产时机。想要孩子的夫妻，同样希望能在第一时间确定女方是否受孕了，尽早为胎儿的健康成长做准备。因此，女性准确判断自己有否怀孕是非常重要的。

其实，女性在怀孕以后，身体内部会发生一系列的变化，这些变化屡屡被用作判断是否怀孕了的依据，几种依据综合考虑，准确率相当高。

月经停止

如果你的月经一向很准时，很有规律，可是这月却迟迟没来，如果已经过了既定日期十天以上，那么你很有可能已经怀孕了。当然，月经周期会受到很多因素的影响，比如说过度疲劳、压力过大、营养不良或服用某些激素类药物而内分泌失调等因素都可能造成月经推迟或停经

恶心、呕吐

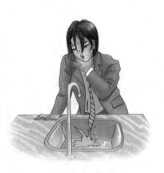

恶心、呕吐是多数怀孕早期女性的主要症状，常常发生在清晨或空腹的时候。如果没有消化器官疾病，这也是判断是否怀孕的一项依据

胃口变化

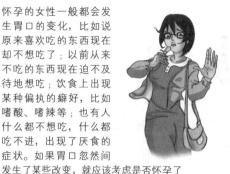

怀孕的女性一般都会发生胃口的变化，比如说原来喜欢吃的东西现在却不想吃了；以前从来不吃的东西现在迫不及待地想吃；饮食上出现某种偏执的癖好，比如嗜酸、嗜辣等；也有人什么都不想吃，什么都吃不进，出现了厌食的症状。如果胃口忽然间发生了某些改变，就应该考虑是否怀孕了

乳房变化

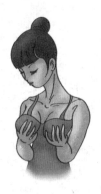

女性怀孕早期，乳房在卵巢激素和孕激素的刺激下，会变得丰满、有胀痛感，乳头刺痛，乳头及其周围的乳晕颜色加深，小颗粒状的腺体变得更加明显。乳房的变化是最早出现的，但是难以区别于月经前乳房胀痛，因此并不十分可靠

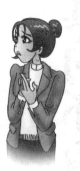

小腹发胀及尿频

怀孕后由于子宫的增大，常常会有小腹发胀的感觉。另外，子宫增大会压迫膀胱，使人不断产生尿意。如果不是喝水过多，没有泌尿系统疾病，那么怀孕的可能性很大

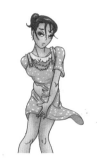

皮肤色素沉着

孕期妇女面部常会出现棕色的斑纹，小腹也会出现一条条棕色的直纹线，这就是所谓的妊娠斑和妊娠线。如果出现了妊娠斑和妊娠线，就可以确定怀孕了

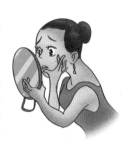

心情烦躁

怀孕后受到体内激素的影响，女性常常表现得烦躁不安，情绪波动大，做什么事都无法集中精力，对什么事都不感兴趣。当然，导致心情烦躁的因素有很多，所以还要综合其他症状共同进行判断

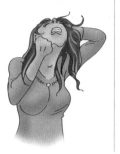

疲倦嗜睡

怀孕早期，受精卵在子宫内发育，需要消耗母体大量能量，所以早孕期女性经常会感到无法调整的疲倦，这种精神状态无法通过休息调养得到恢复。如果你睡觉时间越来越长，间隔越来越短，而且即便这样还是觉得精神不济，那么你很有可能已经怀孕了

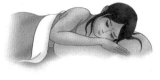

以上的几种自觉症状应该综合考虑，如果只出现其中一种或两种，则不一定是怀孕的表现，有可能是其他因素引起的。如果出现了以上多种症状，就应该引起注意了，最好再进一步确认一下。比如说有测量基础体温习惯的女性，如果发现高温期已经持续了两周以上，前面的几种自觉症状又有多个吻合，怀孕可能性就更大了。如果还是不敢确定，那就干脆借助妇科检查、B超检查以及妊娠测试等手段，确定是否怀孕了。

极容易疲倦

怀孕初期因绒毛膜促性腺激素分泌增多，身体容易感到疲惫。怀孕后身体还会分泌一种黄体激素，这种激素的作用就是使子宫肌肉变得柔软，预防流产，但是，它本身具有的麻醉作用，可导致人体反应迟钝、行动变得迟缓，因此孕期女性总是嗜睡。另外，女性怀孕后，新陈代谢加快，内分泌系统也因胎儿的存在而发生了改变，体内营养物质要优先供应胎儿生长发育，因而体内能量消耗快，血糖量下降，因此，女性怀孕初期会感到浑身乏力，极易疲惫，这是一种正常的生理现象。

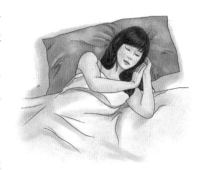

孕妇是需要充分休息的，如果无法控制嗜睡的情况，也不必刻意勉强自己，更不需进行治疗。毕竟，充足的睡眠对孕妇健康和宝宝的生长发育都有很大帮助

但是很多没有经验的女性都把怀孕早期的疲倦当成了一种身体病态的症状，有的人还会以为自己患了感冒需要治疗。其实，等到妊娠第 14 ～ 15 周胎盘完全形成后，这种现象就会慢慢自行好转，无须治疗。

出现了害喜反应

害喜，是指怀孕初期孕妇所产生的恶心、呕吐、食欲差等现象。清晨起床时，一夜的睡眠，使胃中充满胃酸，害喜症状比较严重，因而害喜又称为"晨吐"。害喜是由以下几个方面的因素引起的：

（1）女性怀孕后，体内多种激素的分泌都会增加，因而引发恶心、呕吐等反应。

（2）在怀孕期间，孕妇体内会分泌大量的黄体素来降低子宫兴奋度，减少子宫平滑肌的收缩，但同时也会对胃肠道平滑肌的蠕动产生影响，造成消化不良，因此容易引起恶心、呕吐、反胃等现象。

（3）怀孕后，中枢神经对呕吐控制的机制改变，导致孕妇会对某些特殊气味及食物较敏感。

（4）怀孕后，糖类代谢速率改变，血糖过高或过低都会想吐，因而过饱或过饿时，容易害喜。

（5）除了生理状况之外，心理因素也会加重女性害喜。有些妇女在怀孕初期，对害喜心存恐惧，无形中形成一个"我会害喜"的心理暗示；过度担心害喜会对胎儿的生长发育产生影响，而导致情绪焦虑，这些心理压力会在身体上表现出来，造成恶心、呕吐的现象。

并不是所有的孕妇都会害喜，由于孕妇体质、精神状况不同，害喜程度有轻有重，也有妊娠期间不害喜的孕妇。一般说来，体质较差、情绪容易波动的孕妇，害喜比较严重。害喜现象通常会持续到妊娠期第 16 周左右才会慢慢缓解或自行消失，但是有的孕妇害喜延续的时间也较长。

"这是真的吗"

强烈渴望怀孕或有过受孕失败或妊娠失败经历的女性在得知自己怀孕的消息时，第一反应恐怕不是兴奋，而是难以置信。她们会反复询问或自言自语："这是真的吗？""我真的怀孕了吗？"

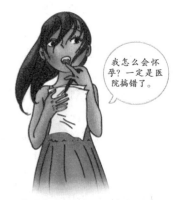

没错，你确实已经怀孕了，不论是你感到多么意外，也不管你如何的难以置信，事实是：那个渴望关爱和呵护的小生命已经在你的体内安家了，你所要做的就是接受他的存在，和他一起享受这突如其来的变化的喜悦，共同努力，走好漫长妊娠期的每一步。

那些没有计划怀孕而对宝宝的突然来临丝毫没有准备的女性，在得知自己怀孕时，大概会被"吓一大跳"

有点兴奋，有点快乐

一个小生命孕育在你的体内，与你血肉相连，对准妈妈们来说，是人生中最神奇的体验。这个小生命与你如此接近，他无条件地爱着你、依赖着你，这是多么神圣的责任啊！

快乐而郑重地迎接这个小生命的到来吧，他将使你的人生更加完美，将填补你生命中的许多空白，这是上苍为了使你的人生没有缺憾，对你的恩赐。因此，肚子里的小生命不论模样、性情如何，都是你和爱人甜蜜爱情的结晶，有了他的存在，你们的人生才更加完美，你们的生命也因此而得到了延续。这是上天最美好的恩赐，而你如此幸运，和大家一起分享你的快乐和幸福吧。

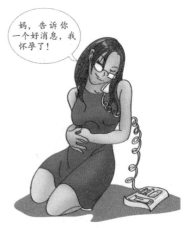

对那些长久以来渴望有一个宝宝的女性来说，怀孕无疑是一件令人兴奋的事

内心充满了矛盾

对于准妈妈来说，"母亲"这个称呼是个神圣而耀眼的光环。很多时候，准妈妈需要在宝宝和其他的事情之间做出艰难抉择，兴奋、骄傲和激动之余，准妈妈的内心充满了矛盾。这种矛盾心理是人生发生重大转变时的正常心理反应，准妈妈们要正视这一心理，并善于从积极的角度开导自己，这样才能更好地体验怀孕的喜悦与乐趣。

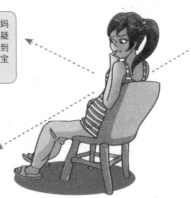

首先，身份的转变常常会导致准妈妈们面临自我认同的危机，她们会怀疑自己能否成功完成从"小孩子"到"母亲"的转变，能否担当起抚育宝宝这一重要责任

其次，得知自己怀孕了，你一方面因为怀孕散发出你的女性魅力而自豪，恨不得马上穿上孕妇装，和所有人一起分享这种快乐，另一方面又担心身材走形，担心自己突起的腹部和庞大的粗大的腰身，会让自己在丈夫和其他人眼中变得丑陋

最后，你在怀孕前可能这样想过：怀孕后我不做家庭妇女，不能让孩子成为我的负累，我要做一个工作和宝宝两不误的"新女性"。但是怀孕后，宝宝和工作压起了跷跷板，你很难在二者之间找到平衡点。你或许渴望专注于工作，但是又害怕冷落了宝宝。又或许想关注宝宝，但是又怕失去工作，让你的生活充满矛盾，乱成一团。但是，相信因为母性而伟大的你，一定能走出困境。

变得情绪化

孕期女性面临各种变化，情绪难免有所波动，加上其他各种各样的原因，原本性情温和的女性也会变得情绪化。

这是因为，初知怀孕的喜悦逐渐淡去，即将为人父母的事实已经确定后，高潮之后的低谷期就到来了，此时情绪低落，是很正常的现象。孕期女性身体激素分泌不协调，也会影响她们的情绪。与男性相比，女性本身就很多愁善感，孕期的任何细小变化都可能引起她们内心的波动，所以孕期女性情绪化就变得可以理解了。

孕妇情绪化是很自然的事，伴侣或许因此而感到困惑。孕妇需要跟自己的伴侣解释：情绪大起大落是怀孕所致，需要另一半的理解和支持。

有点情绪有助于孕妇释放心理压力，但是过于情绪化，情绪波动太大就好像天天坐过山车一样让人难以承受。因此，准妈妈们要学会自我疏导、控制情绪。

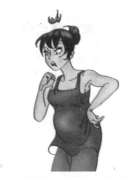

孕期里情绪化和易怒，是很自然的事情

有点没信心

虽然孕前已经做了充分的思想准备，但是怀孕后的生活带有很强的不可预知性，你不知道将来会发生什么，你能否从容应对。你不知道你体内的小生命将会让你的生活变成什么样。会不会变得一团糟，无法控制呢？

怀孕会影响你的工作、生活，你时常会想，为了这个小生命放弃我自己的生活、工作，眼中只有这个懵懂无知的小家伙，完全没有了自己，这样做值得吗？但是，当他顺利分娩，发出第一声啼哭；当他蹒跚学步，勇敢迈出第一步；当他咿呀学语，吐字不清地叫你"妈妈"，你还有什么疑惑呢？所有的一切都是值得的。女人伟大的母性和对于新生命的期待，会帮你战胜一切的有怯懦，迎接宝宝的到来。

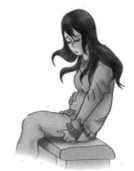

想到怀孕生产对于自己的人生将会产生的影响，会使很多妈妈觉得没有足够的信心来面对。这时候，你不单需要家人的鼓励和理解，更要勇于担起做母亲、迎接新生命的责任

有期待，也有担心

怀孕初期的准妈妈面对铺天盖地的怀孕信息往往无所适从，缺乏判断。从未听过的新思维，互相矛盾的孕育理念，都只能增加她们的焦虑，简直不知该拿自己的肚子如何是好了。担心妊娠期发生意外、恐惧无法想象的分娩疼痛也是造成孕期女性焦虑的重要因素。另外，对胎儿健康过于敏感，听风就是雨，神经绷得太紧也会引发焦虑。

其实，只要坚持了孕期检查，做好优生咨询，参加产前培训，了解孕期知识和细心看护，这些焦虑都是可以避免的。而且女性孕期焦虑会导致胎儿胎动频率增大，长期如此下去会影响胎儿健康发育。因此，为了避免焦虑给胎儿带来负面影响，妊娠期女性应克服焦虑情绪。

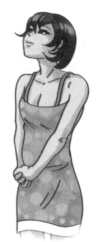

对于刚刚怀孕的女性来说，接下来的每一天都是挑战，谁也不知道明天会是什么样，期待与担心混杂在一起

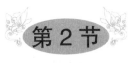

第2节
害喜怎么办

恶心、呕吐或腹部不适都会使怀孕这原本美好的事变成一件苦差事。虽然，要做到完全避免害喜是不可能的，但是，有些方法有助于减轻女性害喜的痛苦，我们在下文将做出详细的介绍。

调节饮食，减轻害喜

少食多餐

规律的一日三餐是最科学的、最符合生理和工作需要的饮食习惯。但是对于准妈妈来说，少食多餐不仅可以随时满足身体需要，减轻按时就餐造成的胃部压力，解决"该吃时吃不进，能吃时没啥吃"的问题，也有助于控制孕期体重。

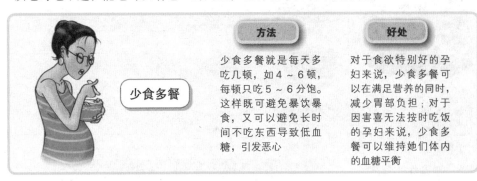

少食多餐

方法	好处
少食多餐就是每天多吃几顿，如4~6顿，每顿只吃5~6分饱。这样既可避免暴饮暴食，又可以避免长时间不吃东西导致低血糖，引发恶心	对于食欲特别好的孕妇来说，少食多餐可以在满足营养的同时，减少胃部负担；对于因害喜无法按时吃饭的孕妇来说，少食多餐可以维持她们体内的血糖平衡

多吃高热量、易消化的食物

女性怀孕后，自身和胎儿都需要足够的营养供给，因而身体会负担加重。因此，准妈妈一定要保持最佳的身体状态，避免营养缺乏。高热量食物是既能消除饥饿感，又能满足身体对营养的需求的食物。但是，准妈妈在食用高热量的食物时要注意两点：

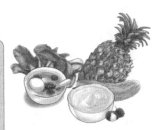

1. 有些高热量食物，营养含量并不高或营养单一，还可能让人不舒服，不宜多吃。这些食物主要有：油炸食物及油腻性食物，如油条、烤肉类等；高脂肪、高热量食物，如肉类、冰激凌、奶油、糖制品、奶油饼干等；熏、煎食物，如熏火腿、腊肉、煎蛋等；味精含量高、口味刺激的膨化食品，如锅巴、虾条、爆米花等

2. 如果不加控制地食用高热量食物，过大的摄入量容易导致体重增长，对孕妇和胎儿都不利。因此，要有计划地食用高热量食物

　　孕期女性还应多吃容易消化的食物，这样可以促进吸收，减轻肠胃负担。容易消化的食物有：水果、蔬菜及流质食物，例如酸奶、粥类。孕妇应多喝流质的汤、粥，因为汤、粥中水分较多，不但可以减轻你的肠胃负担，还能预防产生脱水与便秘。

少吃不合自己胃口的食物

　　有些人在怀孕之前对一些具有特殊味道的食物，像大蒜、韭菜、咖啡等反应平常，甚至非常喜欢；有些人天天闻着公交车上的汽油味，也早已习以为常。但是，怀孕之后她们却变得对这些东西的气味特别敏感，闻到甚至只是看到，都会吐得厉害。针对这种情况，建议尽量避开那些让你反胃的东西。

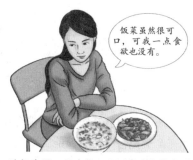

饭菜虽然很可口，可我一点食欲也没有。

选择合胃口的食物，可以提高你饮食时的心理愉悦感，减轻害喜的程度

　　你可以选择自己喜欢而且食用后令你感觉舒服的食物。很多女性会担心，只吃自己喜欢的食物会导致营养失调，其实这种担心是没有必要的，含有同样营养元素的饮食种类非常丰富，让我们可以有多种选择。

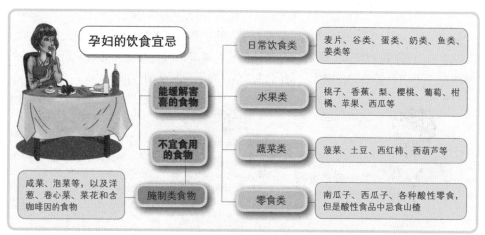

孕妇的饮食宜忌

能缓解害喜的食物 —— 日常饮食类 —— 麦片、谷类、蛋类、奶类、鱼类、姜类等

水果类 —— 桃子、香蕉、梨、樱桃、葡萄、柑橘、苹果、西瓜等

蔬菜类 —— 菠菜、土豆、西红柿、西葫芦等

不宜食用的食物 —— 腌制类食物 —— 咸菜、泡菜等，以及洋葱、卷心菜、菜花和含咖啡因的食物

零食类 —— 南瓜子、西瓜子、各种酸性零食，但是酸性食品中忌食山楂

刺激、激发你的食欲

　　有时候你可能毫无食欲，看到什么都不想吃；有时候你可能会吃下什么又吐得一干二净。但是，你不能不吃不喝，这样会在伤害你身体的同时，让宝宝无法吸收到足够的营养物质。这时，你要好好研究，怎么才能让自己吃得下东西。

吃饭时的心情会严重影响食欲，用餐时应保持轻松愉快的心情

把你不喜欢的食物换个方式烹饪

做适当的运动，能量消耗后的饥饿感有助于提高食欲

试着想想宝宝无法获取到足够营养的后果，母亲的责任感可以给孕妇进食带来很大动力

食欲不好的时候不要强迫自己进食，心情舒畅的时候要及时补充饮食

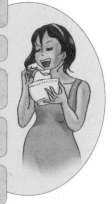

适合孕1月食用的食物

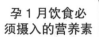

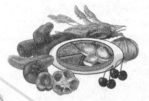

维生素含量丰富的食物：新鲜蔬菜，如生菜、菠菜、花椰菜、油菜、扁豆等；坚果类，如核桃、腰果、栗子、杏仁、松子等；粗粮及其制品，如大麦、麸皮面包、小麦胚芽、糙米等

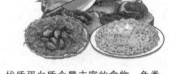

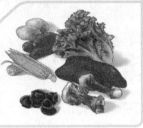

矿物质含量丰富的食物：骨头、粗粮、木耳、肝脏、深绿色蔬菜等

优质蛋白质含量丰富的食物：鱼类、蛋类、乳类、肉类、动物肝脏、豆制品等

下面几种食物营养丰富，价格便宜，而且随处都可以买到，建议孕1月女性根据自己的饮食习惯选择食用。

花生 花生被誉为"植物肉"，也是世界公认的植物界的长生果。花生具有理气补血、健脑抗衰、醒脾开胃的功效，花生红外衣还是补血物质。花生也是一味中药，适用于营养不良、脾胃失调、咳嗽痰喘、乳汁缺少等症。孕妇食用有助于胎儿脑部发育

芝麻 芝麻为五谷之首，含有丰富的蛋白质、脂肪、维生素，这些都是人体必需的基本营养物质。芝麻中的不饱和脂肪酸，对人脑和神经系统的发育具有极其重要的作用。孕妇多吃芝麻不但可以补血、补肝、润肺，还有利于胎儿脑部发育

核桃 核桃含有丰富的不饱和脂肪酸、蛋白质和维生素E，其中还有磷、钙、铁、镁等多种营养元素，其中的DHA还有"脑黄金"的美誉。孕妇经常食用适量的核桃有利于胎儿脑部发育

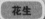

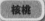

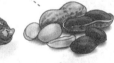

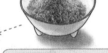

小米 小米含有丰富的蛋白质和微量元素，可以滋阴养血、滋养肾气、健脾胃、清虚热。孕妇食用还可防止反胃呕吐、腹胀腹泻

黑木耳 黑木耳被称为"中餐中的黑色瑰宝"，是一种营养丰富的食用菌。孕妇常吃黑木耳，不但可以养血健胃、止血润燥，还有利于胎儿脑部发育

海鱼 海鱼风味独特，含有大量易被人体吸收的钙、磷、铁、碘等营养元素，孕妇食用有利于胎儿大脑发育及预防神经衰弱症，是孕期的良好补品

心态和心情很重要

乐观起来很重要

保持乐观的心情更有利于减轻害喜。要知道，不管是出生前还是出生后，宝宝需要的都是一个快乐平和的妈妈。

每一个孕妇都要认清一个事实：怀孕其实是一件美好的事，和害喜的痛苦相比，母亲这一称呼的伟大与神圣更吸引人。认清了这个事实，害喜给你带来的阴影也许就会消退许多

合适的倾诉有助于保持乐观的心态。你可以通过倾诉发泄情绪，寻求帮助，获得认同。对那些有生育经历的人倾诉，她们也能更了解你的状况，也可以提供更有价值的帮助。但是，学会调整自己的情绪更能让人看到你积极乐观的一面

积极乐观的心态可以为孩子的生长发育创造良好稳定的环境。情绪多变、过于悲观的母亲，生出来的宝宝往往性格孤僻、爱哭闹，这大概是孕期母亲为孩子树立了一个坏榜样吧

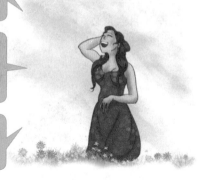

别总窝在家里

疲倦和害喜会让很多孕妇懒得出门，整天窝在家里，甚至只想待在床上或沙发上。这样的做法对孕妇和胎儿来说都不好，孕妇应该时刻提醒自己活动活动，出门走走。

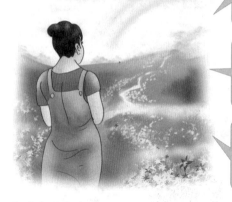

出门走走，能使你心情放松。空气新鲜，阳光明媚，你的心情也会不知不觉地好起来，心情好了，食欲自然会增强。此外，阳光还可以促进人体内钙质的吸收

出门走走，伸展一下筋骨，你可以去逛街，可以去散步……总之，想做什么就做什么。做了自己喜欢的事，心情不知不觉就会好起来，说不定就刺激得你胃口大开了呢

如果你为了宝宝的健康，忍着害喜的痛苦勉强吃了一餐饭。那么，饭后出门走走吧，不但可以让你远离刚刚让你痛苦万分的餐桌，还可以促进胃肠蠕动，帮助消化，增强肌体抵抗力

把家务分配出去

打理家务是一个妻子勤劳贤惠的表现，但是，怀孕会给女性带来诸多不便，孕妇最该关心的是自己和腹中的宝宝。不要事必躬亲，提前把家务分配出去，让丈夫养成做家务的好习惯，可以适当为自己减轻负担，也可以让他提前适应宝宝到来后的生活。你要明白宝宝不是你一个人的"责任"，他是你和丈夫共同孕育的，所以任何孕妇都不必因为让丈夫插手家务而有丝毫的愧疚。

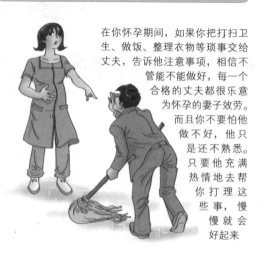

在你怀孕期间，如果你把打扫卫生、做饭、整理衣物等琐事交给丈夫，告诉他注意事项，相信不管能不能做好，每一个合格的丈夫都很乐意为怀孕的妻子效劳。而且你不要怕他做不好，他只是还不熟悉。只要他充满热情地去帮你打理这些事，慢慢就会好起来

自我调节与减压

害喜是一种身体反应，但是，心理因素对害喜也有很大影响，善于自我调节和减压对孕妇来说非常重要。

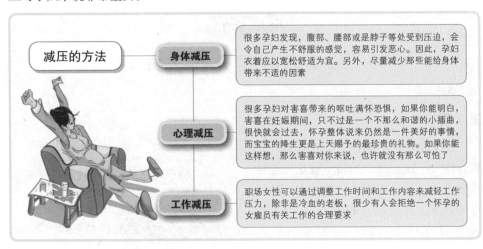

减压的方法	身体减压	很多孕妇发现，腹部、腰部或是脖子等处受到压迫，会令自己产生不舒服的感觉，容易引发恶心。因此，孕妇衣着应以宽松舒适为宜。另外，尽量减少那些能给身体带来不适的因素
	心理减压	很多孕妇对害喜带来的呕吐满怀恐惧，如果你能明白，害喜在妊娠期间，只不过是一个不那么和谐的小插曲，很快就会过去，怀孕整体说来仍然是一件美好的事情，而宝宝的降生更是上天赐予的最珍贵的礼物。如果你能这样想，那么害喜对你来说，也许就没有那么可怕了
	工作减压	职场女性可以通过调整工作时间和工作内容来减轻工作压力，除非是冷血的老板，很少有人会拒绝一个怀孕的女雇员有关工作的合理要求

想法让自己舒服一点

注意你的姿势

孕妇不可过分弯曲腰背，挤压腹部，所以，在日常生活中，应注意使腰部和肚子保持安全舒适的姿势。舒服的姿势不但可以缓解身体疲劳，放松心情，还有利于孕妇和胎儿健康。

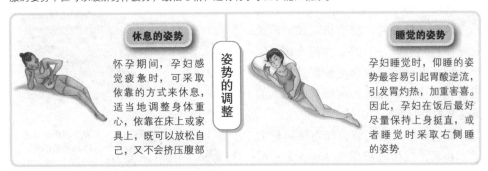

休息的姿势	姿势的调整	睡觉的姿势
怀孕期间，孕妇感觉疲惫时，可采取依靠的方式来休息，适当地调整身体重心，依靠在床上或家具上，既可以放松自己，又不会挤压腹部		孕妇睡觉时，仰睡的姿势最容易引起胃酸逆流，引发胃灼热，加重害喜。因此，孕妇在饭后最好尽量保持上身挺直，或者睡觉时采取右侧睡的姿势

害喜时尝试下穴位按摩

怀孕引发的恶心和呕吐可以通过手指按摩刺激穴道减轻，这在许多中医典籍里都有介绍。下面我们将介绍一种简便易学的指压按摩法，害喜时可以尝试一下：

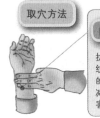

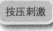

取穴方法

内关穴

刺激内关穴（将右手示指、中指、无名指并拢，将无名指放在左手腕横纹上，示指和手腕的交叉点的中点即为内关穴），可以减轻恶心和呕吐，从而缓解害喜症状，且无副作用

按压刺激

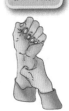

睡得好，难过少

良好的睡眠可以缓解害喜带来的诸多不适，从没见过哪个孕妇可以将害喜带进梦里。长时间的睡眠可以帮你逃避恶心，这确实减轻了不少孕妇的痛苦。何况，充足的睡眠也是良好精神状态的保证。因此对于孕妇来说，身体疲倦的时候不应硬撑着，索性就躺在床上好好休息吧

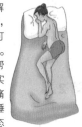

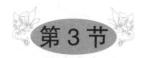

第 3 节

孕 1 月的胎儿什么样

第 1 周

女性排卵期会排出一个成熟的卵子，而男性一次性交射出的精子数量则能达到数亿。但是，这数亿个精子中，最后能突破重重阻碍到达输卵管，并与卵子结合的精子只有一两个。

直径只有 0.2 毫米的受精卵，具备精子和卵子携带的基因，在受精完成时，胎儿的性别和一些主要遗传特征，比如直发或卷发、单眼皮或双眼皮等就被决定了。

当两个卵子与两个精子分别结合，形成两个受精卵时，就会出现我们常说的异卵双胞胎。一个卵子和两个精子结合之后，再分裂成两个受精卵，就会形成长相性格十分相像的同卵双胞胎，但是这两种情况都非常少见。

受精卵形成后，就会经由输卵管向子宫移动，这个过程需要 3 ～ 4 天的时间。在这几天内，细胞会按照几何级数不停地分裂，总共分裂 43 次，才会形成一个完整的受精卵细胞，这时的受精卵就叫作胚囊或胚胎。

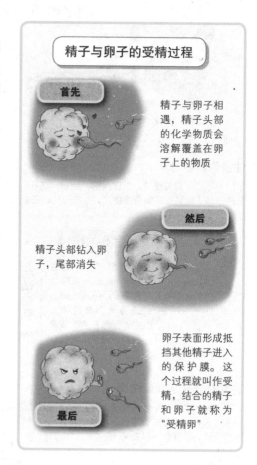

精子与卵子的受精过程

首先

精子与卵子相遇，精子头部的化学物质会溶解覆盖在卵子上的物质

然后

精子头部钻入卵子，尾部消失

卵子表面形成抵挡其他精子进入的保护膜。这个过程就叫作受精，结合的精子和卵子就称为"受精卵"

最后

第 2 周

在激素的作用下，子宫内膜已经做好了欢迎胚胎来安家的准备。胚胎进入子宫腔后，在子宫内漂浮 7 ～ 10 天后才有力量附着在子宫内膜上，也就是"着床"。胚胎着床的位置通常在子宫上部的 1/3 处，或是接近子宫顶端。着床后，子宫就为受精卵继续生长发育提供了温床。子宫为了适应胚胎的存在，开始发育胎盘。通过胎盘，胎儿可以吸收母体血液中的营养。同时，胎儿产生的废物也可以通过胎盘排出去。

胎盘在形成的过程中会产生 HCG，借助雌激素和黄体酮的作用，能刺激胎盘发育。HCG会在胎盘形成过程中，进入母亲血液，这就是怀孕两周后，孕妇的尿液或血液中可以检测出 HCG 的原因。

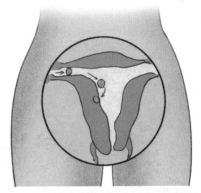

2 周大的胚泡附着在子宫内膜上，细胞逐渐分化为胚胎本身、胎盘和羊膜囊

第 3 周

怀孕三周时，母体激素会随着子宫与胚胎的成长增加。这一变化会刺激卵巢不再排卵，卵巢收到刺激信息后，就会刺激脑下垂体，使月经不再到来。这就是一向月经很准时很规律的女性，一旦月经没来，可能就会怀疑自己怀孕的原因。

从受孕到现在的 3 周时间里，单细胞的受精卵通过分裂已经变成几百万个细胞。这些细胞在不久的将来会发育成胎儿的神经系统、皮肤与毛发、胃肠道消化系统、循环系统、生殖系统与肌肉骨骼系统。这时，整个胚胎长度不到 1 厘米，体重不超过 1 克，像一条小鱼儿一样。这时，他的心脏已经开始跳动，血液循环也开始了！

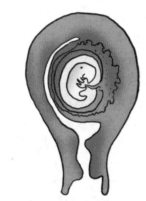

怀孕第 3 周，胚胎在母亲的子宫里迅速地成长，夺取了准妈妈的大量营养，使得孕妇开始变得慵懒，在白天也感到睡意十足。其实，这一切都是激素变化的结果

第 4 周

怀孕第四周，胎儿的大小和形状就像一棵弯曲的豆芽菜，长约 1 厘米，体重约为 3 克。此时，连接胎儿与胎盘的脐带中还会同时出现 3 条不同的血管。身体的各个部分，例如脊椎和四肢等也都初具形态了。心脏开始分出心室和心房，血管也已形成，心脏已经开始运作，向血管中输送血液了。头部也开始出现面部器官的轮廓，这时头部已经出现一些浅窝，可以看出双眼、双耳和鼻子的部位了。

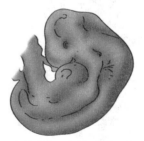

一些重要身体器官，如胃、肝脏、肾、膀胱等已经发育成形。最让人惊奇的是，这些器官已经开始发挥作用了

第 4 节
孕 1 月如何做胎教

做好孕期胎教计划

准爸妈在孕前就要为即将到来的宝宝制订一份周密的孕期胎教计划，并应伴随着宝宝成长的不同阶段，科学开展"早期教育"，培养出一个健康、聪明的宝宝。

准妈妈的身体，尤其是子宫，是胎儿生长的小环境。怀胎十月，准妈妈的生活和心情与胎儿的成长密切相关，因此只要是有利于胎儿成长的事，都可列入胎教的范畴。所以，准妈妈的健康、情绪、饮食也都属于胎教的内容。

此外，还要根据胎儿不同阶段的发育情况，科学地提供视觉、听觉、触觉等方面的刺激，

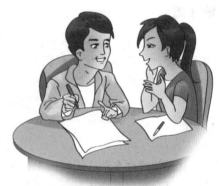

准爸妈在孕前制订的孕期胎教计划，有利于宝宝的"早期教育"

使胎儿的身体神经和器官功能得到合理的开发和训练，最大限度地发掘胎儿的智力和潜能。胎教不但需要准爸妈共同参与，还要求有合理的科学依据。计划制订好了，需要准爸妈怀着满腔的热情与耐心去认真执行。

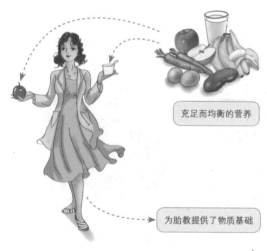

充足而均衡的营养

为胎教提供了物质基础

孕 1 月胎教方案

孕 1 月，受精卵在子宫着床发育，胚胎处于器官分化与形成的活动高峰期。此时胎儿的形状不过像拖着小尾巴的小鱼，但胎儿的神经系统和循环系统已经开始发育。此时，需要准妈妈为胚胎提供丰富的营养和安静的生长环境。充足而均衡的营养，才能满足孕妇在妊娠期各个阶段的身体需求，促进胎儿的大脑发育，是积极开展胎教的物质基础。

同时，准妈妈保持轻松愉快的心情有助于胎儿身心健康发育。

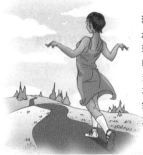

用适宜的花草点缀居室

用精致的饰物装扮房间，或者更换一个颜色更为柔和的窗帘

改善家居环境有利于准妈妈保持愉悦心情

用心的布置能给准妈妈的心情带来愉悦，有利于小宝宝的成长

此外，为了增强体质，准妈妈还要适时做做胎教体操。这也是早期进行间接胎教的手段之一。妊娠第一个月的锻炼方法，主要有以下三种：散步、孕妇体操和孕妇气功。准妈妈们可以根据自身条件进行选择。

须注意的是：准妈妈在运动的时候要多喝水、衣着宽松舒适、注意休息

孕 1 月胎教重点

怡情胎教是指孕妇通过调整身体的内外环境，避免自己的情绪发生异常波动，免除不良刺激对胎儿的影响，是孕一月胎教的重点。这一时期，准妈妈可以通过哼唱一些活泼有趣的童谣来放松自己的心情，培养自己对未来宝宝的爱；还可以欣赏图片、散文、童话等文学艺术作品，陶冶情操。这不但能加深准妈妈的文化气质，也对腹中胎儿的生长起着潜移默化的作用，可以起到母子同乐的效果。

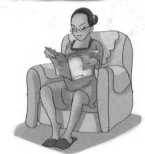

准爸妈要在怀孕初期尽一切可能为胎儿营造良好的生存空间，让宝宝的发育有一个良好的开端

在想象和憧憬中开展胎教

孕 1 月虽然准妈妈在外表上没有什么大的变化，但在准妈妈的身体内却在进行着一场变革。从现在开始，准爸妈的生命中就多了一份爱和责任。

准妈妈的情绪可以通过神经影响血液，再传达给胎儿。因此，准妈妈必须保持轻松愉快的精神状态。而对未来生活的美好想象，可以给准妈妈带来愉快，促进宝宝神经系统的发育，同时宝宝在意识里还能感受到：爸爸妈妈很欢迎我。

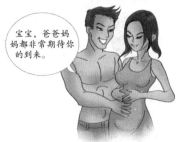

宝宝，爸爸妈妈都非常期待你的到来。

准爸妈可以把对未来小家庭的美好憧憬和想象当作最初的胎教，这种胎教方式与其他方式比起来简单而有效

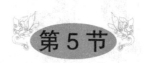

第5节

这阶段还须关注的事

怀孕早期是胎儿最脆弱的时段，这一时期，准妈妈该注意些什么呢？

给胎儿一个健康的环境

当证实怀孕后，一个合格的准妈妈，就要尽自己最大的努力，为宝宝的生长发育提供一个优良的环境。

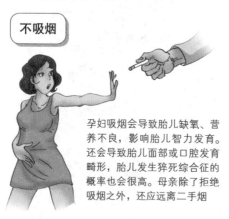

不吸烟

孕妇吸烟会导致胎儿缺氧、营养不良，影响胎儿智力发育。还会导致胎儿面部或口腔发育畸形，胎儿发生猝死综合征的概率也会很高。母亲除了拒绝吸烟之外，还应远离二手烟

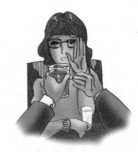

不饮酒

酒精会增加胎儿早产流产的概率，导致宝宝智力障碍和精神障碍，引起胎儿畸形和罹患酒精综合征，孩子出生后行为自控力也比较差。饮酒孕妇怀孕后胎儿和新生儿死亡率增加。准妈妈如果想做到优生优育，孕前和妊娠期最好能够滴酒不沾

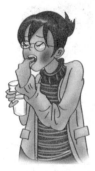

绝对不能乱用药

近几年的优生学研究证实，有些西药可造成染色体畸变、基因突变，或使细胞分裂、蛋白质合成受到干扰，使营养代谢失常等，导致胎儿畸形。而部分中药对孕妇及胎儿也会有不良影响，尤其是怀孕的最初3个月内。由此看来，不但要慎用西药，中药也要慎用。为了避免乱用药给胎儿带来的危害，孕妇平时应通过适当锻炼和合理膳食，来增强身体抵抗力

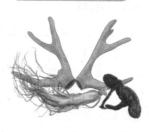

滋补药品不可长用

滋补药品进入人体后，经人体器官分解、吸收、代谢，多少会产生一定的毒性或过敏反应。怀孕期间，准妈妈体内内分泌系统会发生某些变化，药物在代谢过程中不易解毒或残留体内难以排出，长久蓄积，危害严重。有些药物在母体可通过胎盘直接影响胎儿生长发育，甚至导致流产或死胎。因此，准妈妈在是否应该进补及如何进补上应加以注意，应在专业体检后，根据体质情况，在医生指导下适时适量地服用补品

安全工作

保证规律的三餐

对于忙碌的职场准妈妈来说，少食多餐肯定难以实现，这样一来，一日三餐规律而又营养丰富确实就非常重要了。

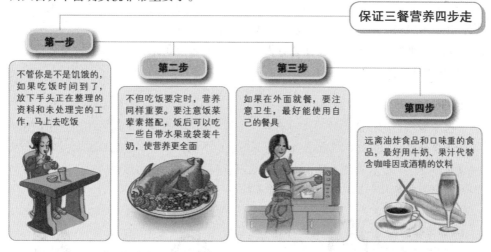

保证三餐营养四步走

第一步 不管你是不是饥饿的，如果吃饭时间到了，放下手头正在整理的资料和未处理完的工作，马上去吃饭

第二步 不但吃饭要定时，营养同样重要。要注意饭菜荤素搭配，饭后可以吃一些自带水果或袋装牛奶，使营养更全面

第三步 如果在外面就餐，要注意卫生，最好能使用自己的餐具

第四步 远离油炸食品和口味重的食品，最好用牛奶、果汁代替含咖啡因或酒精的饮料

工作中缓解早孕反应的方法

早孕反应给孕妇的工作带来了诸多不便，很多职场准妈妈都想知道，在工作中怎么缓解早孕反应。

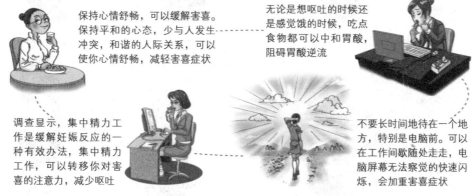

保持心情舒畅，可以缓解害喜。保持平和的心态，少与人发生冲突，和谐的人际关系，可以使你心情舒畅，减轻害喜症状

无论是想呕吐的时候还是感觉饿的时候，吃点食物都可以中和胃酸，阻碍胃酸逆流

调查显示，集中精力工作是缓解妊娠反应的一种有效办法，集中精力工作，可以转移你对害喜的注意力，减少呕吐

不要长时间地待在一个地方，特别是电脑前。可以在工作间歇随处走走，电脑屏幕无法察觉的快速闪烁，会加重害喜症状

工作莫勉强

很多女性为了家庭幸福和事业进步，怀孕后坚持工作。这种做法不仅可以增加家庭收入，为宝宝的到来做好经济准备，还可以起到锻炼身体的作用。如果不是特殊体质者，孕妇整日卧床，不利于胎儿发育，也不利于将来分娩，但是，一定要注意处理好怀孕和工作的关系，把握好工作强度，不要勉强工作。

女性怀孕后，原来能够胜任的工作强度，继续承担起来可能就比较勉强。如果准妈妈工作强度过大、任务过多，难以完成，就会造成精神紧张。

孕妇如果过于焦虑或神经紧张，体内会释放出能使血压升高的激素，如肾上腺素。这种激素能够通过胎盘影响胎儿，这对胎儿的生长是极其不利的，时间长久的话，也可能导致胎儿宫内发育迟缓。澳大利亚墨尔本大学（The University of Melbourne）的研究人员通过调查发现：孕妇在工作日的血压明显高于非工作日，而且工作压力越大，血压也越高。

忙碌的工作对孕妇来说已经沉重不堪，即使工作没有完成，也不应该把工作带回家，让原本轻松的家庭气氛变得紧张，工作之余也不能得到充分的休息。

因此，准妈妈在工作中要注意有张有弛，避免过度紧张，尽可能为宝宝创造一个轻松舒缓的环境。

工作期间的运动

医学专家认为，适当的工作更有利于准妈妈的身心健康。那些坚持上班的孕妇，更能承受分娩时的肉体疼痛和心理压力。但是，孕妇在办公室里久坐不动，不但容易加重早孕反应，造成消化不良，体重上升，体能降低，还容易导致便秘。这里，我们为准妈妈们准备了几个简单的适合工作期间练习的保健动作。

眼部保健动作

1 或坐或立，保持背部挺直，用双手轻轻地盖住眼睛，安静地呼吸。保持几分钟

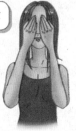

2 身体直立，头部自然放平，眼睛尽可能往下看，坚持30秒后，平视远方，反复做2分钟

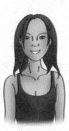

3 身体直立，右臂平抬，伸出示指，在身体前方左右运动，目光追随示指

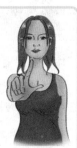

颈部保健动作

头部挺直，然后歪向左边使左耳尽量贴近左肩；头部挺直后，歪向右边使右耳尽量贴近右肩。相同动作，重复做3次

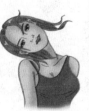

腕部保健动作

1 双手合十，十指向上，手腕下沉至感觉到前臂有伸展感，停留10秒，重复做两三次

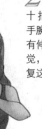

2 双手合十，十指向下，手腕提升至有伸展的感觉，然后重复这一动作

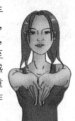

肩部保健动作

坐在椅子上，双肩向上耸起至耳垂，保持几秒钟。然后双肩下垂30秒。重复该动作5次以上

腹部和脊椎保健动作

站着并保持背部放松，髋部轻轻地画圈。或者双腿分开坐在凳子角上，髋部交替地向前向后倾斜。只要感觉舒适，可以多做几次

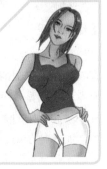

营造舒适的工作环境

舒适的工作环境，不但可以提高工作效率，有助于你更好地完成工作任务，还能使孕妇心情愉悦舒畅，有利于胎儿健康发育。营造一个舒适的工作环境，需要注意以下几个方面：

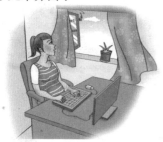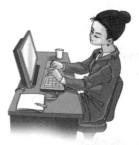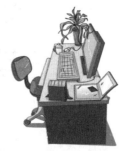

1 如果有可能，可以把办公桌移到窗边，那样你不但可以接触更多的阳光，呼吸更新鲜的空气，还可以减少同事电脑带给你的辐射。每天抽一点时间整理办公桌。物品摆放整齐、有序，井井有条的办公桌会让你头脑清醒、心情舒畅，不经意就提高了工作效率

2 工作的时候，保持轻松、正确的姿势。不正确的姿势对身体有害。斜靠在桌子上会妨碍呼吸正常进行；身体过于前倾易使脊椎受损；跷二郎腿会压迫腿部神经。孕期女性脊柱向前弯曲幅度加大，可以在腰部加一个靠垫，减小脊柱压力

3 改善工作环境。保持办公室整洁卫生、通风良好，试着在办公室里喷洒一些有益于安神的植物精华油，在办公桌上放置一盆净化空气的绿色植物，或者在休息的时候放一段轻松的音乐，都能改善工作气氛，减缓压力

安全出行

应对出行难的问题

出行对很多准妈妈来说，是件令人头痛的大事。准妈妈们怎么才能保证"开开心心出门去，平平安安回家来"呢？交通方式的选择非常重要。

步行

步行可以锻炼身体，又可以欣赏街边景色。距离较近时，准妈妈可以考虑步行。但是，要时刻集中精力，注意避开对面车辆、行人

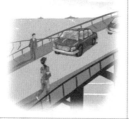

自己驾车

孕妇如果自我感觉良好，除了上、下车时有点行动不方便外，并不影响开车能力的，开车是没问题的。但是要加倍谨慎小心，且不宜长时间自驾。

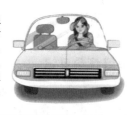

打车

很多准妈妈认为，打车出行虽然花费大，但是安全有保障。打车虽然可以免受拥挤与碰撞，但是，还要注意，副驾驶座是最不安全的位置，紧急情况下，安全气囊弹出时会撞到就座者的腹部。所以，那些选择打车出行的准妈妈，坐车时最好选择坐在出租车司机正后方的位置

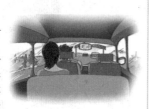

乘公共交通工具

城市公交和地铁在上下班时是最拥堵的，乘客过多时不但车厢内空气凝滞，也难免会有肢体碰撞。如果选择地铁或公交出行，准妈妈应尽量避开交通高峰期，并选择靠近车头、车尾或窗户的位置就座

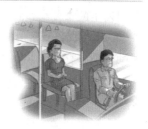

开车及交通安全

那些自己开车出行的准妈妈要注意以下几点：

1 刚考取驾照，缺乏行驶经验的准妈妈，对车辆操作和交通规则都很生疏，处理突发情况的应变能力也很差，不仅安全没有保证，而且精神高度紧张，对肚子里的宝宝也不好

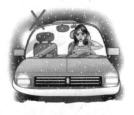

2 准妈妈不但要拒绝酒后驾车、疲惫开车，还要避免带着情绪开车。孕妇驾驶时一定要保持平和的心态，千万不要意气用事，记住，无论发生任何事情，都没有你肚子里的宝宝重要

3 即使是驾驶经验丰富的准妈妈，开车时也要注意控制和保持车身平稳，避免车体剧烈的摇摆和晃动，避免发生危险的可能

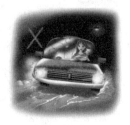

4 孕妇驾车出行时，必须系好安全带。肩部安全带应置于肩胛骨处，而非紧贴脖子，以穿过胸部中央为宜；腰部安全带置于腹部下方，固定在髋部。身体要尽量坐正，以免安全带滑落压到胎儿

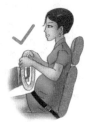

5 在车内放点轻音乐或悬挂简单的吊饰都有利于准妈妈在驾驶时减轻压力，但是音乐声音不能过大，以免影响听力，引发交通事故。车内还可准备些纸巾、塑料袋、小零食，可以在早孕反应严重时使用

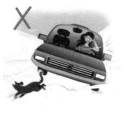

6 孕妇开车时，尽量避开上下班高峰，避开经常堵车的道路。另外，高速驾驶和紧急刹车都是孕妇应该尽量避免的。驾驶座可以适当后调方便驾驶，一旦事故发生，也可以减少对腹部的冲击。腰部放一个靠垫，方便后靠

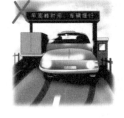

做好怀孕日记

很多孕妇从知道怀孕的那一刻起，就开始写怀孕日记，把在妊娠期间发生的重要事情记录下来。它可以为医生提供有价值的参考资料，帮助诊断，有助胎儿顺利分娩。此外，怀孕日记意义非凡，是一件值得永远珍藏的纪念品，而且，孩子长大了，看到这本怀孕日记时，更能了解母爱的伟大。

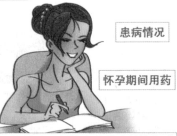

怀孕日记应记录以下重要事件

妊娠反应开始日期

末次月经日期

患病情况

首次胎动日期

每次产检情况

怀孕期间用药

末次月经日期

是否接触过X射线或其他放射性物质

当然，除了以上内容，孕妇也可以随性记录，或是自己的心情，或是释放压力，或是与准爸爸一起对胎儿的希望等。

预产期

预产期，即孕妇预计分娩的日期。对于孕妇和产科医生来说，推算出正确的预产期是非常重要的，这样不仅可以让准爸妈心中有数，制订孕期阶段性计划，还便于医生管理整个怀孕过程，根据推算出的预产期结合孕妇产检得到的胎儿成长情况，判断妊娠过程是否顺利，及时调整管理措施，或采取有效的应对手段。

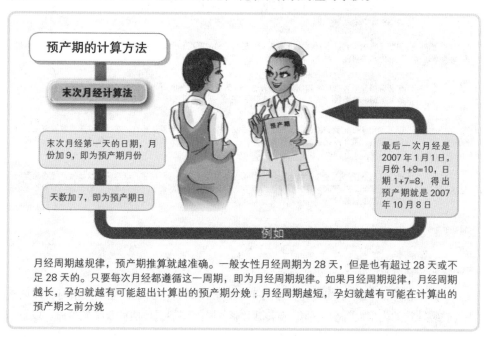

月经周期越规律，预产期推算就越准确。一般女性月经周期为28天，但是也有超过28天或不足28天的。只要每次月经都遵循这一周期，即为月经周期规律。如果月经周期规律，月经周期越长，孕妇就越有可能超出计算出的预产期分娩；月经周期越短，孕妇就越有可能在计算出的预产期之前分娩

宫外孕

宫外孕，简单地说就是受精卵在子宫外着床，医学上又称异位妊娠。正常情况下，受精卵在输卵管形成后，要移至子宫，在子宫内膜着床，慢慢发育成胎儿。一旦受精卵没有到达子宫，在子宫之外的其他地方着床发育，不但受精卵发育不成胎儿，孕妇也有可能面临极大危险。

90%以上的宫外孕发生在输卵管，所以宫外孕也叫输卵管怀孕，也有少数宫外孕发生在腹腔、卵巢或子宫颈。由于输卵管管壁薄，受

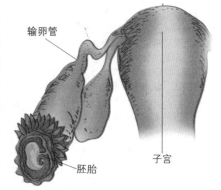

宫外孕是指受精卵未按正常情况移回子宫而在其他地方着床

精卵发育到一定阶段会导致输卵管妊娠流产或输卵管妊娠破裂，引发内出血。轻则引起孕妇呕吐、面色苍白、出冷汗、四肢发冷、不规则阴道出血，重则导致孕妇晕厥、休克，甚至威胁生育能力和生命安全。

宫外孕的原因

不论是输卵管还是子宫，任何一方出现问题，都有可能导致受精卵无法正常着床，产生宫外孕。以下就是造成宫外孕的常见危险因素。

盆腔炎	慢性盆腔炎，是导致宫外孕的一个重要因素。盆腔感染使输卵管管腔变得狭窄，阻碍了受精卵进入子宫，受精卵就只好在输卵管或卵巢停留下来。因此，任何育龄妇女都应注意经期、孕期生殖器官卫生，避免不洁性交，积极治疗阴道炎、子宫颈炎等生殖系统疾病，减小盆腔炎发病概率，从而减小宫外孕发生率
宫内节育器引发的感染	安装了宫内节育器的女性，仍然有 3% 左右怀孕的概率，但是节育器阻碍了受精卵进入子宫，有导致宫外孕的可能。因此，育龄女性严重腹泻和腹痛时要考虑宫外孕的可能
输卵管感染、发育异常和输卵管手术	输卵管感染或发育异常，比如输卵管过长、管腔狭窄、黏膜纤毛受损等，以及输卵管手术留下的瘢痕都会影响输卵管的畅通，妨碍受精卵进入子宫，引发宫外孕
受精卵游走	精子和卵子在一侧卵巢相遇受精，受精后没有直接经输卵管到达子宫，却经过宫腔或腹腔游走到对侧输卵管，称作受精卵的游走。受精卵在游走过程中逐渐分裂变大，大到不能通过输卵管继续前行时，就停下来在输卵管壁着床，造成宫外孕
频繁人流	避孕失败后采取人工流产终止妊娠，对女性身体是一个极大的伤害，而且，经常人流，会增加宫外孕发生概率。频繁人流会导致子宫内膜受创，使受精卵难以在子宫内膜着床，因而转移到别的地方发育，引发宫外孕
宫外孕史	有过宫外孕史的女性，有 10% ~ 15% 在怀下一胎时会再次发生宫外孕

宫外孕的症状

一般情况下，宫外孕症状在怀孕后第 6 ~ 8 周时就会出现，症状发生时，体内输卵管破裂导致的内出血等会给孕妇带来很大痛苦，处理不当可能危及孕妇生命。以下是宫外孕的主要症状，当孕妇出现其中几种或全部时，可以确定是宫外孕，要及时就医。

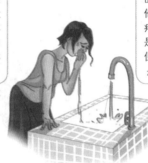

1. 疼痛

做盆腔检查时，子宫颈移动时如果有疼痛，表现为输卵管附近不同程度的疼痛，不必担心，这是宫外孕输卵管尚未破裂时的一般表现。疼痛如果无缘无故来得非常厉害，就很有可能是宫外孕的症状。因为，几乎 95% 的宫外孕输卵管破裂的征兆都是无端剧痛

2. 出血

出血并不是宫外孕的特征，对于很多自然分娩的孕妇来说，出血也是必然的。但是，因宫外孕发生的出血与其他出血状况不同，它常在闭经后伴随疼痛发生。输卵管破裂之前，通常只是少量地出血，血色呈暗红或咖啡色，但是淋漓不断，粗心的孕妇还会以为是月经，其实是宫外孕造成的出血

3. 恶心、呕吐

下腹持续疼痛，并伴有恶心、呕吐、肛门下坠等不适，有可能是宫外孕在作怪

4. 晕厥与休克

输卵管破裂会导致腹腔内出血及剧烈腹痛，导致孕妇晕厥，甚至休克

很多孕妇感觉流产和宫外孕有很多相似之处，分辨起来相当困难。其实，流产时疼痛部位在腹部中央子宫所在的位置，产生的疼痛也并不是很严重，但是出血较为严重，血中还会有大量血块；而宫外孕疼痛部位一般偏向下腹部一侧卵巢所在的位置，而且疼得无法忍受，出血也较少，血色暗沉。如果孕妇有经常性腹痛，要及早到医院检查，及早发现或排除宫外孕。

准爸妈应当了解的数字

为了生育一个健康的宝宝，每一对计划受孕的夫妇都应当了解一定的孕前期、妊娠期和哺乳期知识，为此应当了解以下数字：

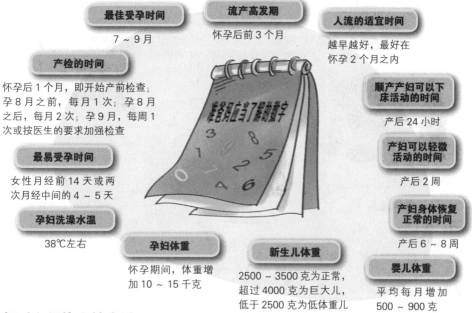

最佳受孕时间
7～9月

流产高发期
怀孕后前3个月

人流的适宜时间
越早越好，最好在怀孕2个月之内

产检的时间
怀孕后1个月，即开始产前检查；孕8月之前，每月1次；孕8月之后，每月2次；孕9月，每周1次或按医生的要求加强检查

顺产产妇可以下床活动的时间
产后24小时

产妇可以轻微活动的时间
产后2周

最易受孕时间
女性月经前14天或两次月经中间的4～5天

孕妇洗澡水温
38℃左右

产妇身体恢复正常的时间
产后6～8周

孕妇体重
怀孕期间，体重增加10～15千克

新生儿体重
2500～3500克为正常，超过4000克为巨大儿，低于2500克为低体重儿

婴儿体重
平均每月增加500～900克

何时必须停止性生活

一般而言，妊娠前3个月和最后3个月应尽量避免性生活。因为妊娠前3个月，是胚胎的初始发育阶段，胎盘的绒毛与子宫内膜的结合并不十分牢固，此时过性生活，容易使子宫受到震动，导致胎盘脱落，引发流产。妊娠期最后3个月的性生活，易导致孕妇羊水感染，还容易引发早产，尤其是当右边的情况发生时，必须停止性生活：

1 已经被医生定位为高危孕妇的准妈妈，最好避免性生活

2 有过流产经历的孕妇，为了避免再次引发流产，应避免性生活

3 孕妇性交时或性交过后阴道出血有流产的可能，应该暂停性生活，并去医院检查

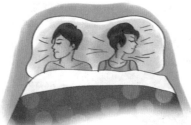

4 丈夫有性病或者羊膜有破裂现象时，为了避免细菌通过性交进入子宫，引起胎儿感染，也应立即停止性生活

5 孕期女性乳房过于敏感、性高潮时子宫收缩严重的孕妇，为了避免流产，建议最好停止性生活

孕 1 月美食推荐

凉拌茄泥

原料：茄子 250 克，大蒜、盐、醋、香油、味精、芝麻酱适量。

做法：将茄子洗净去蒂，切成厚片，上锅蒸熟，取出待凉透后，用筷子搅烂。大蒜去皮，加盐捣成蒜泥，加入芝麻酱、醋、味精、香油等调成糊状。将调成的酱料倒入茄子中，搅拌均匀，即可食用。

特点：清香可口，松软酥烂。茄子含有丰富的蛋白质、碳水化合物、脂肪等多种营养物质，适合孕妇食用。

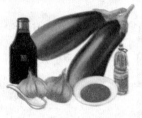

肉丝面条

原料：面条 250 克，猪腿肉 100 克，菠菜、酱油、料酒、味精、花生油适量，精盐、香油、葱姜末少许。

做法：将猪腿肉洗净切丝，菠菜择去黄叶洗净，香菜洗净切末。将炒锅烧热，倒入花生油，放入葱姜末，煸出香味，放入肉丝炒散，然后用酱油、料酒、盐、味精调味。添水烧开。烧开后，下入面条煮熟，放入菠菜，淋入香油，撒上香菜末，即可出锅食用。

特点：汤汁浓郁，味道鲜美。面条含有大量蛋白质、脂肪和碳水化合物，容易消化吸收。

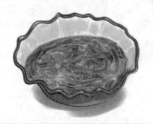

猪肝凉拌瓜片

原料：黄瓜 250 克，熟猪肝 150 克，香菜 50 克，海米 25 克，盐、味精、酱油、醋、花椒油适量。

做法：黄瓜洗净切片，熟猪肝去筋切片，香菜洗净去根切段，海米洗净用开水发好。将准备好的材料放入盆内，浇上盐、味精、酱油、醋、花椒油调成的汁，拌匀，即可食用。

特点：清香味美，营养丰富。猪肝含有大量的铁，与鲜嫩黄瓜搭配，色彩诱人，可增进食欲。

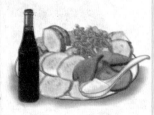

粟米丸子

原料：粟米粉适量，盐少许。

做法：将粟米粉加水，揉成软硬适度的面团。再用手搓成长条，捏成拇指肚大小的丸子备用。锅中添水烧开，下入丸子，煮至丸子浮起，3 ~ 4 分钟后，加盐调味，即可食用。

特点：丸子软糯，营养清淡。粟米益气养胃，止呕安眠，孕妇食用有助于改善反胃、呕吐、脾胃虚弱、食欲不振等害喜症状。

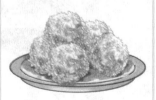

清蒸鲤鱼

原料：新鲜鲤鱼 1 条。

做法：将鱼宰杀后，去鳞、内脏，洗净，不放任何调料，上锅蒸 15 ~ 20 分钟，取出趁热食用。

特点：肉嫩味鲜。对胃酸逆流的害喜症状有奇效，而且鲤鱼性平和，有安胎作用。

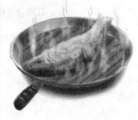

肉丝酸菜汤

原料：猪瘦肉 100 克，酸白菜 150 克，粉丝、虾米、韭菜、香菜适量，盐、味精、料酒、香油少许。

做法：将猪肉洗净切丝，酸菜洗净沥干水分，切丝，香菜洗净切段，韭菜切末，粉丝发好备用。锅中添入适量水烧开，放入肉丝、酸菜丝、料酒、海米。再次烧开后，放入发好的粉丝，加入盐、味精、香油调味，出锅。出锅后，撒入香菜段和韭菜末，即可食用。

特点：清淡酸爽，营养开胃。猪肉含有丰富的优质蛋白质和矿物质，健脾开胃，略带酸味，可调理消化不良，改善害喜症状。

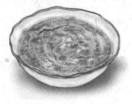

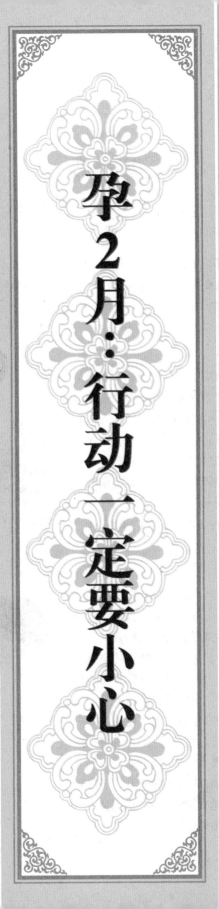

第三章

孕2月：行动一定要小心

第 1 节

身心上的可能转变

很多孕妇都是在怀孕第 2 个月才有怀孕的感觉，伴随着心中常常升起的一股莫名其妙的骄傲，身体也会变得不方便起来。这时，准妈妈的身体和心情都会产生一些微妙的变化。

害喜更厉害

一般来说，怀孕后第 2 个月是孕妇害喜最厉害的阶段，也许有生产经历的人会这样安慰你："害喜越厉害，就表明小宝宝越健康活泼。"确实是这样的。准妈妈可以通过合理安排饮食，保证良好的睡眠，保持轻松愉快的心情，减轻害喜症状。因为，虽然准妈妈和宝宝的神经系统没有直接联系，但宝宝的血液及内分泌与准妈妈有着密切联系。准妈妈的情绪可以给胎儿留下记忆。

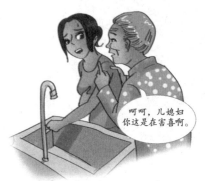

呵呵，儿媳妇你这是在害喜啊。

虽然这个月害喜得更厉害了，但准妈妈要保持平和、宁静、愉快的心情

胃灼热

很多孕妇在用餐后不久腹部或胸口会有灼烧感，有时还伴有胃酸、呕吐、打嗝等现象。与便秘一样，胃灼热也是孕期激素分泌惹的祸。女性孕期黄体酮分泌增多，黄体酮会减弱消化道肌肉张力，减轻消化道蠕动力度，导致食物和胃酸在胃里长时间滞留。同时，孕激素也会影响胃入口的保护性肌肉，使它变得松弛，当胃收缩时，胃很像一个没有扎牢的口袋，很容易将食物和胃酸挤出，让其反流至食道，使人产生胃灼热、打嗝等不适感。随着妊娠月份的增加，子宫底上移，子宫变大，对胃部的压迫也会越来越大，这种情况会更明显。下面几种方法可以帮助孕妇缓解胃灼热症状。

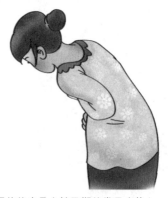

胃灼热也是女性孕期的常见症状之一，胃里像装了个热烙铁，常常感到灼热胃灼热，甚至影响准妈妈的进食和休息

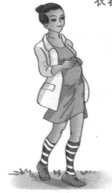

衣着宽松，饮食合理

孕妇衣着宽松可以减轻腹部压力，少食多餐有利于减轻胃部负担。要避免食用辛辣、油腻的不易消化的食物，还要注意进食不宜过饱，特别是晚餐，饭后就睡会造成消化不良

身体保持正确舒服的姿势

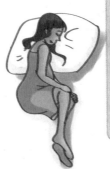

饭后不宜马上平躺，应站立或走动至少半个小时，帮助肠胃消化；采用右侧睡姿，双手抱膝，可以将子宫暂时拉离胃部，减轻子宫对胃部的压迫，让食物顺利通过胃部；休息的时候可让床头略高于床脚，即垫高床头，使整个床铺呈缓斜坡状，避免胃酸倒流，但是孕妇睡觉不宜垫高枕头，因为枕头只能抬高头部，反而会使食管和胃之间曲折加剧，影响食物顺利进入胃部，加重胃灼热

如果采取图解中所讲述的方法仍未能缓解胃灼热症状，孕妇可以在医生的指导下，服用一些药物。

饭前饭后应注意

很多孕妇都是在起床时和饭前胃灼热最严重，这是胃部没有食物，积累胃酸过多造成的。饭前喝乳制品或吃低脂冰激凌可以在胃壁上形成一层保护膜，减轻胃酸造成的烧灼感。饭后服用含有钙的低盐制酸剂，可以中和胃酸，有效预防胃灼热

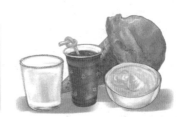

经常口渴

孕妇口渴是由多种因素造成的。孕妇的代谢速度和体温均高于普通人，体内水分很容易消耗和蒸发；尿频和唾液增多也排出了体内大量的水分，怀孕后血容量增加，孕育胎儿需要的羊水也不断增加：这都需要母体摄取足够的水分。因此，孕妇在怀孕后口渴现象较普通人严重。

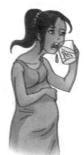

为了保证体内新陈代谢正常进行，孕妇每天至少要摄入2000毫升水。除了白开水外，还应多摄入果汁和蔬菜汁

消化不良

随着胎儿的不断生长，子宫逐渐增大，并挤压、占据腹盆腔，胃肠等消化器官的空间缩小。体内大量分泌的孕激素在稳定子宫，避免强烈收缩造成流产的同时，使胃肠道平滑肌张力降低，蠕动减少，妨碍了正常的消化活动。

因怀孕而产生的消化不良，一般不需要药物治疗，随孕期发展可以得到缓解。另外，通过合理的饮食调配，也可使其得到不同程度的改善。

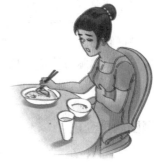

食欲不振、恶心、呕吐等是孕早期最常见的消化系统问题

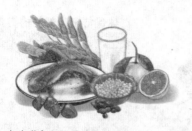

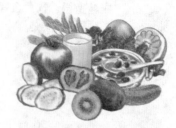

食欲不振时的饮食

少吃甜食和不易消化的油腻食物。等待食欲好转后，可再增加蛋白质丰富的食物如豆类、鱼、肉、虾等的摄入

要少食多餐，多吃一些清淡、易消化的食物，如牛奶、粥、水果、蔬菜等

此外，孕妇要保持良好的心情，因为任何精神方面的不良刺激，都会影响消化。为增强食欲，适当的活动也是必不可少的。每天散散步，做一些力所能及的工作和家务，不仅能促进消化，也有利于宝宝的生长发育。

如果消化不良的症状很严重，除了要做饮食调整外，还可在医生指导下服用开胃健脾的理气中药。

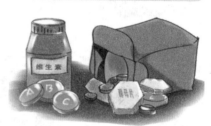

此外，医生可能还会建议你适量服用一些维生素片、酵母片和胃蛋白酶，减缓消化不良症状

乳头胀痛，乳房增大

孕2月乳房的主要变化有乳头胀痛、乳房增大等。怀孕早期乳房的变化，通常比腹部的变化更早，也更明显。一开始，乳房会产生稍强于月经到来时的胀痛感。这是因为，怀孕之后刺激乳腺生长的激素分泌增加，有更多的血液流入乳房滋养乳房腺体，致使乳房增大、胀痛。

此外，乳房增大也是母体雌激素分泌增多的结果，这一时期，较多血液流入乳房，有的孕妇甚至能感受到乳房上血管的搏动，胀大的乳房上的静脉血管也更加清晰可见。同时，乳晕变大，颜色变深。

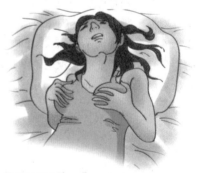

随着孕期变化，激素分泌不断增加，因此孕2月，乳房胀痛比孕1月更明显。而等到孕妇体内乳腺刺激激素分泌平稳之后，乳房胀痛的感觉也会减轻

腰围明显变粗

很多孕妇在怀孕的第2个月发现，自己的腰围明显变粗了。腰围变粗同乳房胀大一样，是孕期生理变化引起的正常身体变化。分娩之后，通过饮食调整和运动，女性身材还可以恢复到孕前的苗条状态。

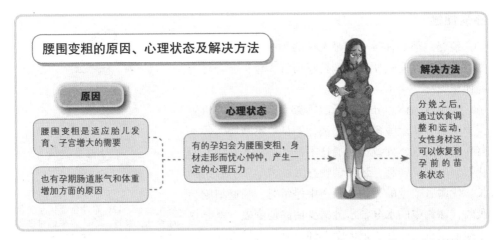

所以，准妈妈不要为腰围变粗而担心，还要适应自己的这种变化，因为在接下来9个月的妊娠期里，你的腰围还会不断增加。这时，你就要准备合适的宽松的衣物来适应这一身体变化。

皮肤干痒

孕2月时，很多孕妇会出现皮肤干痒的现象。皮肤干痒主要出现在腹部和乳房周围，这是因为腹部为适应子宫变大而隆起，而乳房则为了将来哺乳而在雌激素的刺激下胀大，因而这两处的皮肤被拉撑了。有的孕妇则是手掌和脚底干痒，还有的会出现全身干痒，这都是由于雌激素分泌过多，在怀孕早期出现的正常生理现象。那些被干痒严重困扰的准妈妈，可以尝试右边的方法缓解干痒：

洗澡时用泡澡来代替淋浴，减少热水冲刷皮肤产生的刺激，减轻干痒状况

洗完澡后，用橄榄油或柔肤露涂抹皮肤，顺便按摩还可以预防妊娠纹

多饮用白开水，多食用新鲜蔬菜和水果也可以预防皮肤干燥，还可减轻便秘症状

做一些简单的运动，可促进血液循环，增快皮肤代谢

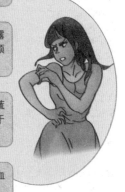

排尿频繁

孕2月时，准妈妈的腹部会因子宫变大而隆起，这是与孕1月准妈妈外表上还看不出怀孕的最大区别。子宫不断生长扩张，压迫膀胱，使得孕妇排尿频繁。因此，女性怀孕后不但经常口渴，如厕频繁，有时排尿的时间也比怀孕前长了许多。

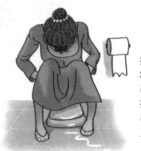

排尿频繁的状况会从怀孕早期一直持续到怀孕第3个月左右

容易便秘

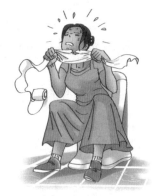

便秘是孕妇怀孕早期最常见的烦恼之一，很多女性在怀孕时都有过便秘的痛苦经历。为什么孕妇更容易便秘呢？

怀孕后，体内分泌大量的孕激素，引起胃肠道肌张力减弱、蠕动减慢，食物消化不良。不断增大的子宫压迫胃肠道，导致排便通道不畅，减缓了食物在消化器官之间的转移，致使食物在肠胃道停留的时间延长。代谢后产生的废物在肠道中停留时，肠壁细胞会吸收代谢物中的水分，水分减少使粪便变硬，就导致了排便困难。此外，很多女性怀孕后，大量摄食高蛋白、高脂肪的食物，或者饮食过于精细，肠胃道内缺少利于大便下滑的纤维。这些因素都可导致便秘。

对于孕妇来说，孕期便秘比平时便秘更让人痛苦，便秘带来的排便困难不但破坏心情，还可导致孕妇腹痛、腹胀。严重者可导致肠梗阻，并发早产，危及母婴安全

要避免或减轻便秘带来的痛苦，孕妇在孕期要注意以下几个方面：

注意合理饮食

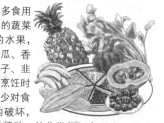

日常生活中，多食用膳食纤维丰富的蔬菜和富含水分的水果，例如芹菜、苦瓜、香蕉、菠萝、桃子、韭菜、南瓜等。烹饪时要注意尽量减少对食物本身营养的破坏，以促进胃肠道蠕动，软化粪便；多喝水，果汁、蔬菜汁更好，每天至少补充2000毫升水；少吃精粮和不易消化的食物，多食用粗粮；饭后吃一些有利于消化的梅子等酸性食品；吃饭时先喝汤再吃主食，有利于肠胃畅通

合适的运动

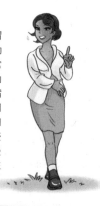

全身动一动，让你的肠胃也跟着加快蠕动。饭后动一动，是中医养生中经常强调的内容。适量的运动可以增大孕妇的腹肌收缩力，预防或减轻便秘。因此，即使身体笨重，孕妇也应在体力范围内做一些简单的运动，如散步、慢舞等，以增强消化系统的动力

养成定时排便的习惯

起床后先空腹饮一杯温开水或蜂蜜水，可疏通肠道，再加上起床后的直立反射和胃结肠反射，可以促进排便；想上厕所的时候要马上去，控制便意有害身体健康；排便的时候，最好使用坐式马桶，可以缓解下腹部血液瘀滞和痔疮的形成

按摩和运动

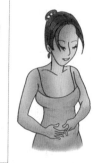

只要是身体健康的孕妇，饭后进行适当运动，比如散步，可以增强肠胃蠕动的动力，帮助消化，减少胀气，缓解便秘。另外，腹部按摩可以通过外部施力加强胃肠蠕动。例如以轻柔力道顺时针按摩下腹部，每次15～20圈，一天3～4次，有助于缓解腹胀感

便秘严重时及时就医

一般情况下，孕期便秘是暂时现象，通过饮食调理即可很快消除。但是，一旦便秘比较严重，孕妇应及时就医，轻者在医生指导下，适当服用温和通便的药物，如果导、麻仁磁脾丸等，重者可使用开塞露、甘油栓等药物。但是，孕妇不能自行用药，更要避免使用泻药，以免造成流产

异常敏感

怀孕期间，怀孕的喜悦和新鲜感很快就会消失，并被随之而来的让人苦恼的早孕反应和活动不便等问题代替，加上身心方面发生了一系列变化，她们会变得异常敏感，一点点风吹草动都有可能让她们浑身紧张，汗毛直立，显得异常焦躁、易怒。这时，准爸爸如果对妻子的感受不能感同身受，一碰到不遂心的琐事，准妈妈对准爸爸的不满就爆发了。医学专家认为，孕妇通过发怒可以缓解怀孕带来的压力，但是如果长时间使神经处于绷紧状态，没有片刻的放松，对身体也不好。因此，孕妇应该在家人帮助下，通过适当的调节和控制来缓解易怒情绪。这时候，准爸爸要做的，就是帮助妻子避免愤怒情绪的爆发。准爸爸可以在妻子身体因疲倦百无聊赖之时，和她一起出门呼吸新鲜空气，散散步，晒晒太阳，这不仅可以帮她转移注意力，还可以增进夫妻间感情，淡化一触即发的矛盾。准爸爸要时常承认妻子的辛苦，并对她奉献自己，孕育你们的宝宝心存感激。有了期待和支持，相信准妈妈会变得更好一点。

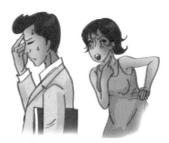

妻子被早孕反应折磨得一塌糊涂的时候，看到丈夫还精神抖擞，能吃能喝的，肯定会抱怨，把所有的火气都冲着丈夫发。准爸爸要避开锋芒

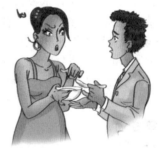

准爸爸更应该体谅妻子，当妻子发怒时，应宽宏大量，避免与其直接冲突，要让妻子尽量放松

倦怠感难以抗拒

怀孕第1个月时的偶尔的疲倦感，到了第2个月就变本加厉了。很多孕妇都感觉这种倦怠难以抗拒，除了休息没有更好的办法。有的孕妇，还以为自己生病了。其实，这种倦怠也是孕2月时很正常的生理反应。如果准妈妈感觉困了，就放下手头的工作去休息吧，一切都可以等自己休息好了有精神了再说。

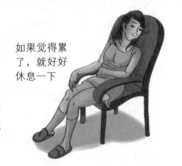

如果觉得累了，就好好休息一下

无法坦然接受别人的帮助

很多精明干练的女性在怀孕后，很长一段时间内，都无法坦然接受别人的帮助。这种态度是不对的，孕妇应该积极寻求别人的帮助，不用为自己对丈夫和亲人的过分依赖而感到不安。要迅速完成角色转变，现在你不再是那个精明能干的女人了，你只是个怀了宝宝的孕妇。只有当你全身心地扮演准妈妈这个角色时，别人才能感觉到妊娠对你来说多么重要。

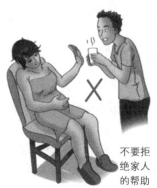

不要拒绝家人的帮助

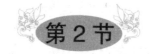

第2节
孕2月的胎儿什么样

第5周

到第5周末，宝宝会长到1厘米左右，像一颗黄豆粒那么大。这时，宝宝的尾巴已经基本消失，看起来已经有点像人形了。手和脚已经从躯干上伸出来，像小芽儿一样。尽管这时还听不到胎心音，但左右心房、支气管的雏形已经出现了。胎儿"背部"已经长出脊状的突起，为宝宝脊柱的形成提供基础。（见右图①）

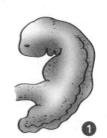

第6周

第6周，胎儿的身长约为1.5厘米，看上去像颗蚕豆。手臂明显比上周长了许多，脚的雏形也开始显现。胎儿隆起的头部也比上周大了一些，眼睛部分的分化也更加细致，眼睑、角膜、视网膜等都已经形成，还可以看到鼻子、耳朵生长的位置。（见右图②）

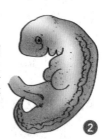

第7周

第7周，胎儿长到2厘米左右，形状仍然像一颗蚕豆。头部发育得更大，脑部神经细胞已经向外延伸，形成基本的神经通路。眼睑发育完成，覆盖在眼睛上，鼻子已经成形。胎儿的四肢进一步发育。脚趾已经长出来，手指也长得更长了。胎儿的外形变得更圆了，尾巴也开始退化。（见右图③）

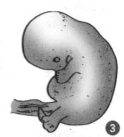

第8周

第8周，胎儿身长约为3.6厘米，内脏器官逐渐成形。肺、胃和肠道正在腹部发育，肾脏已经迁移至上腹部，心脏也已发育完全。四肢完全成形，五官也更加清晰，眼睛的所有结构也已形成。胎儿带蹼的手指和脚趾已经清晰可辨，外生殖器雏形初现，但还无法分辨胎儿性别。（见右图④）

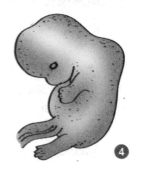

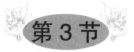

第3节

一人进食，两人营养

怀孕后，准妈妈一定要形成这样一个认识：自己不是一个人了，而且胎儿所需要的营养是通过你的嘴巴摄入的。因此，准妈妈在饮食时考虑自己的同时，还要为宝宝多加考虑。要想做到营养全面其实并不复杂，一日三餐只要稍加注意，准妈妈就可以轻轻松松地为宝宝成长提供足够的能量。

应具备的营养常识

准妈妈千万不要被以上各种各样的营养要求给吓住，更不要因怀孕后害喜严重，无法正常进食而手足无措。其实只要养成合理的饮食习惯，另外再注意碳水化合物、蛋白质、脂肪、维生素、微量元素（钙、铁、锌、碘）这五大类营养元素的均衡摄取，再补充一下营养素，就可以放心地度过孕期营养难关了。

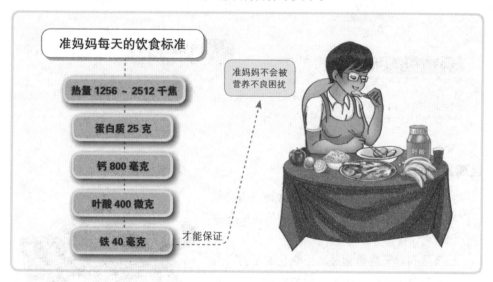

准妈妈每天的饮食标准

热量 1256 ~ 2512 千焦

蛋白质 25 克

钙 800 毫克

叶酸 400 微克

铁 40 毫克

准妈妈不会被营养不良困扰

才能保证

合理膳食不是一个不容更改的铁框，某种营养物质通过什么食物摄取并不重要，只要营养物质的总量不缺乏，孕期营养有保证，我们的目的就达到了。

孕期准妈妈只要知道怎么吃才健康，怎么吃才算吃得对，日常饮食中再稍加注意，就可以收到事半功倍的效果。

谨慎选择食品

为了自己和宝宝的健康，准妈妈购买食品不但要选择具有经营资格、信誉良好的商场或超市，还要学会看食品标签。一般食品标签上包含产品名称、商标、生产厂家和厂址、联系电话、生产日期、保质期等信息，食物中的营养元素也会一一列出。准妈妈可以根据食品标签上的有用信息来选择食物。

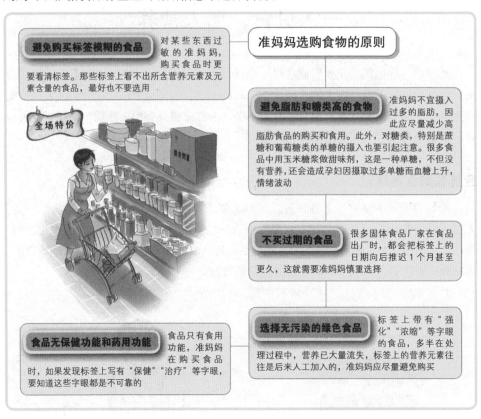

准妈妈选购食物的原则

避免购买标签模糊的食品 对某些东西过敏的准妈妈，购买食品时更要看清标签。那些标签上看不出所含营养元素及元素含量的食品，最好也不要选用

避免脂肪和糖类高的食物 准妈妈不宜摄入过多的脂肪，因此应尽量减少高脂肪食品的购买和食用。此外，对糖类，特别是蔗糖和葡萄糖类的单糖的摄入也要引起注意。很多食品中用玉米糖浆做甜味剂，这是一种单糖，不但没有营养，还会造成孕妇因摄取过多单糖而血糖上升，情绪波动

不买过期的食品 很多固体食品厂家在食品出厂时，都会把标签上的日期向后推迟1个月甚至更久，这就需要准妈妈慎重选择

食品无保健功能和药用功能 食品只有食用功能，准妈妈在购买食品时，如果发现标签上写有"保健""治疗"等字眼，要知道这些字眼都是不可靠的

选择无污染的绿色食品 标签上带有"强化""浓缩"等字眼的食品，多半在处理过程中，营养已大量流失，标签上的营养元素往往是后来人工加入的，准妈妈应尽量避免购买

远离危险食物

我们将不适合孕妇食用的危险食物分为高危险食物和不宜食用的食物。高危险食物主要有过敏食物和霉变食物等。

如果孕妇对某些食物过敏，吃它们不但会直接损害某些身体器官，还可能会导致流产、胎儿发育异常或畸形。如果孕妇在怀孕前对某些食物有过敏现象，在孕期应禁食这类食物。

霉变食物中的霉菌素对人体危害很大，不但能引起急性或慢性食物中毒，还可能导致胎儿畸

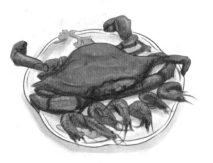

虾、蟹及辛辣刺激性食物也容易导致过敏，准妈妈应尽量避开这些食物

形，影响胎儿发育，严重的还可能导致母婴患癌症。所以，准妈妈应该讲究卫生，一定要避免吃腐烂霉变的食物。

孕妇不宜食用的食物有：油炸食品、未经高温消毒的高蛋白质食品、高糖食品、高热量食品和腌制食品。

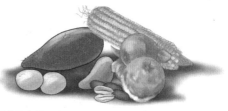

不吃霉变的玉米、花生、红薯、土豆及腐烂的水果等

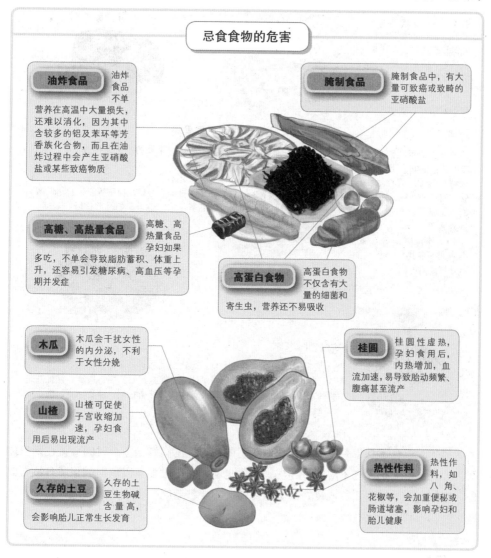

忌食食物的危害

油炸食品 油炸食品不单营养在高温中大量损失，还难以消化，因为其中含较多的铝及苯环等芳香族化合物，而且在油炸过程中会产生亚硝酸盐或某些致癌物质

腌制食品 腌制食品中，有大量可致癌或致畸的亚硝酸盐

高糖、高热量食品 高糖、高热量食品孕妇如果多吃，不单会导致脂肪蓄积、体重上升，还容易引发糖尿病、高血压等孕期并发症

高蛋白食物 高蛋白食物不仅含有大量的细菌和寄生虫，营养还不易吸收

木瓜 木瓜会干扰女性的内分泌，不利于女性分娩

桂圆 桂圆性虚热，孕妇食用后，内热增加，血流加速，易导致胎动频繁、腹痛甚至流产

山楂 山楂可促使子宫收缩加速，孕妇食用后易出现流产

久存的土豆 久存的土豆生物碱含量高，会影响胎儿正常生长发育

热性作料 热性作料，如八角、花椒等，会加重便秘或肠道堵塞，影响孕妇和胎儿健康

健康零食

很多准妈妈都有这样的感觉：吃饭时吃一点就饱，吃过一会儿就饿。没有到吃饭的时候就饿了怎么办呢？要知道，准妈妈是饿不得的，一旦营养不足，受连累的可是

两个人。这就需要准妈妈为自己准备一些营养丰富、低糖、低脂而又健康的小零食了。这样准妈妈既能填饱肚子，还可以获得均衡的营养。下面就是一些适合准妈妈的健康小零食。

燕麦片

燕麦片含有丰富的膳食纤维，还含有大量的B族维生素。它能减慢消化的速度，为人体持续地供应糖类，从而缓解饥饿感，防止头晕、记忆力减退等

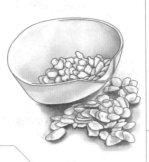

饼干类

苏打饼、全麦饼干、纤维粗饼等气味清香，营养丰富，既能缓解害喜带来的恶心呕吐，又可以补充能量

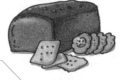

红枣

红枣富含的维生素P能延年益寿。另外，红枣还含有维生素C、蛋白质、脂肪、有机酸、钙、磷、铁、胡萝卜素及B族维生素等多种营养成分，具有补血安神、养胃健脾的功效。准妈妈多食用红枣还能防治妊娠期高血压

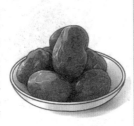

坚果类

坚果含有丰富的维生素和蛋白质。孕妇多吃坚果，不但可以美肤、健脑、抗衰老，还有利于宝宝大脑发育。花生、瓜子、板栗、杏仁、榛子等坚果价格低廉、营养丰富，适合孕妇经常食用

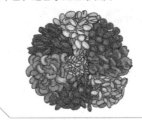

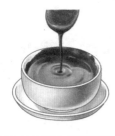

芝麻糊

芝麻有乌发、润发、养血之功，想让宝宝拥有一头乌黑漂亮的头发，准妈妈可以多吃点芝麻。芝麻种子小，直接食用时，到达胃部，还往往是完整的芝麻粒。芝麻糊将芝麻充分磨碎，味道香甜、营养丰富、便于吸收，经常食用芝麻糊是准妈妈不错的选择

当然，零食不是正餐，只能用作对正餐的补充。准妈妈的零食时间应该在两餐之间，而且，每天吃零食不应超过3次，每次也不能吃得太多，以免影响正餐食欲。此外，吃零食的时候还要养成良好的卫生习惯，不要躺着吃，也不要边看电视边吃，这些做法都不利于消化吸收。

孕妇奶粉

孕妇奶粉是根据孕妇需要研制出来的，富含孕期母婴所需营养的奶粉。但是，应该怎样挑选及怎样饮用孕妇奶粉呢？

挑选孕妇奶粉时，要注意下面几个事项：

孕妇奶粉并不适用于所有的准妈妈

体重超标、营养过剩或者患有糖尿病的准妈妈在选择孕妇奶粉前都要慎重

害喜严重导致营养缺乏的准妈妈不妨尝试一下孕妇奶粉

孕期害喜严重，经常恶心、呕吐，吃不下饭，容易造成孕妇营养不良，影响宝宝发育。这类孕妇应该尝试一下孕妇奶粉，这样不但可以获得维持身体功能和宝宝发育的营养，饮用起来也非常方便。但是，要注意选择适合自己口味的孕妇奶粉

多尝试，寻找自己最喜欢的口味

选择自己喜欢的口味对准妈妈来说很重要，特别是在害喜严重的孕早期。准妈妈千万不要心血来潮，盲目地选择一桶孕妇奶粉抱回家，尝了之后才发现根本不合口味，甚至有点难以下咽，这样既浪费，又起不到补充营养的效果。在选购孕妇奶粉时，准妈妈不妨先尝试一下商家的试用装，满意后再做出选择

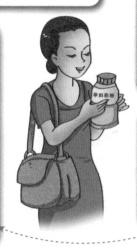

根据需要去选奶粉

虽然孕妇奶粉营养丰富，但是不同的孕妇奶粉添加的营养成分是不同的。准妈妈可以根据自己的需求选择孕妇奶粉。如果维生素摄入不足，可以选用配方里面维生素含量相对高一些的孕妇奶粉

饮用孕妇奶粉，要注意以下两点：

适量饮用

如果奶粉外包装上明确建议准妈妈最好每天冲饮1～2杯，那准妈妈只需照量饮用就行了。千万不要把孕妇奶粉当白开水喝，因为孕妇奶粉营养丰富，营养元素摄入超标，反而对健康不利。如果准妈妈想多喝几次，可以在保证总量的基础上，冲得淡一些

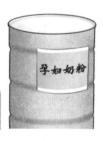

孕妇奶粉不是万能的

不要过分依赖孕妇奶粉。合理饮食才是获取充足营养的正确方法。孕妇奶粉对身体健康的准妈妈来说，可有可无；对营养严重缺乏的准妈妈来说，也只能在一定范围内起到作用。所以，如果你缺乏某种元素，应该在医生指导下，有针对性地加以补充，不能寄希望于孕妇奶粉

孕妇吃什么对胎儿皮肤好

俗话说"一白遮百丑"，每个孕妇都希望自己的宝宝皮肤白嫩光滑。一般来说，孩子的皮肤多半来自父母的遗传，但是孕妇的孕期饮食对胎儿的皮肤状况也有影响。怀孕期间究竟吃什么才能让宝宝的皮肤更好？越来越多的准妈妈开始关心这个问题。以下是有助美化宝宝肌肤的饮食建议。

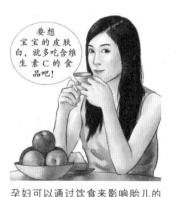

孕妇可以通过饮食来影响胎儿的皮肤状况

让宝宝皮肤更白些

多吃富含维生素C的新鲜水果和蔬菜。维生素C对皮肤黑色素的生成有干扰作用，因而可以减少黑色素沉积，孕妇经常食用维生素C丰富的食物，宝宝出生后皮肤也会白嫩细腻。新鲜水果和蔬菜就含有丰富的维生素，当

然也包括维生素 C，经常食用水果，就不需额外补充维生素了。因为细胞的生长和分裂需要维生素发挥促进作用，维生素虽然需要的数量不大，却是必不可少的。更重要的是，维生素对胎儿脑细胞的发育还具有重要作用。

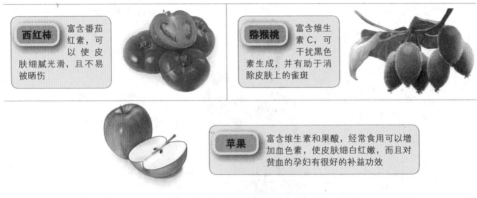

让宝宝皮肤更嫩些

如果准爸妈皮肤粗糙，孕妇应经常食用富含维生素 A 的食物，因为维生素 A 能保护皮肤表皮细胞，让宝宝出生后皮肤细腻有光泽。富含维生素 A 的食物有动物肝脏、蛋黄、牛奶、新鲜蔬菜和水果等。

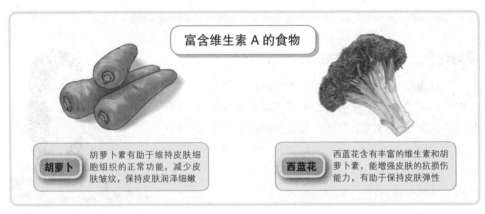

其实，宝宝刚生下来皮肤基本都很细腻，随着逐渐成长，皮肤才会出现一些问题。因此，宝宝皮肤好还要靠准妈妈后天呵护。孕妇不要为了让宝宝有个好皮肤就无节制地吃水果，水果食用过多对胎儿也会有害。此外，孕妇也不能过量食用很甜的水果，更不能把水果当作正餐，否则容易导致体内血糖升高，引发妊娠糖尿病。

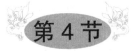

孕2月如何做胎教

孕2月胎教方案

孕2月反复无常的害喜，会给准妈妈带来很多不适。因此，准妈妈要多做自己喜欢的事情，分散对害喜的注意力。准妈妈可以通过散步、听音乐、合理饮食等调节情绪，缓解疲劳。怡情胎教和营养胎教是孕2月胎教的重点。

孕早期是宝宝神经和大脑发育的关键时期，一个安静、平和的母体环境是宝宝最需要的。这就要求准妈妈既避免情绪有太大波动，又保持心情平和愉悦

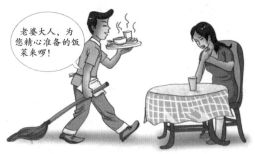

准爸爸不但要学会准备可口的饭菜，在饮食上帮妻子缓解早孕反应，为其尽可能多地补充营养物质，还要勇于承担为妻子打扫呕吐物的重任

了。但是，害喜带来的恶心、呕吐使准妈妈很难保持愉快的心情。这就需要亲人，尤其是准爸爸的理解和支持，帮准妈妈渡过难关了。

不管是妊娠早期还是妊娠晚期，营养胎教都是必定伴随始终的。孕2月，严重的害喜反应让你吃不下东西时，准妈妈不要忧心忡忡。呕吐过后，只要想吃东西，随时可以吃，面包、水果、零食等，只要觉得舒服，准妈妈都可以随时食用。这样照样可以保证宝宝能够摄取到充足的营养物质。

这一时期，准妈妈可以尝试一种胎教体操，加强与腹中宝宝的互动。

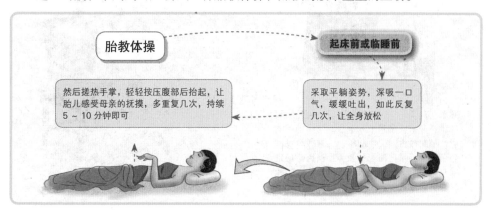

胎教体操 ⟶ **起床前或临睡前**

然后搓热手掌，轻轻按压腹部后抬起，让胎儿感受母亲的抚摸，多重复几次，持续5~10分钟即可

采取平躺姿势，深吸一口气，缓缓吐出，如此反复几次，让全身放松

这时的胎儿虽然只有蚕豆那么大，各种感觉器官也尚未发育完全，但是已经能够感受到外界刺激了。从另一方面说，就算胎儿尚不能感知，这种亲子互动的尝试，也会加深母婴之间的感情，增加准妈妈的幸福感。

此胎教体操中，需要准妈妈们注意的是，用手按压腹部的力道一定要尽量保持轻柔，并且做此胎教体操时，持续的时间总共不要超过10分钟，更不可以急于求成，要循序渐进。另外，早期宫缩患者不适宜进行触摸运动。

积极的意念可以通过准妈妈的想象传达给宝宝，准妈妈在备受早孕反应折磨的时候，尝试一下意念胎教也是很不错的。

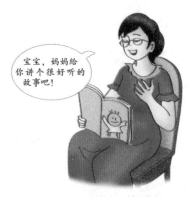

宝宝，妈妈给你讲个很好听的故事吧！

不论进行何种形式的胎教，态度积极、情绪稳定的状态，才是胎教的最佳状态，这样不但能促进准妈妈体内的良性激素分泌，也可促进宝宝健康发育

和谐的夫妻关系有助于胎教

夫妻恩爱，温馨和睦的家庭生活，可使准妈妈情绪稳定，精神放松，也可增强准妈妈胎教的信心，激起对未来美好生活的向往。

准妈妈要保持心情愉快，少不了准爸爸的关心和支持。一个充满爱意的眼神，一杯热气腾腾的牛奶，一个轻轻地盖被子的动作，都会让准妈妈感到幸福和满足，害喜在她们眼里也就变得相对无关紧要了。

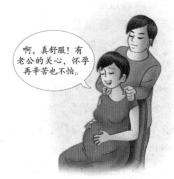

啊，真舒服！有老公的关心，怀孕再辛苦也不怕。

怀孕不是妻子一个人的事情，准爸爸也应该积极参与到宝宝的成长过程中来

怀孕期间准爸爸应该做的

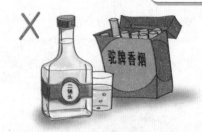

准爸爸对妻子一定要比平时更加关爱。要体谅怀孕给妻子带来的不便，不抽烟不喝酒，节制性生活。主动承担洗衣做饭等家务劳动，经常陪同妻子散步、逛街，都是准爸爸对妻子体谅的表现。准妈妈心情愉快，对宝宝只有好处，没有害处

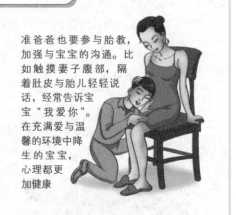

准爸爸也要参与胎教，加强与宝宝的沟通。比如触摸妻子腹部，隔着肚皮与胎儿轻轻说话，经常告诉宝宝"我爱你"。在充满爱与温馨的环境中降生的宝宝，心理都更加健康

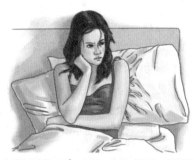

第5节
这阶段还须关注的事

睡眠问题

怀孕以来，虽然准妈妈饱受疲倦困扰，睡觉的时间也增加了，但是准妈妈的睡眠质量却没有因此而提高。很多准妈妈的睡眠都受到易醒、做梦、排尿频繁的干扰。

易醒，就是睡眠经常处于浅睡状态下，意识高度觉醒，一旦发生变化，很容易醒来。这很大一部分是由腹中的小宝宝造成的，成人夜间身体活动减弱，体能消耗小，新陈代谢也会相应变慢。但是宝宝的新陈代谢并不像成人那样，因为到了晚上就有所减缓，宝宝的新陈代谢还会影响母亲的新陈代谢，让准妈妈的新陈代谢也不能像怀孕前那样慢下来。这就造成了准妈妈睡觉浅的情况。有效改善睡眠质量：

频繁醒来打断了睡眠，会造成孕妇睡眠不足。做梦和排尿频繁都是由正常的生理变化带来的。尽管这些睡眠障碍给准妈妈带来很多不便，但是不能不说，这也是以后夜间照料婴儿的提前演练

虽然如此，也可以通过以下方法有

保持心情轻松愉快	白天良好的精神状况，会提高夜间睡眠质量。家是放松身体和心灵的地方，不要把工作带回家，否则睡眠质量也会受到影响。睡前读些轻松的散文，看一部轻喜剧，听一段轻音乐，或是和丈夫谈谈今天发生的趣事，都可以起到放松心情，促进睡眠的作用。恰当的运动可以使身体产生疲倦感，帮助睡眠。但是，临睡前过于激烈的运动，会使心跳加速，使神经过于兴奋，影响睡眠
睡前吃些合适的东西	睡前不宜吃得太饱，但是，睡前吃一些含天然氨基酸成分的食物，如全麦面包、牛奶等，可以诱导睡眠。这些食物消化分解慢，可以慢慢补充身体能量，将血糖浓度长时间维持在一定的水平上，不至于产生太大的情绪起伏；它们不仅可以减轻饥饿感，还可以防止清晨起床时，胃内蓄积胃酸过多，胃酸逆流引发害喜；这些食物所富含的钙质，还可以减轻孕妇钙质流失造成的肌肉抽筋。睡前饮些热牛奶和菊花茶可以起到镇静、安神的作用
避免摄入利尿的食物	准妈妈睡前应避免摄入含酒精和咖啡因的食物。酒精和咖啡因刺激神经，让大脑皮层保持兴奋，即使你疲惫得四肢乏力，清醒的大脑依然让你无法入睡。酒精和咖啡因还具有利尿作用，会增加你夜晚如厕的次数，时时打断睡眠。所以准妈妈要想睡得好，下午3点之后就要避免食用这些食物
打造良好的睡眠环境	选择一张舒服的床，一个松软的枕头，可以提高睡眠质量，有效缓解疲劳。卧室的温度、湿度适宜也有助于睡眠
保持良好的睡姿	孕妇应该比平常人更能明白良好睡姿对于睡眠的重要性。右侧卧可以尽快排空胃酸，避免胃酸逆流，减轻害喜症状。怀孕后期，左侧卧相对来说更加舒适，因为这样可以避免胀大的子宫压迫脊柱右侧下腔静脉。实际上，临睡前你尽可以选择一个感觉舒服的睡姿，不必考虑对腹中胎儿的影响，因为人在睡眠中是不停变换睡姿的，不可能一整晚保持一个睡姿

体重问题

对那些注重形象的女性来说，怀孕可能是一生中唯一一段不用为体重增加而忧心忡忡的时间。每个女人怀孕时体重都会增加，这样才能为胎儿提供良好的生活环境与充足的营养。

怀孕时常见的体重问题如下：

体重增加多少才算正常呢

怀孕期间，孕妇的体重增加量是因人而异的，并没有一个准确的数字，规定怀孕期间，女性体重应该增加多少。一般来说，食量小和身材瘦小的孕妇，体重增加的幅度较小；胃口好、身材丰满的孕妇，体重增加的幅度相对较大。但是，只要体重增加的幅度在 11 ~ 16 千克之间，都算是正常的。如果你刚刚怀孕，体重还没有增加到理想状态，只要保证健康的饮食和睡眠，随着孕期的推移，你的体重很快就能达到理想值。

孕妇每个月体重变化应该与胎儿体重增长趋势相同，短时间内体重快速增加或长时间内体重不变都是不正常的。

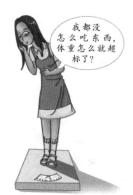

如果刚怀孕时体重就已远远超标，控制体重增加也很有必要

体重的增加速度与怀孕的阶段有关吗

一般情况下，身材中等、体重标准的准妈妈怀孕时体重变化的情况大致如下：

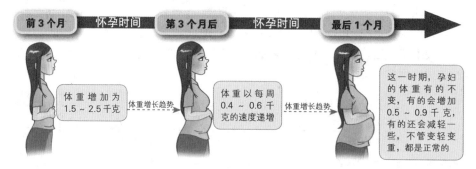

前3个月　怀孕时间　第3个月后　怀孕时间　最后1个月

体重增加为 1.5 ~ 2.5 千克 — 体重增长趋势 → 体重以每周 0.4 ~ 0.6 千克的速度递增 — 体重增长趋势 → 这一时期，孕妇的体重有的不变，有的会增加 0.5 ~ 0.9 千克，有的还会减轻一些，不管变轻变重，都是正常的

害喜严重，体重增加很少，会不会影响宝宝健康

严重的害喜多发生在怀孕前 3 个月，那时胎儿的重量还不到 30 克，所以，体重增加缓慢，增加量少也是正常现象。孕早期，胎儿营养重质不重量，准妈妈只要做到膳食合理，就能为胎儿发育提供充足的营养。准妈妈不用过于担心体重是否增加的问题。在怀孕的第 4 ~ 6 个月，才是体重突飞猛进的时候。

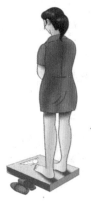

母体营养不良或过剩，都会影响胎儿正常发育。准妈妈应该在合理饮食的前提下，科学地设计减肥餐或增肥餐。计算每天对热量的基本需求及消耗量，了解食物的热量标准，制订行之有效的科学食谱

胎儿越小越好生吗

有的女性错误地认为，胎儿越小越好生，所以准妈妈应该减肥。需要提醒你注意的是，医学上并没有胎儿越小越好生的说法，能否顺利分娩与很多因素有关，并不是胎儿本身大小所能决定的。而且，减肥会导致母体营养不良，使胎儿不能吸收足够的营养，导致发育不良和病变。营养不良的孕妇，生出营养不良的婴儿的可能性也更高。所以，要想顺利分娩，准妈妈可以多做运动，而不是通过减肥达到目的。

怀有双胞胎的准妈妈体重是不是更重

通常情况下，怀有双胞胎和多胞胎的孕妇体重变化幅度比一般孕妇要大，如果与怀有一个宝宝的普通孕妇相比，体重重了 4 ～ 6 千克，那么胎儿是双胞胎和多胞胎的可能就很大了。

孕 2 月如何运动

孕 2 月是胎儿主要身体器官开始发育的关键时期，准妈妈如果身体健康，没有妊娠并发症，应当每天坚持运动半个小时甚至更长时间。适当运动，不但能增强准妈妈身体消化系统的功能，还可以刺激胎儿的身体发育，有助于胎教。

运动要缓慢

孕早期，胚胎处于发育的初级阶段，胎盘和子宫壁的连接还不是很牢固，一旦子宫受到剧烈震动，会出现胎盘脱落，导致流产。所以，准妈妈应尽量选择一些动作舒缓的运动，例如散步、孕妇体操等。

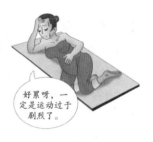

好累呀，一定是运动过于剧烈了。

孕 2 月，胎儿还很小，这就为准妈妈运动提供了很多方便。准妈妈运动，要选择合适的环境和天气，运动时应慢慢开始，动作缓慢，要适可而止。同时，还要注意多喝水。一旦身体疲劳或不适，要立即停下来休息。

孕 2 月，准妈妈要避免剧烈运动

适合孕 2 月的运动

孕妇瑜伽

孕妇瑜伽比普通瑜伽节奏和动作都更舒缓。孕妇练习瑜伽，可以增强体力和身体平衡感，增强肌肉的张力、柔韧性和灵活度，还可以刺激体内激素分泌，促进血液循环，并且有助于提高睡眠质量，缓解失眠和神经衰弱的症状。孕妇可以练习不同的瑜伽姿势，但必须以安全和舒适为上。需要指出的是，瑜伽并不是怀孕期间唯一的运动方式，它的效果也是因人而异的。练习时，如果有专业指导，效果会更好。一旦感觉不适，准妈妈随时可以改用适合自己的运动方式

脚部运动

随着胎儿的生长发育，准妈妈的体重也慢慢增加，脚部的负担也日益加重。因此，准妈妈最好每天活动活动踝关节和足关节，既可减轻怀孕带来的负重感，也可增强脚部的承载能力

散步

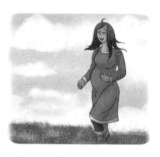

孕妇散步的地点最好选择在空气清新、绿树成荫的绿地或花草茂盛的公园。避开拥挤的人群，多呼吸新鲜空气，不但可以缓解孕妇紧张的神经系统，还可改善孕妇的心肺功能，促进新陈代谢，增强肌肉活动能力，促进全身血液循环

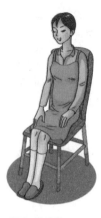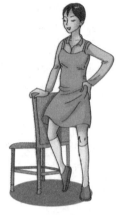

孕妇体操

孕妇体操不但可以增强母婴体质，还是一种胎教方法。适时开始练习孕妇体操是很有必要的。孕2月的孕妇体操包括简单的脚部运动和坐姿练习，适应后再慢慢增加体操种类和难度

坐姿练习

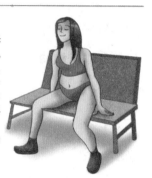

孕期准妈妈尽量选择有靠背的椅子就座。坐之前，双脚并拢，左脚后挪一点，使身体重心保持在椅垫中央，然后再慢慢后移臀部，将后背靠在椅背上，深呼吸，伸展、放松脊背

孕2月美食推荐

木耳肉丝蛋汤

原料：猪瘦肉50克，鸡蛋1枚，菠菜100克，干木耳、笋干、海米适量，酱油、盐、高汤、香油少许。

做法：将猪肉洗净切丝，鸡蛋打成蛋液，菠菜择洗干净切段，木耳、笋干水发后切丝，海米水发后备用。锅内加入高汤煮沸，放入肉丝、木耳丝、笋丝、海米、菠菜，煮沸后，均匀淋入蛋液，放入盐、酱油、香油调味。

特点：汤鲜色美，营养丰富，可以为孕妇补充营养。

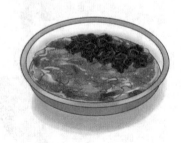

番茄土豆牛肉汤

原料：牛肉250克，番茄3个，土豆2个，煮牛肉原汤，花生油、姜末、盐、糖、香油少许。

做法：将牛肉洗净切片，加入适量酱油、姜末拌匀，腌制15分钟备用。番茄洗净切块，土豆去皮切块。炒菜锅烧热，加入少许花生油，倒入番茄块，炒至番茄出汁。番茄中加入牛肉原汤，放入土豆，大火煮沸，转小火炖至土豆变软。倒入腌好的牛肉，加入白糖、盐调味，煮至牛肉酥烂，淋上香油，即可出锅。

特点：肉烂汤鲜，生津开胃。孕妇食用可以补充维生素C、蛋白质和碳水化合物。

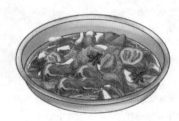

什锦甜粥

原料：小米 200 克，大米 100 克，绿豆、花生仁各 50 克，红枣、核桃仁、葡萄干、红糖适量。

做法：将小米、大米、绿豆、花生仁、核桃仁、红枣、葡萄干分别淘洗干净。锅内加入适量水（水要一次加够，烹制过程中，不要反复加水），将小米、大米、绿豆、花生仁、核桃仁、红枣、葡萄干放入锅内，大火煮开后，转小火煮至各样材料烂熟即可。食用前，加入适量红糖。

特点：香甜爽口，营养丰富。含有丰富的碳水化合物、蛋白质、维生素，经常服用，健脑补血，有助于胎儿器官发育，缓解孕妇消化系统压力，减轻便秘。

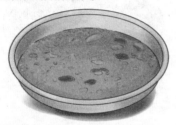

金钩嫩豇豆

原料：豇豆、海米、花生油、料酒、盐、葱、姜、香油适量。

做法：豇豆择好洗净，切成长段，沸水中焯一下，捞出，沥干水分备用。海米发好切碎，葱姜洗净切末。炒锅烧热，加入花生油，放入葱姜末、海米、料酒翻炒，接着放入豇豆，继续翻炒，至豇豆断生，加盐调味，出锅时淋入少许香油即可。

特点：色鲜味美，营养丰富。豇豆含有丰富的优质蛋白、碳水化合物和多种维生素、微量元素等，可帮助消化，增进食欲，缓解孕妇呕吐和尿频症状。虾米中丰富的钙质可预防妊娠期钙流失引发的骨质疏松症。

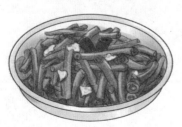

虾鳝面

原料：面条 250 克，虾仁 50 克，去骨鳝鱼片 50 克，盐、花生油、葱姜末、酱油、料酒、香油各适量。

做法：将虾仁、鳝鱼片洗净，分别加入盐、葱姜末、料酒腌制半小时。炒锅烧热，加入花生油，将腌制好的虾仁和鳝片分别倒入油锅炒熟。锅内加入适量清水，放入炒好的虾仁和鳝片，水开后下面煮熟，加盐、酱油调味。出锅时淋入少许香油。

特点：面条爽口，虾仁鳝鱼肉嫩，汤浓味鲜。虾和鳝鱼含有大量的优质蛋白和钙、铁、磷等营养素，鳝鱼还含有丰富的 DHA 和卵磷脂，可以促进胎儿脑细胞发育。另外，鱼虾类的"白肉"，营养价值高，又容易消化，既能补充孕妇营养，又不会造成消化负担。

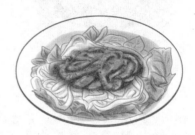

银耳拌豆芽

原料：绿豆芽 250 克，银耳 50 克，青椒 50 克，盐、香油少许。

做法：绿豆芽洗净去根。青椒去籽，洗净切丝。银耳水发洗净，撕成小朵。将绿豆芽、青椒丝、银耳在开水中焯熟，捞出，沥干水分。凉凉后，加盐、香油，拌匀装盘即成。

特点：色彩分明，清新爽口。含有丰富的维生素 C 和胡萝卜素，可减轻孕吐，帮助孕妇增强食欲。

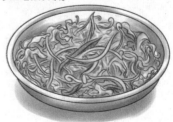

猪肝拌菠菜

原料：熟猪肝、菠菜、香菜、海米、酱油、醋、盐、大蒜、香油适量。

做法：将猪肝切片。菠菜择好洗净，切成长段，在开水中焯一下，捞出沥干水分，凉凉。海米用水发好，香菜洗净切段。蒜捣泥备用。将上面准备好的材料翻入碗内，加入盐、酱油、醋、蒜泥、香油，拌匀装盘即可食用。

特点：口味清淡，鲜嫩爽口。孕妇经常食用，可以补铁补血，预防孕期缺铁性贫血。

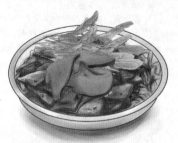

荽白炒鸡蛋

原料：鸡蛋2枚，荽白250克，花生油、盐、葱花适量。

做法：荽白去皮，洗净切丝。鸡蛋加盐，打成蛋液。炒锅烧热，加入少许花生油，倒入蛋液，待蛋液定形即可盛出，不可炒得太老。锅内再加少许油，放入葱花炒出香味，倒入荽白丝翻炒几下，加盐调味。炒熟后，倒入炒好的鸡蛋，翻炒均匀，出锅装盘即可。

特点：味道鲜美。富含维生素A和钙质，适于孕妇食用。

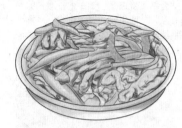

蚝油菜花

原料：菜花500克，彩椒、花生油、香油、蚝油、酱油、盐、白糖、料酒、葱花、干淀粉适量。

做法：菜花洗净，掰成小朵。彩椒洗净，切小块。锅内加适量清水，加入适量盐，倒入菜花煮熟后捞出，沥干水分，均匀地沾上一层干淀粉。炒锅放入花生油，烧热，倒入菜花炸至金黄色，捞出沥油。用适量的蚝油、酱油、盐、糖、料酒、干淀粉调成芡汁。炒锅放少许油，放入葱花炒香，倒入炸过的菜花，稍稍翻炒，倒入调好的芡汁，翻炒均匀。出锅前淋入香油，即可装盘。

特点：口感酥脆，香味浓郁。菜花含有丰富的维生素C、维生素B_2与胡萝卜素。孕妇经常食用可以缓解食欲不振、消化不良、胀气便秘等孕期症状。

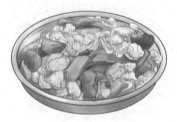

姜拌脆藕

原料：莲藕250克，胡萝卜、生姜、盐、糖、醋、香油、香菜适量。

做法：莲藕、胡萝卜分别洗净去皮，切成薄片。在开水中焯一下，迅速捞出，让藕片基本断生，但又不能丧失爽脆的口感。生姜洗净去皮，切成细末。香菜切末备用。烫过的藕片沥干水分，放入碗中，撒上姜末，加入盐、糖、醋、香油、香菜末，拌匀装盘，即可食用。

特点：味道清淡，脆嫩爽口。莲藕具有清热生津、补脾开胃的功效。莲藕还含有大量的铁，是孕妇缺铁性贫血的食疗佳品。另外，莲藕中丰富的膳食纤维可以促进胃肠蠕动，缓解便秘症状。

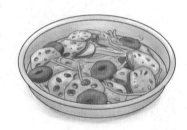

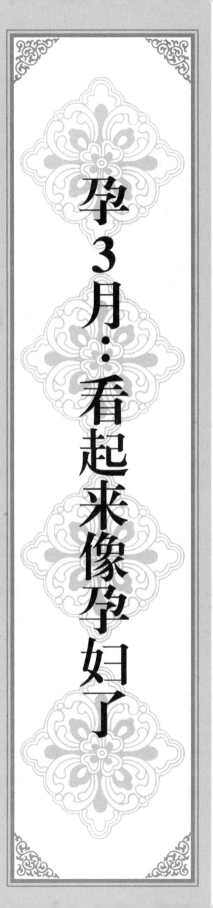

第四章

孕3月：看起来像孕妇了

第1节

身心上的可能转变

子宫和乳房变化更加明显

孕3月，生理上的变化还在继续，但是，已经与以前有了很大不同，生理变化带来的影响已经无处不在。

随着胎儿的发育，子宫开始慢慢扩张，子宫附近的支持韧带随着子宫的扩张而拉长。准妈妈睡觉或运动的时候变换姿势，有时就会带来腰际刺痛和腹部胀痛。这个时候，就需要准妈妈在变换姿势时放慢速度、减轻力量。有时候，准妈妈还可以通过简单的锻炼来舒缓疼痛。例如，站立的时候，为了保持身体平衡，腰部多向前挺起。

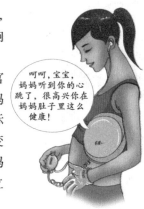

呵呵，宝宝，妈妈听到你的心跳了，很高兴你在妈妈肚子里这么健康！

一般来说，怀孕第3个月末，用多普勒胎心仪可以听到宝宝的心跳声。你还能感觉到，胎儿的心跳速度比你的快得多。相信初次听到宝宝心跳的准爸妈，内心都会产生难以抑制的喜悦

孕3月，子宫的变化

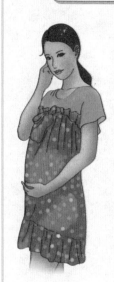

子宫在妊娠中有供受精卵着床、容纳发育中的胎儿以及妊娠期满娩出婴儿的功能。孕3月，准妈妈更能感受到子宫的变化，用手抚摸肚子，可以感觉到球状的子宫似乎已经上升到耻骨的上缘。平躺在床上，放松腹部肌肉，可以感受到子宫大约在盆腔中央的位置。这些感觉不同孕妇会有些微差别，但是大多数情况下都可以感受到。对子宫里的宝宝感受加深，使很多准妈妈不知不觉养成了抚摸肚子的习惯

孕3月，乳房的变化

一直对怀孕反应比较敏感的乳房在这段时间里变化更加明显。乳头隆起、变大、变色，乳晕范围扩大、颜色变深。有的准妈妈还能感觉到胀痛，偶尔还会摸到肿块，这是乳腺发达以及体内激素分泌增加的缘故，准妈妈不必太紧张。乳房的这些变化，为日后分泌乳汁、哺育宝宝做好了充分的准备。当然，准妈妈看起来也更有女人味，这个时候，准妈妈还要注意选用合适的胸罩

过去的衣服已经不能上身了

对于那些因为怀孕而放弃漂亮衣服的准妈妈来说，这时在衣服的挑选、搭配上困难更多。过去的衣服，现在已经穿不上了，或者就算穿上了，也束得肚子难受。但是腹部隆起还不明显，精心挑选的孕妇装，此时还撑不起来，显得松松垮垮的。这时，准妈妈要调整好心态，不要为无法穿着显示身材的服装而苦恼。挑选一些柔软舒适的休闲服饰，不但可以掩盖隆起的腹部和变粗的腰身，还可以使准妈妈看起来更有活力。

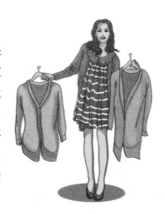

心态平和起来

孕3月对于准妈妈来说，最值得高兴的事就是孕妇体内激素的分泌会在这个月达到顶峰，怀孕引起的种种不适，在这个月或者这个月之后就会慢慢减轻。

怀孕的前2个月，是流产的高峰期。进入孕3月，准妈妈对流产的恐惧已经随着时间的推移逐渐减弱，对怀孕的自信也开始建立。

准妈妈在第3个月会有强烈的渴望独处的念头，独处可以让准妈妈对自己的力量和感受有一个正确的认识，帮助准妈妈忘掉烦恼和忧郁，真正享受怀孕带来的难忘时光。

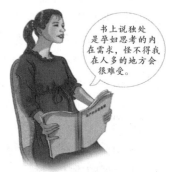

书上说独处是孕妇思考的内在需求，怪不得我在人多的地方会很难受。

独处可以让准妈妈放慢脚步，放松神经，重新思考怀孕带给自己的一切，也有利于准妈妈正视和适应怀孕带来的改变

有了更多的担忧

虽然说体重增加对准妈妈来说是很正常的，但是，与前2个月相比，这个月体重增加会特别明显。特别是在前2个月由于害喜严重，体重增长缓慢甚至有所下降的准妈妈，这个月害喜症状会有所减轻，体重可能还会增长得更快一点。如果你真的觉得自己的体重增长异常，可以通过饮食和运动进行调控。

准妈妈身上由害喜带来的痛苦，到第3个月可能会有所减轻，但如果没有减轻，也不要过于心急。不管是多严重的害喜，都只能持续4个月左右，你已经顺利度过了2个月，再忍一忍，就可以痛快地摆脱害喜状况了。很多准妈妈也正是通过害喜，才真正认识到一个小生命在自己体内的存在，对怀孕也有了更深刻的认识。

有人对你隆起的肚子和蹒跚的步伐投以好奇的目光，你要勇敢地用目光告诉他："我是一个孕妇，这些对我来说都很正常。"

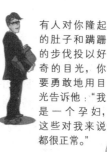

体重增加，腰身变粗的同时，很多准妈妈开始为自己没有明显隆起的腹部而担忧。体重增加了，为什么腹部隆起不明显？是宝宝发育太慢了吗

第 2 节
孕 3 月的胎儿什么样

第 9 周

第 9 周，胎儿手指和脚趾的蹼开始退化，胳膊和腿开始变长。胎儿的主要身体器官肝、肾、肠胃等已经完全成形并开始工作，心脏已经开始为内部器官供血。胎儿的脑已经形成，但是耳朵还没有完全发育，覆盖着的眼皮可以为正在发育的虹膜提供更多的保护。这周，胎儿从头部到臀部长 45 ～ 65 毫米。（见右图①）

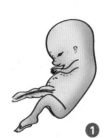

第 10 周

第 10 周，胎儿从头到脚全面发育：脑部发育仍在进行，手指与脚趾之间的蹼状薄膜开始分离，骨骼开始钙化，脑垂体开始产生激素，生殖器官也呈现出了性别特征，消化系统开始吸收糖分，胎盘在为胎儿提供营养的同时也开始清除其在成长过程中排出的废物。这一阶段，宝宝已经能舞动手脚而且初具表情了。（见右图②）

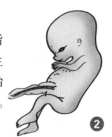

第 11 周

第 11 周，胎儿的生殖器官继续生长，肝脏开始分泌胆汁，胰腺也开始产生胰岛素。胎儿的脖子已经可以支撑头部运动，脸和身体轮廓已经完全具备人的特点，眼睛和耳朵都开始向正常位置移动了。尽管在怀孕第 24 周左右听觉器官才能发育完全，这时通过皮肤震动，宝宝已经可以感受到声音了。（见右图③）

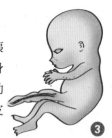

第 12 周

第 12 周，宝宝的生长速度随着内部器官的成熟而加快，眼睛、手脚等继续发育。在怀孕第 12 周之前，男女生殖器官看上去很相似（右图左）。自 12 周之后，女胎长出细长的、起保护作用的阴唇和小阴蒂（右图中），男胎长出圆圆的阴囊和阴茎（右图右）。

第 3 节

孕 3 月如何做胎教

孕 3 月胎教方案

　　孕 3 月是宝宝脑细胞生长发育的关键时期，宝宝将来的智力水平与这个时段准妈妈的营养供给有很大的关系。因此，营养胎教是这个时段胎教的重点，准妈妈日常生活中要保证摄入足够的蛋白质、糖类、钙、磷等各种营养元素。

　　孕 3 月，胎儿的活动频繁，准妈妈要在身体舒适的前提下，通过运动、抚摸等方式给胎儿以良性刺激。雌激素的大量分泌，胎儿的成长会给准妈妈带来身体上的各种变化，如腹部隆起、体态臃肿、色素沉着、妊娠斑出现等，用心打扮自己，不仅可以使准妈妈拥有漂亮的仪表，同样还有助于胎教。

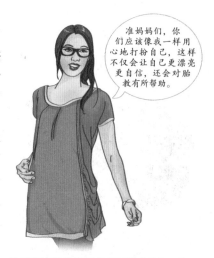

准妈妈们，你们应该像我一样用心地打扮自己，这样不仅会让自己更漂亮更自信，还会对胎教有所帮助。

热爱美丽的准妈妈们需要注意的是，怀孕前三个月正是胎儿各项器官形成的关键期，外界不良刺激很容易造成胎儿畸形。所以打扮自己也要注意尽量少使用化妆品

适当的物理刺激

　　宝宝的神经系统在胚胎发育的第 4 周已经开始生长，准妈妈适时给予宝宝适当的物理刺激，可提高胎儿对外界刺激的反应灵敏度，有助于宝宝的大脑发育。

　　怀孕 8 ～ 11 周时，胎儿对压触觉已有反应。当准妈妈轻轻地拍打或者抚摸腹部时，这种触摸的刺激可通过腹壁、子宫壁来刺激胎儿的感觉器官发育。此时的宝宝虽然听力还尚未发育完全，但是也能够感到妈妈温柔的说话声和歌声。适量的良性刺激，能促使胎儿更好地发育。可以说孕 3 月是准妈妈进行胎教的关键时期。

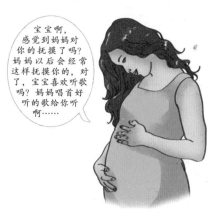

宝宝啊，感觉到妈妈对你的抚摸了吗？妈妈以后会经常这样抚摸你的，对了，宝宝喜欢听歌吗？妈妈唱首好听的歌给你听啊……

孕 3 月，准妈妈可以在抚摸的基础上对胎儿进行轻轻的触压拍打刺激

第4节

这阶段还须关注的事

荒诞不经的梦

孕期激素分泌旺盛不光使准妈妈白天呕吐不止、昏昏欲睡，就是夜里也会使准妈妈不得安生。很多准妈妈夜里做梦频繁，而且梦境活灵活现，与平时大不相同。

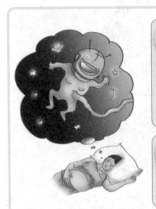

与怀孕阶段的心理有关 怀孕早期，一个小生命在母体子宫内安家，慢慢生长发育，这就是很多准妈妈在孕早期梦到种子、水、果实等有生命象征意义的东西的原因。有的准妈妈由于过于担心流产，常常会梦到自己没有怀孕或者宝宝走失。怀孕晚期，很多担心宝宝健康的准妈妈会经常做与宝宝和身边的亲人有关的噩梦。这些准妈妈心里无法消除的顾虑往往会在梦中得以体现，这也是孕期做梦与平时做梦内容差别太大的原因

与睡眠质量有关 怀孕后，害喜严重与排尿频繁使准妈妈很难进入深度睡眠，睡眠时间也得不到保障。由于夜里常醒，因而对梦境记忆深刻，准妈妈常常会感受到逼真的假象。白天的任何风吹草动都可能在梦里出现，还可能会无限夸张、放大

决定准妈妈睡眠的因素

对此我们可以一笑置之，梦境毕竟不是现实，准妈妈千万不要让不愉快的梦境影响自己的情绪、饮食和休息。要知道，孕期做梦是潜意识情绪的一种反应，根本不必放在心上。同时，准妈妈还可以通过运动、饮食和心理咨询等来调节自己的精神状态，提高睡眠质量。

出生缺陷筛查

为了了解自己的宝宝是否患有某种缺陷，准爸妈可以在宝宝出生前用高科技产检技术，预先了解宝宝是否健康。如果宝宝不幸有缺陷，还可得知出现缺陷的原因及缺陷程度，以便准爸妈在取舍上做出选择。准妈妈一定要选择适合自己的缺陷筛查。下面介绍几种最常见的缺陷筛查。

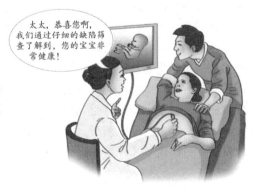

太太，恭喜您啊，我们通过仔细的缺陷筛查了解到，您的宝宝非常健康！

甲型胎儿蛋白检查

甲型胎儿蛋白检查又称 AFP 检查，AFP 是胎儿肝脏分泌的一种蛋白质，通过血液循环会流入孕妇血液中。孕妇血液中 AFP 含量过高，表示胎儿体内的 AFT 含量过高，胎儿就可能有神经管缺陷，具体包括脊柱裂和无脑畸形等病变。如果孕妇血液中 AFP 含量过低，胎儿则可能患有唐氏综合征或其他染色体缺陷。AFP 检查一般在怀孕第 16～18 周进行，检查时只需从孕妇手臂上抽取少量的血液即可

羊膜穿刺术

羊膜穿刺术通过羊膜穿刺取样，获得大量有关胎儿基因、染色体状况及胎儿是否异常的信息。但是，羊膜穿刺术被很多人归类为高风险检查的一种。因为，这项检查必须采集一定量的羊水，手术有 5‰ 的概率导致流产。此外，虽然误刺的风险在很大程度上已经降低，但是，伤及胎儿器官、胎盘与脐带的现象仍然存在，而此项手术的风险系数很大程度上也与医生的临床经验有关。羊膜穿刺术一般在妊娠第 16～18 周进行，1～2 周后才有结果

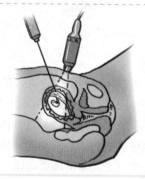

绒毛膜采样

胎儿绒毛膜采样检查，指通过采集一定的胎盘绒毛组织，进行分析检查，获取胎儿遗传信息。绒毛是构成胎盘的基本单位，由受精卵细胞分化形成的滋养层细胞发育而成，因此，通过分析绒毛基因组成及染色体构造情况，就可以预知胎儿的各种遗传基因。但是，绒毛膜采样导致流产的可能性约为 3%，采样时有时还会造成孕妇阴道出血和痉挛。很多孕妇采样后需要花费一天甚至更长的时间身体才能恢复正常。绒毛膜采样一般在怀孕第 8～12 周做，初步分析结果 48 小时可知，但需要 1 周才会有确定结果

孕 3 月的运动

孕 3 月运动注意事项

怀孕第 3 个月，准妈妈已经过了妊娠反应最强烈的时期，身体各方面功能也都逐渐恢复正常。准妈妈此时可在专家指导下进行一些安全、舒缓的运动，例如太极拳、散步等。如果感觉身体不太好，准妈妈也不要勉强运动。运动的时候还要注意以下有关事项。

准妈妈室外运动时要选择合适的天气和理想的运动地点，天气太热、太冷都不适宜运动，运动时尽可能去草木茂盛、安静、空气清新的绿地和公园。进行室内运动，要保持空气流通。运动时衣着宽松舒适，鞋子以合脚的平底鞋为宜。早上人群拥挤，下午 4～7 点是大气污染相对严重的阶段，准妈妈要避免在这段时间内外出锻炼

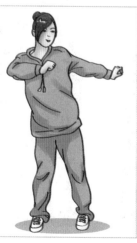

准妈妈在运动时要采用正确的运动方法和姿势，运动过程中一旦有不适感，应立即停止锻炼。很多准妈妈运动时都会有气短、疲劳、心悸等症状，这些症状一般稍事休息，就可以缓解。但是，一旦准妈妈出现破水、出血、眩晕、后背疼痛等症状，应立即就医

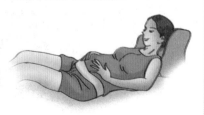

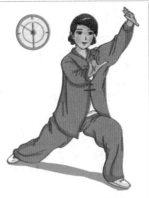

准妈妈运动时要注意循序渐进，不要过度运动或长时间运动，以免感觉疲劳，这样不利于胎儿发育，严重的还可能导致流产。准妈妈每天运动 30 ~ 60 分钟为宜

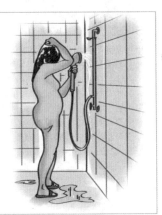

运动后沐浴既可缓解疲劳，又有利于保持良好的生理卫生。但是，沐浴时应注意保暖，避免着凉，但是水温亦不可太高，采用淋浴的方式最好

门厅体操

如果住宅位于环境优美、风景秀丽的近郊，家中又有开阔的门厅，宽大的落地窗，可以看到窗外的美景，准妈妈可以把门窗全部打开，让自己的视野变得更开阔，呼吸来自大自然的新鲜空气，伴随着轻松的音乐，做些动作柔和的体操。这种体操被称为"门厅体操"，不仅可以消耗体内多余的脂肪，强化准妈妈的心肺功能，还可以增强分娩能力，预防妊娠期高血压等多种并发症。下面是几套简单的体操动作。

1.增强骨盆和腰肌弹性运动

首先，孕妇采取仰卧姿势平躺在床上，右腿曲膝，膝盖慢慢右倾至最低点，保持脚掌平放在床上，然后慢慢将膝盖收回。左腿动作与右腿相同。然后，双腿曲膝并拢，缓缓有节奏地用膝盖画半圆，带动大小腿左右摆动，保持双肩紧靠在床上。每天早晚可各做 1 次，每次 3 分钟

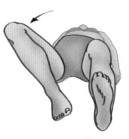

2.强健腹背肌运动

首先，盘膝而坐，背部自然挺直，双手轻搭在膝盖上，平静心情，调整呼吸节奏，每呼吸一次，双手按压膝盖一次，如此反复。按压时，要手腕用力，适应后，慢慢加力，让膝盖尽量贴近床面。每天早晚可各做 1 次，每次 3 分钟

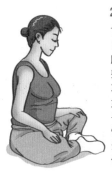

3.增加会阴弹性运动

全身放松，身体靠在某个支撑物上，调整呼吸，长吸一口气，并以中断排尿的方式用力收缩肛门，将会阴部位上提，憋气保持片刻后，呼气放松。重复做 10 ~ 15 次

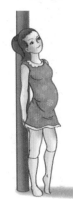

4.强健踝关节运动

身体靠在某个支撑物上，保持背部挺直，双手比较自由，可以自然下垂放在身体两侧，也可扶着支撑物，腿与地面垂直，脚掌着地。然后，绷直脚背，脚尖向下压，使膝盖、脚踝和脚背成一条直线。双腿交替做这个动作，重复 10 ~ 15 次

不宜运动的准妈妈

患有严重心脏病、高血压或泌尿系统疾病的准妈妈不宜运动。因为血压不稳、心跳异常者运动时极易出现危险。

有过流产史，或有流产、早产先兆的准妈妈也不适合做运动。

有过死胎史、双胎史或者怀有双胞胎、多胞胎的准妈妈不宜随意运动。

生殖器官或胎儿出现了异常，例如阴道流血、韧带松弛、胎盘前置、羊水过多、子宫颈口张开等的准妈妈，也不适于运动。这种情况下不但要及时就医，还要精心休养。等身体恢复正常了，也要经过医生许可方可做少量运动。

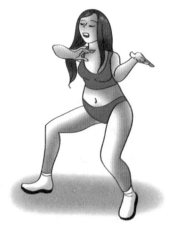

运动虽然对准妈妈的身体健康有益，但是也有部分准妈妈是不适宜运动的

孕3月美食推荐

糖醋白菜

原料：大白菜250克，胡萝卜2根，花生油、糖、盐、醋、干辣椒、香油适量。

做法：大白菜洗净切条，加盐腌20分钟，挤掉腌出的白菜汁。胡萝卜洗净切丝，放入开水中焯一下，捞出沥干水分；将白菜条和胡萝卜丝拌匀。炒锅烧热，加入少许花生油，油热后，加干辣椒、醋，再加糖熬成稍微黏稠的糖浆，冷却后，浇在白菜条和萝卜丝上，加盐调味，食用前淋入少许香油。

特点：酸甜开胃，清爽可口。白菜含有丰富的维生素、纤维素、矿物质、碳水化合物，可以帮助孕妇增强食欲、补充营养。另外，此菜做法灵活，可以选择自己喜欢的食材，采用此种工艺，做成各种菜肴，例如糖醋胡萝卜、糖醋红萝卜等。

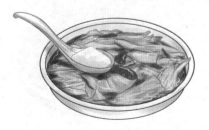

鸡翅烧板栗

原料：板栗20个，鸡翅中10只，花生油、蒜、姜、酱油、八角、桂皮、盐各适量。

做法：鸡翅洗净，在开水中焯一下，去除血水，沥干水分，表面划上两道口子，以便于入味。板栗取出栗肉，洗净；姜洗净切片，蒜剥皮备用。炒锅烧热后，加入少许花生油，放入姜蒜炒香，放入鸡翅，加入酱油、八角、桂皮、干辣椒翻炒至熟。加入栗肉，并加适量开水，大火烧开，转小火炖半小时，加盐调味，即可食用。

特点：香味浓郁、甜糯可口。板栗和鸡肉均含有丰富的营养，很适合孕期食用。

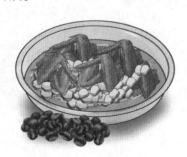

咖喱牛肉土豆丝

原料：牛肉500克，土豆250克，咖喱粉、花生油、料酒、酱油、盐、葱、姜适量。

做法：牛肉洗净，逆着纹理切成丝，用酱油、料酒腌制；土豆洗净去皮切丝；葱姜洗净切丝。炒锅烧热，加入少许花生油，油热后，放入葱姜丝炒香，再放入牛肉丝翻炒。半熟后，放入土豆丝继续翻炒。加酱油、盐、咖喱粉调味，翻炒均匀，出锅装盘即可食用。

特点：香味浓郁，色泽厚重。牛肉富含铁、维生素 B$_2$、烟酸等营养元素，是孕期补铁的食疗佳品。

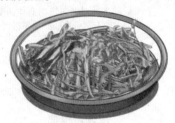

银鱼煎蛋

原料：银鱼200克，鸡蛋4枚，葱、姜、盐、料酒、熟猪油适量。

做法：将银鱼洗净沥干水分；鸡蛋打成蛋液；葱姜洗净切末。蛋液中加入银鱼、葱姜末、料酒、盐，搅拌均匀。炒锅烧热，加入熟猪油，油热后下入蛋液。微微转动炒锅，摊开蛋液。蛋液凝固后，将蛋饼翻过来，稍煎片刻后，即可出锅装盘。

特点：质地软嫩，色泽诱人。此菜可以用来调理怀孕期营养不良、脾胃虚弱的症状。

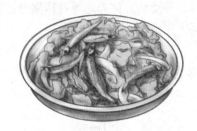

糯米银耳莲子粥

原料：糯米150克，莲子、银耳、枸杞、红枣、冰糖适量。

做法：莲子去心，糯米洗净，浸泡2个小时；银耳泡发，撕成小片；红枣洗净去核。锅中添入适量的清水，放入莲子、糯米、银耳、枸杞、红枣，待大火煮开后，转小火熬至黏稠。放入冰糖，待冰糖完全溶化后，即可食用。

特点：味道甜美，营养齐全。莲子含有丰富的营养元素，常食莲子可预防癌症，平稳血压，强心安神。

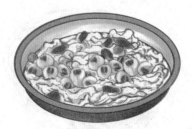

虾米烩腐竹

原料：腐竹150克，黄瓜、冬笋各50克，海米、葱、姜、盐、香油适量。

做法：黄瓜、冬笋洗净切片。腐竹泡发切段，在开水中烫熟，沥干水分，凉凉。海米泡发洗净；葱姜洗净切丝。将腐竹、黄瓜、冬笋、海米、葱姜丝放入碗中，加盐调味，食用前淋入少许香油即可。

特点：香味浓郁，营养丰富。豆制品还有大量易被人体吸收的植物蛋白，适宜孕妇食用。

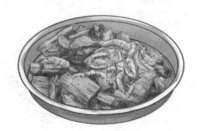

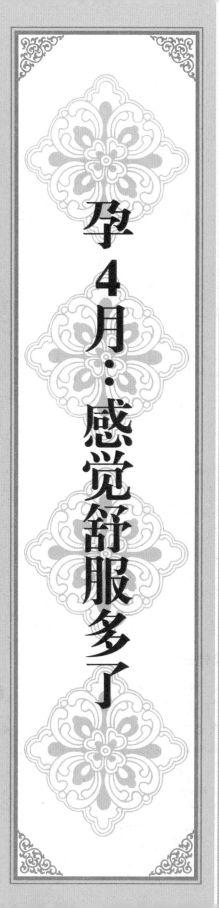

孕4月：感觉舒服多了

第五章

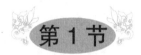

第 1 节
身心上的可能转变

已经习惯了

孕4月时，孕妇差不多已经适应了怀孕这个生理过程，早孕反应已经基本消失，也已经适应了胎儿的存在。此时孕妇的身体功能也基本恢复正常了，大多数的孕妇感觉自己好像又重新活过来了一样，浑身充满了力量，感觉身体就像一辆脱了轨的列车，又重新驶上了正确的轨道。

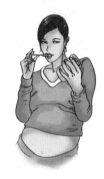

孕4月，准妈妈的食欲恢复了，饭量可能比以前还要大，消化很好，经常会有饥饿感

腹部会日益突出

孕4月时，胎儿身体器官从发生阶段进入生长阶段。胎儿生长迅速，月末时身长可达16厘米，体重约120克。此时胎盘已经形成，母体也开始出现非常明显的变化。

随着胎儿的苗壮成长，孕妇的腹部会日益突出，这肯定会引起周围人的关注，有经验的人还会根据孕妇腹部的形状来猜测是男孩还是女孩。孕妇不用害羞，也无法隐瞒，明眼人都能看得出来的，这时应该大方地向大家公布怀孕这个喜讯。

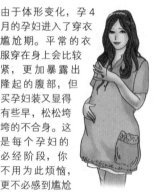

由于体形变化，孕4月的孕妇进入了穿衣尴尬期。平常的衣服穿在身上会比较紧，更加暴露出隆起的腹部，但买孕妇装又显得有些早，松松垮垮的不合身。这是每个孕妇的必经阶段，你不用为此烦恼，更不必感到尴尬

体能增强，精神状况转好

孕4月，早孕反应逐渐消失，食欲和胃口都回来了，大部分孕妇会觉得自己的生理和心理状态正逐渐恢复正常，体能渐渐恢复并有所增强，充满了活力。甚至还有不少的孕妇觉得自己的体能好像比没有怀孕时还要好。其实，这只是一种心理上的错觉，对大多数孕妇来说，体能和精神状况恢复到怀孕前的水平，并不是一朝一夕的事情。所以，这一时期孕妇做事一定要量力而行，凡事尽力就好，不可争强好胜。

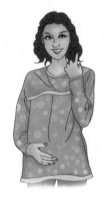

医学研究表明，孕妇身体分配所吸收的营养时，在本能上遵从胎儿优先的原则。即便你的身体充满了能量，你也要首先为胎儿消耗做好充足准备，只能做些力所能及的活

常常感到身体发热

怀孕中期，许多孕妇常常会感到身体发热，像有一团火在燃烧；以前不爱出汗的自己在怀孕之后经常流汗，而且流汗量还很大；在冬天里比别人穿得少，也不会觉得冷；晚上睡觉时也常常会觉得燥热，想把被子踢掉。这些都是孕妇正常的生理现象。

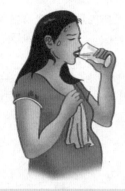

孕妇感觉燥热的原因

女性怀孕以后，基础体温会升高。一般来说，孕妇基础体温比平时高 0.5℃ 左右，身体不会有其他异常反应。这是因为孕妇体内一直不停地分泌着孕激素，就像一架机器超负荷快速运转一样，身体因为激素分泌时间过长，而开始发热。因此，与平常相比，孕妇的体温大约会高出 0.5℃，而身体需要通过排汗的方式来加速冷却

解决燥热的方法

孕妇可适当减少衣物散热。但不要穿得太薄，以免引起感冒，也不要吃很多凉性食品如冰激凌等降温，以免造成肠胃不适。最很多喝水，帮助排汗降温。孕妇最好选择棉质衣服，以便散热。选择易穿易脱的开衫，比较方便。为了避免出汗带来的异味和不适，孕妇要经常洗澡，经常更换内衣裤

但是，孕妇也要注意孕期体温变化，如果体温忽高忽低，可能是孕激素不足的体现。特别是怀孕早期，体温急剧变化应该及时去医院检查。有些孕妇进入孕中期，体温恢复到正常水平并且保持稳定，也是正常现象。

头疼频繁发生

怀孕时，头疼也是一种比较普遍的症状。但是，怀孕期间，无论是偏头疼还是一般性的头疼，都是"来也匆匆，去也匆匆"。一些过去有偏头疼毛病的孕妇头疼发生的次数和程度可能会增加，但另外有些孕妇原有的偏头疼症状却莫名其妙地缓和了许多。

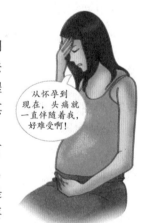

从怀孕到现在，头痛就一直伴随着我，好难受啊！

一旦出现严重头疼，孕妇首先要找出头疼的原因，不可盲目服用止痛药。如果是生活中的琐事烦恼导致心情烦躁，引发头疼，可通过睡觉、静坐、听音乐等缓解压力。如果是动作太猛，造成脑部暂时缺血，引发头疼，就要注意动作要尽量轻缓。如果是胃部空虚、血糖降低引发头疼，就要及时补充能量。如果是凝滞污浊的空气让你胸闷头疼，应该马上离开这个环境，去空气流通的地方，或者开窗通风。

另外，孕妇还要特别注意保证健康充足的睡眠，杜绝烈酒、咖啡因及尼古丁等刺激性强的东西。一旦有严重头疼的症状发生，要及早就医，千万不可延误，用药也必须在医生指导下进行。

一般情况下，怀孕早期和中期，头疼发生次数最多，也最痛苦。怀孕中期结束时，头疼出现的次数和程度都会下降。但是如果到了怀孕晚期，孕妇还有持续性剧烈头疼，情况就比较严重了，有可能是妊娠期高血压在作怪，一定要提高警惕，及时就医，以确保母婴安全和健康

出现晕眩感

怀孕中期，或是临近中期时，孕妇有时候可能会觉得头晕目眩，感到虚弱，这也是正常的怀孕反应。一般来说，晕眩只要发生的次数不多，程度也不深，就不会影响孕妇及胎儿的健康。怀孕时出现的晕眩感，主要是由胎儿和孕妇脑部争抢血液供应造成的。假如孕妇原本坐着或者躺着，猛地站起来，地心引力的作用会使孕妇头部血液快速聚集到下体，导致循环系统短时间内无法给脑部补充足够的血液，造成脑部暂时缺血，孕妇自然就会感到头晕目眩。当孕妇出现晕眩时，可采取以下措施。

孕妇身上出现一些严重的、需要立即治疗的头晕目眩症状，很有可能是由血糖过低、贫血，或红细胞少，携氧量不足，脑部缺氧引起的。如果眩晕频率很高，情况很严重，就要及时检查，尽早找出原因，针对病症及时治疗，确保孕妇和胎儿健康

变换姿势时，动作要轻缓，不可太猛烈，以免造成脑部供血不足

一旦感到头晕，停止一切活动，或坐或躺，最好能平躺并抬高脚部，加速血液回流至大脑，减轻头晕症状

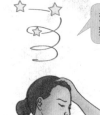

孕妇饮食要有规律，少食多餐。早餐可以多吃些牛奶、鸡蛋、肉粥、蛋糕等高蛋白和高碳水化合物的食物。此外，还可随身携带些饼干、糖块和水果等小零食，一旦出现低血糖症状，立即食用，缓解血糖过低引发的头晕症状

按时做产检，以便医生清楚掌握孕妇的健康状况。定期测量血压和血液中的铁含量，防止出现缺铁性贫血

皮肤变化

皮肤细腻红润有光泽

到了怀孕中期，熬过了严重的孕吐和情绪起伏之后，很多孕妇发现自己的皮肤变得细腻光泽有弹性了，脸色也更红润了。甚至有很多孕妇表示在少女时代皮肤也没这么好，整个人看起来容光焕发。怀孕时血流量增加，皮肤表层的腺体也会分泌较多的油脂，所以很多孕妇的脸都是红润润的，就像心跳加速造成的脸红一样。

但是，因为每个孕妇的荷尔蒙分泌水平不同，也有一些孕妇皮肤会变得粗糙，肤色暗淡。受刺激性食物或干燥天气影响，皮肤也会变差。这两种情况都是怀孕期间正常的生理反应。

此外，孕妇还应该保持心情开朗，饮食均衡，避免进食油炸、辛辣的刺激性的食物，多吃蔬菜水果，多喝水。

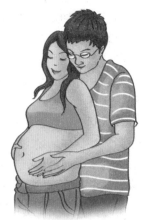

有不少准爸爸发现，孕4月的妻子虽然不施粉黛，却别有一番自然美，皮肤白里透红，就像害羞的少女一样

迎来"第二青春期"

青春痘并不只是青少年的"专利"，孕妇由于体内激素水平发生了变化，再加上孕期精神紧张、饮食、睡眠习惯被打破等，有的可能会迎来"第二次青春期"。长了青春痘，但是考虑到腹中胎儿的安全，又不能随意使用药物，很多孕妇都感到很苦恼。如何消除孕期青春痘带来的困扰呢？

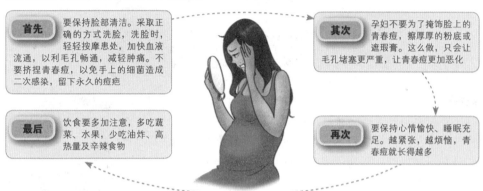

首先 要保持脸部清洁。采取正确的方式洗脸，洗脸时，轻轻按摩患处，加快血液流通，以利毛孔畅通，减轻肿痛。不要挤捏青春痘，以免手上的细菌造成二次感染，留下永久的痘疤

其次 孕妇不要为了掩饰脸上的青春痘，擦厚厚的粉底或遮瑕膏。这么做，只会让毛孔堵塞更严重，让青春痘更加恶化

再次 要保持心情愉快、睡眠充足。越紧张，越烦恼，青春痘就长得越多

最后 饮食要多加注意，多吃蔬菜、水果，少吃油炸、高热量及辛辣食物

其中，在饮食方面需要特别注意的是：

多吃富含粗纤维的食物，可以促进肠胃的蠕动，加快体内代谢废物的排出。先"排毒"才能"养颜"。谷类食品和薯类等都含有大量粗纤维，是排毒的佳品

多吃含锌、含钙量高的食物。因为锌可以增强身体抵抗力，加速蛋白质合成，促进细胞再生，有助于伤口愈合；钙能起到安抚神经，缓解青春痘刺痛感的作用。含锌丰富的食物有玉米、豆类、蘑菇、坚果类、动物肝脏等。补钙的首选食品非牛奶莫属

多吃维生素含量高的食品，维生素A可促进肌肤再生，维生素C可修复受损肌肤组织，维生素B_2、维生素B_6有助于平复瘢痕，维生素C可美白细腻肌肤，维生素E可延缓肌肤衰老，增加肌肤弹性。补充维生素要多吃新鲜水果和蔬菜，还有豆制品、海鱼

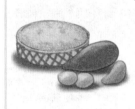
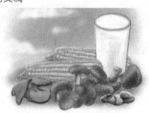
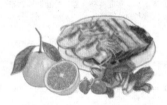

长了青春痘的孕妇不要过分担心，这时的痘痘不会像青春期时那么严重，并且只要多加注意，不会对面部带来太大影响。分娩后，这种青春痘就会不治自愈。

斑纹颜色加深

妊娠斑

怀孕时，内分泌发生变化，黑色素大量沉淀。绝大多数孕妇在怀孕4个月后，脸上会出现茶褐色斑块，分布于鼻梁两侧、双颊及前额，呈蝴蝶状，这就是妊娠斑，又叫蝴蝶斑。妊娠斑是孕期正常生理现象，分娩后不需治疗就会自然淡化消失，孕妇不

必过于紧张。下面这些办法可以有效淡化妊娠斑或加快产后妊娠斑消除：

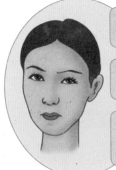

多吃富含维生素 C 的食物，如柑橘、草莓、蔬菜等，还应多吃富含维生素 B₆ 的牛奶及其制品

对皮肤进行适当的按摩，增强皮肤的弹性，因为良好的皮肤弹性有利于承受孕期的变化

强烈的日光照射会加重色素沉着，使妊娠斑颜色加重，孕妇要注意防晒，日照强烈的时候外出应戴遮阳帽，涂防晒霜，避免阳光直射皮肤表面

妊娠纹

　　怀孕期间，子宫膨胀造成的腹部隆起，使皮肤受到外力牵拉，弹性形变到达一定限度，弹力纤维与胶原纤维会有不同程度的损伤或断裂，腹壁皮肤也会变薄。再加上孕激素的大量分泌，导致黑色素沉积，孕妇身上会出现一些不规则的粉红色或暗红色波浪状条纹，这就是妊娠纹。和妊娠斑一样，分娩后妊娠纹也会逐渐淡化，但是会留下白色或银白色瘢痕。妊娠纹瘢痕一旦形成，很难消除，给爱美的女性平添了许多烦恼。下面这些方法可以预防或减少妊娠纹出现：

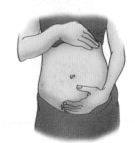

70% 的孕妇都会出现妊娠纹，它不仅影响美观，也使孕妇腹部皮肤弹性变差，不利于产后子宫复位，还会引起腹痛、小便失禁等症状

1. 孕前加强体育锻炼，增强皮肤弹性，加大皮肤形变限度，减少拉伸带来的皮肤纤维的损伤

2. 怀孕期间，孕妇要合理控制体重，避免体重在短时间内增加太多

3. 沐浴后，要在乳房、腹部、臀部、大腿处涂上润肤霜，让皮肤吸取足够的营养，保持弹性。经常按摩皮肤，促进新陈代谢和血液循环

4. 均衡饮食，多喝开水，多吃水果蔬菜，避免摄取太油、太甜、太咸的食物

5. 使用托腹带承担腹部重量，缓解皮肤过度的延展拉扯

6. 可以适当服用一些促进皮肤细胞再生，增强皮肤弹性，预防妊娠纹的保健品，但是一定要在医生指导下服用，避免出现意外

黑线

　　女性小腹自肚脐至耻骨有一条淡淡的黑线，不太明显。怀孕后，尤其是到怀孕中期，随着胎儿的发育，腹部隆起，腹部肌肉拉伸并稍稍分离来容纳胎儿，这条细线宽度能达到 1 厘米左右，有时还会超过肚脐，向上延伸。加上孕激素分泌导致的色素沉着，这条原本不太明显的黑线会变得又黑又宽。不过，这条黑线会在分娩后几星期慢慢褪色，恢复成孕前那样的不易分辨的淡黑色线。

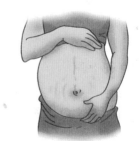

怀孕时，女性小腹上的黑线会变得更加明显

黑的部位更黑

怀孕后由于雌激素和孕激素的影响，黑色素细胞大量增加，致使黑色素沉淀，原来黑的部位，如痣、胎记、雀斑等，可能看起来更黑。黑色素细胞不是只受激素影响，紫外线等外界的刺激也会使黑色素细胞数量增加，怀孕期间的色素沉着因人而异。一般来说，分娩后沉着的色素都会逐渐淡化并消失，但是也有部分色素沉着，即便淡化，也不会完全消失。

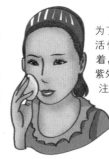

为了减弱黑色素细胞活性，减少色素沉着，孕妇应尽量避免紫外线照射。外出时，注意采取防晒措施，防止阳光直射。适当补充维生素，对保护肌肤也非常重要

预防色素沉着的食谱

番茄蒸肉

原料：番茄2个，猪里脊肉50克，虾仁、豌豆、洋葱、新鲜香菇、盐、香油适量。

做法：将里脊肉、虾仁、香菇、洋葱、豌豆洗净，剁成肉馅，加适量盐和香油调味。番茄洗净去蒂，把内瓤挖出，做成盅状。将挖出的番茄内瓤捣碎，与调好的肉馅拌匀后，塞入番茄盅。蒸锅添适量水，大火烧开，将番茄盅放入屉中蒸熟，即可食用。

特点：甜咸适口，香味扑鼻。番茄红素是很好的抗氧化剂，可以延缓皮肤衰老，搭配猪肉、豆类、虾类和新鲜蔬菜，在帮助孕妇预防妊娠纹的同时，还保证了充足的营养。

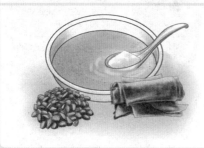

松仁海带汤

原料：松子仁、海带、高汤、盐适量。

做法：将海带水发后，洗净切丝。炒锅内加入高汤烧开，放入松子仁、海带丝，大火煮开，转小火炖至海带软烂，加盐调味，即可食用。

特点：海带含有丰富的矿物质和微量元素，可以有效预防皮肤老化，缓解妊娠纹、妊娠斑。松子含有的脂肪与优质蛋白可以使肌肤保持弹性与活力。

毛发变化

怀孕期间，孕妇不仅皮肤会发生变化，头发也会因为机体代谢和血液循环增强而快速生长。这个时期，大部分孕妇的头发不仅浓密有光泽，还很少出现脱发的现象。但也有个别孕妇头发油腻，或干燥无光。这些情况都是正常的孕期反应，分娩过后这种暂时性情况很快就会恢复正常。

怀孕期间，孕妇头发变多的同时，可能还会伴随着发质的改变。一些孕妇的干性头发变得更加干燥，另外一些孕妇的油性头发也会变得更加油腻。而原本是直发的孕妇现在却长出卷发来，原来是卷发的孕妇很可能会长出直发。还有那些头发原本又粗又硬的孕妇，头发变得更加粗硬；发质细软的可能变得更加细软。此外，怀孕还可能

引起头发颜色的变化，比如乌亮的头发怀孕后可能变得枯黄，而黄头发也有可能变黑。

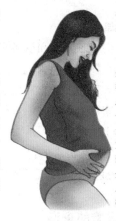

同时，孕妇脸上和身上的体毛可能会长得更快，颜色也会更深。除了脸上会长出绒毛外，孕妇可能还会发现乳房、隆起的腹部和背上、腿上也会长出一些粗黑的毛发。不过，这些不必要的毛发，会在分娩后3～6个月内自行消失。如果一定要人工除掉这些令人尴尬的体毛，可用小镊子、脱毛蜡或剃毛器，这些都是安全的。但一定要对脱毛后的皮肤进行消毒，做好收缩毛孔的工作，以防细菌入侵，引发感染。

很多女性在怀孕后，会发现自己的头发变多了，这可能是怀孕期间为数不多的令人欣喜的生理变化之一。不过，这不是因为孕妇长出了更多新头发，而只是因为孕妇脱发速度减慢、数量减少了

担心丈夫厌弃自己

爱美是女人的天性，怀孕中的女人也不例外。然而，许多女人在怀孕时，内心虽充满了高兴和自豪，但又担心自己会因为怀孕而魅力大减。孕妇往往会觉得自己对丈夫没有吸引力了，担心丈夫厌弃自己，甚至会产生一些悲观情绪，影响心情和夫妻感情，给本来和睦的家庭生活带来许多不必要的麻烦。

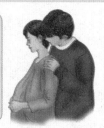

调查表明，丈夫往往觉得妻子孕期的形体很美，至少不会觉得难看，更不会反感，也不会因此而影响他们的"性"趣。那些看法消极的女性，要么是心理因素作祟，要么是受了不正确观点的误导

孕中期的表现

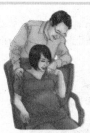

怀孕中期，孕妇皮肤水分充盈，红润有光泽，面部皱纹也减少了，不仅没有变丑，还会更加漂亮。所以孕妇根本不用担心自己的魅力打折，应该对自己的美丽充满自信

疑虑重上心头

随着孕期的推移，隆起的腹部越来越明显时，怀孕初期的担心和疑虑，又会再次困扰孕妇。每天不仅有生活方面的问题，还会有新生问题，如每天下厨房做饭是否会影响胎儿健康，眼睛近视是否会遗传给宝宝，注射的疫苗会不会对胎儿不利等让你备受纠缠，尤其是第一次怀孕的女性，顾虑和担心还会更多。

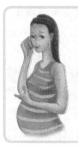

即使是第一次怀孕，也不必因此手忙脚乱，可以向生过孩子的亲戚朋友讨教，听听过来人的建议，不要把疑虑和困惑闷在心里，要懂得自我减压。如果各种各样的建议让你感到更加迷惑，可以直接咨询专业人士

如何消除疑虑

为了更好地克服疑虑心理，孕妇应该预先做好调整与准备，需要清醒地认识到这些都是怀孕的正常心理反应，不用过分地担忧，要保持积极乐观的心态

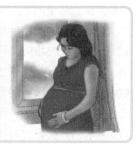

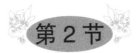

第2节

孕4月的胎儿什么样

第13周

第13周，胎儿的面部五官更加清晰。胎儿的肝脏开始制造胆汁，肾脏开始向膀胱分泌尿液，并把尿液排到羊水中。此时，胎儿的神经元迅速地增多，神经突触形成。手指与手掌开始能够握紧，脚趾与脚掌也可以弯曲。这时，如果按压腹部，胎儿就会蠕动起来，如果轻轻碰触他的眼睑，他的眼部肌肉会出现收缩的现象。但是这时准妈妈还感觉不到胎儿的动作。（见右图①）

第14周

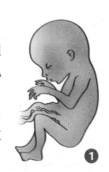

第14周，是孕期的一个重要里程碑，标志着胎儿的关键发育时期的结束。这时胎儿身体的所有基本构造都已经形成了。胎儿身长有10厘米左右。这一时期，胎儿体表毛发也开始更快地生长，手指末端开始长出柔软的指甲。（见右图②）

第15周

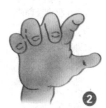

第15周，胎儿身长大概12厘米。他吸入和呼出羊水，帮助肺部气囊发育。在这一时期，胎儿的汗腺、味蕾正在形成，并开始长出睫毛和眉毛。虽然眼睑还是闭合着的，但已经可以感觉到光了。（见右图③）

第16周

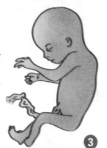

第16周，胎儿身长大概15厘米。四肢发育更加成熟，五官也在面部各就各位。胎儿开始在子宫中打嗝，这是胎儿开始呼吸的前兆，遗憾的是准妈妈听不到这个声音。令准妈妈惊喜的是，胎儿的生殖器官已经形成，可以通过B超来分辨性别了。而且这一时期，孕妇可以感到明显的胎动，更加真切地感受到腹中宝宝的存在。（见右图④）

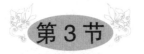

第3节

准妈妈的仪态

站姿

怀孕时不仅体重会增加，身体比例也会发生改变。隆起的腹部导致身体重心偏移，背部负担加重。在这种情况下，孕妇如果稍不注意，就会向前哈腰，不知不觉就开始驼背了，所以孕妇时刻都要保持正确的站姿。

正确的站姿

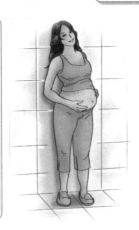

孕妇背部贴墙，双脚打开与肩同宽，离墙约15厘米，膝盖微微弯曲，调整重心，让身体的大部分重量落到脚掌上。保持这一姿势半小时左右，也有利于纠正偏移的重心。经常注意保持这种站姿，一旦习惯，平常站立时就也会采取这种姿势，可以缓解疲劳

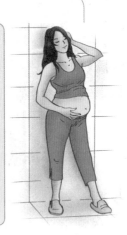

如果要长时间站立，孕妇可以采取"稍息"的姿势，一腿在前，一腿在后，重心放在后腿上，前腿休息；过一段时间，前后腿交换一下。另外，长时间站立后，还可以用热水泡脚，并做些按摩，缓解脚部疼痛

坐姿

随着体形日渐庞大，再加上孕激素的影响，尽管这个月体力恢复了不少，很多孕妇还是会觉得行动不便，有些孕妇因此会长时间坐着不动。其实这样不但不利于孕妇健康，也会对胎儿带来不良影响。孕妇怀孕后，下半身血液循环比平常会差很多，长时间坐着不动，造成踝关节肿胀和小腿静脉曲张，还会增加血栓性静脉炎的发生概率。因此，孕妇首先要保持正确的坐姿。

1 孕妇常坐的椅子不宜过高或过矮，要根据孕妇身高选择合适的椅子。椅子面一般不应高于孕妇膝关节，一般情况下40厘米左右，坐下时脚掌应该自然着地。椅面不宜过软，要有挺直的椅背（孕妇不宜选择

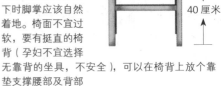

无靠背的坐具，不安全），可以在椅背上放个靠垫支撑腰部及背部

2 坐下时，身体要端正，向后移动臀部，使后背紧贴椅背。大腿放松，保持水平状态，和小腿呈直角。坐在椅子边缘上容易滑脱，如果椅子放不稳，还有跌倒的危险。坐椅子一定要先检查椅子稳不稳。最好将双脚放在脚凳或具有相同作用的支撑物上，减轻下背部承受的压力

3 孕妇不要长时间坐着不动，应尽量频繁地变换坐姿，或做一些简单的脚部运动，如转动脚趾或踝关节，双腿交互举起、放下等，促进下半身血液循环。或者每隔一段时间就站起来走走

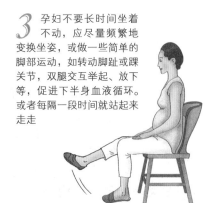

睡姿

随着胎儿的成长，子宫会越来越重，孕妇的睡姿也显得越来越重要。不良睡姿不仅会对子宫造成压迫，造成子宫移位，还会增加子宫对周围组织及器官的破坏，孕妇的最佳睡姿是左侧卧。

左侧睡可以避免日益增大的子宫压迫孕妇主动脉及髂动脉，保证胎盘的血液供给，给胎儿提供生长发育所需要的营养物质；可以减轻子宫对下肢静脉的压迫，加快血液回流。避免脑部供血不足，有利于避免妊娠高血压综合征的发生；可以减轻子宫血管张力，增加胎盘血流量，避免胎儿因供血不足而缺氧，有利于胎儿生长发育。

如果孕妇觉得左侧睡特别不舒服，有时还会加重胃酸逆流，那么也可以怎么舒服怎么睡。但是习惯仰睡和右侧睡的孕妇，还是尽可能改变一下睡眠习惯，因为这两种睡姿会使子宫压迫脊椎右侧的大血管，影响胎盘血液循环

转变姿势要轻缓

孕4月，孕妇往往会出现头疼、头晕目眩等现象，怀孕时身体各个部位的关节、韧带会变得很松弛，特别容易受伤。

如果从站姿变为坐姿，要先用双臂向后支撑坐具，再慢慢屈膝，将身体重心转移到大腿上，然后再慢慢坐下来。由坐姿变为站姿，也要先将重心移向腿部，调整好身体平衡后，再慢慢起身。平常走路时，最好穿舒适的平底鞋，这样可以保持身体平衡。

另外，孕妇在提重物的时候也要格外小心。先将双膝弯下，用腿部力量使物体靠近身体，背部尽可能与地面保持垂直，避免腰部和背部肌肉用力，造成扭伤或加重背痛。

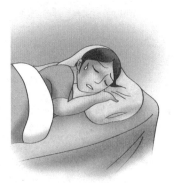

孕4月，孕妇要更加谨慎，无论变换怎样的姿势，动作一定要轻缓

第4节

孕4月如何做胎教

孕4月是胎教的最佳时期

　　孕4月，妊娠反应消失，孕妇情绪逐渐好转，胎盘已形成，流产的可能性减小，母体、胎儿都已进入安全期。此时胎儿逐渐长大，头发也已经长出，脊柱形成，肝、肾及其他部位的消化腺已开始发挥作用。胎儿活动的幅度与力量越来越大，此时孕妇已经可以感觉到明显的胎动，这说明此时胎儿的中枢神经系统分化已经完成，而且这一时期的胎儿的听觉、视觉器官发育很快，胎儿已有感觉和知觉，对外界的刺激也会做出相应的反应，因而这时是进行胎教的最佳时期。

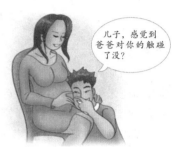

孕4月，胎儿对来自外界的声音、光线、触碰等刺激反应比较敏感。准爸妈可以对胎儿的感觉器官进行适时、适量的良性刺激，促使胎儿更好地发育，为出生后的早期教育打下坚实的基础

音乐胎教

音乐胎教，不仅使孕妇感到心旷神怡，还可以通过音波刺激神经系统，产生神经介质。这些神经介质会随血液循环进入胎盘，传送至胎儿大脑，促进胎儿大脑良性发育

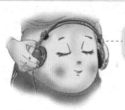

适宜听优美舒缓的音乐 → 这类音乐可起到镇静和舒心的作用

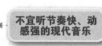

这类音乐会导致胎儿不安，易引起神经系统和消化系统的不良反应 ← **不宜听节奏快、动感强的现代音乐**

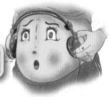

触觉胎教

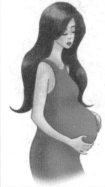

由于胎儿神经系统发育迅速，对触摸与力量都很敏感，此时准爸妈应该开始对胎儿进行一些触觉训练，如轻轻拍打和按压孕妇腹部，刺激胎儿对此做出反射性的回应动作，每天定时触摸或按摩孕妇腹部，还可以在子宫外建立与胎儿的联系，促进胎儿大脑功能的协调发育，有助于加强胎儿将来的动作灵活性与协调性

语言胎教

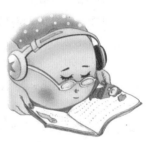

准爸妈经常轻声给宝宝唱些儿歌或者温柔地与宝宝对话，或是在翻看漂亮的婴儿画报时讲些故事给宝宝，可以刺激宝宝支配语言能力的大脑分区，促进胎儿语言能力发展

情绪胎教

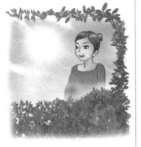

情绪良好的孕妇可以使胎宝宝获得足够的安全感，分娩比较顺利，生下的宝宝也比较健康，而情感冷漠、情绪反常的孕妇产下的胎儿总是焦躁不安。由此可见，孕妇妊娠期的情绪对胎儿的心理健康有很大影响，准妈妈一定要学会控制情绪，保持良好的心情

运动胎教

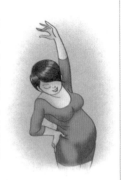

孕4月，孕妇可适当增加运动量，如游泳、孕期体操、孕期瑜伽、散步都是不错的选择。大量研究表明，孕妇怀孕时进行过有规律的运动，胎儿出生后，运动神经发育明显比一般孩子好，身体素质好，抵抗力强，协调能力好，四肢更灵活

准爸爸是胎教的主力军

很多人都有这样的错误认识：胎儿在母体中，胎教自然是做母亲的职责。因此，很多时候，只有准妈妈一个人和宝宝说话，给宝宝念书，陪宝宝听音乐。这种观念是错误的，千万不要认为胎教只是孕妇一个人的事，准爸爸积极参与胎教，不仅能让准妈妈感受到被重视与被疼爱的感觉，让胎儿感受到妈妈的好心情，还可以密切准爸爸与胎儿之间的感情，有助于胎儿智力发育和情绪稳定，这样更容易使得胎儿日后成为一个健康快乐的宝宝。因此，准爸爸在胎教中扮演着非常重要的角色。

准爸爸如何参与胎教

有研究发现，胎儿对高亢、尖细的女音并不特别喜欢，而男性特有的低沉、宽厚、有磁性的嗓音更适合胎儿的听觉系统。因此，胎儿对准爸爸的声音总是积极响应，这一点是准妈妈无法比拟的。胎儿还特别喜欢和享受爸爸的歌声与抚摸，婴儿出生后哭闹时，妈妈的安慰往往不能快速奏效，但是爸爸却可以通过唱歌和抚摸使他尽快安静下来。所以，一些育儿专家提出一项极为有益的建议：准爸爸积极参与胎教，为与胎儿建立深厚的感情奠定基础

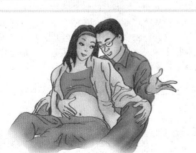

在日常生活中，准爸爸最容易参与的胎教就是经常呼唤胎儿，每天抽空跟胎儿说说话，讲一些童话故事。胎儿是有记忆的，经常呼唤他的名字或昵称，出生之后，胎儿仍然可以辨识这种声音。刚开始和宝宝说话，语调要平稳，随着对话内容的展开再逐渐提高声音；一开始就发出高音，会让宝宝受到惊吓

既然准爸爸如此重要，那么在胎教中，准爸爸不仅不能缺席，还要担任起主力军。每天抽些时间，和准妈妈一起参与胎教，让宝宝在感受母亲温柔慈爱的同时，也体会到父爱的深沉与伟大。

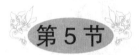

第5节
这阶段还须关注的事

　　孕 4 月，虽然已经安全度过了流产高峰期，而且严重的害喜现象也逐渐消失了，孕妇逐渐恢复了体力，情绪也比较稳定，但是不管是对胎儿还是自己，仍然不能掉以轻心，以免发生意外，前功尽弃。

注意饮食

　　进入孕 4 月，胎儿开始迅速成长和发育，每天都需要摄入大量营养，加上孕妇此时心情放松，食欲大增，应该尽量满足孕妇和胎儿的营养需求，避免缺乏营养或营养不良。但是，补充营养也要讲究科学，要合理搭配，粗细均匀，既要满足需要，又要避免摄入过多的高蛋白和脂肪，防止孕妇患高血压。

这个月，孕妇食欲增强，为弥补前 3 个月身体因害喜损失的营养成分，每天应增加主食量。多吃面食，既可摄入足够的碳水化合物，维持正常生理功能，又可避免摄入过多脂肪，造成消化不良。早餐一定要吃，可以用些全麦面包搭牛奶，还可以再吃一个水果，营养丰富，搭配合理。孕妇这个月可以多吃些肉，因为肉类食品所提供的优质蛋白是胎儿生长和孕妇身体活动的物质基础。此外，可适当选食豆制品以满足机体需要，为身体补充营养

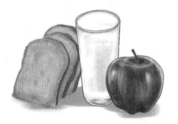

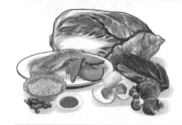

这个月准妈妈需要增加锌的摄入量，因为孕妇缺锌，会影响胎儿心、脑等重要器官发育。同时，缺锌会造成孕妇味觉、嗅觉异常，食欲减退，消化和吸收功能不良，免疫力下降，这样肯定会影响胎儿的正常生长。富含锌的食物有瘦肉、牡蛎、猪肝、鱼类、芝麻、蛋黄等，还有花生、大豆、小米、大白菜等。补锌也要适量，孕妇每天摄取的锌不宜超过 45 毫克

对胎儿的血液、肌肉、骨骼的生成和发育起着关键作用的钙、铁等成分，这个月的需求量也会比平常大。因此，孕妇至少每天要多摄入 1000 毫克钙，铁的需求量也增至 25 ~ 35 毫克。此外，碘、锌、镁、硒等营养元素也要适量摄取

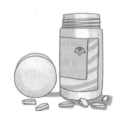

无论什么时候，水都是最重要的。孕妇应该时刻为身体补充水分，每天至少保证饮用 2000 毫升水。果汁最好不要超过 2 杯，因为果汁含糖量太高，不利于胎儿骨骼的生长，可用纯净水稀释后再饮用

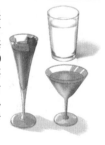

孕妇应该多吃水果和蔬菜，补充各种维生素。维生素 D 可以促进人体对钙质的吸收，维生素 C 可以促进铁的吸收。因此，孕妇应多吃些新鲜的蔬菜和水果，如番茄、白菜、苹果、葡萄和橙子等

保证高质量的睡眠

怀孕期间，准妈妈如果睡眠质量好，熟睡时脑下垂体会分泌生长激素，不过这不是帮助母亲成长的，而是为促进胎儿成长发育分泌的。此外，熟睡过程中释放出生长激素，改变了身体内部的激素环境，可以帮助孕妇迅速消除疲劳。因为生长激素在深度睡眠中才会分泌，为了给胎儿提供良好的发育条件，孕妇一定要保证高质量的睡眠。孕妇的睡眠时间一般比正常人长，每晚最少 8～9 小时，白天至少也要保证 1～2 小时的睡眠。

但是，睡眠时间长并不代表睡眠质量高。很多孕妇怀孕后，不仅有害喜现象的困扰，怀孕后内分泌的变化，兴奋、焦虑、尿频、胎儿在肚子里动来动去、腿抽筋、睡姿不正确等因素都会干扰孕妇的睡眠。这时虽然疲惫让孕妇的睡眠时间延长了，但是睡眠质量却降低了。孕妇应该怎样排除这些困扰，保证高质量的睡眠呢？可按右边图解所示来提高睡眠质量。

此外，还要注意以下事项。

要选择舒适的床铺

床板软硬适中，能够贴合人体曲线，承托脊柱，使之不变形。最简易的检测方式就是不管平躺还是侧躺，看颈部、腰部、臀部、腿部有无空隙，是否与床垫自然贴合。枕头不宜太高，8～9 厘米高为宜

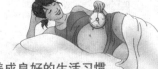

如何提高睡眠质量

养成良好的生活习惯

养成良好的作息规律，改变白天睡太多，晚上睡得不好或太少的习惯，否则会形成恶性循环，昼夜颠倒。建议孕妇从根本做起，调整生物钟，晚上尽量 10 点前睡觉，早上准时起床。多晒太阳，因为阳光会让孕妇更有精神，还有助于调整孕妇的生物钟。制订一套白天的活动计划表，并坚持下去。让自己每一分钟都有事做，不该睡觉时不要睡，坚持下去，很快就能养成规律，扭转生物钟紊乱的局面

睡前做运动不要太激烈。睡觉前的适当运动，确实能使自己感到疲劳，加快入睡。但是，睡觉前的剧烈运动只能让孕妇心跳加快，神经兴奋，根本无法进入睡眠状态。建议孕妇睡前 3～4 个小时内不要做剧烈运动，运动尽量在白天进行

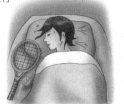

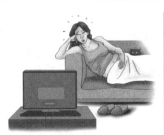

睡觉前孕妇不宜看情节刺激的电视节目。电视中的紧张情节和惊险场面，会使孕妇心情紧张，脑细胞激动，不利于入睡。而且，看电视太久，会减少孕妇的睡眠和休息时间，对孕妇和胎儿都不利

改善睡眠环境。卧室太冷、太热、太吵或是太亮，都会影响睡眠质量。还有些孕妇"认床"，换了环境就无法入睡。因此，准爸爸要为准妈妈营造一个温暖舒适的睡眠环境，这样孕妇才能睡得更香，胎儿才会长得更壮

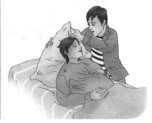

孕 4 月美食推荐

奶汁带鱼

原料： 带鱼 500 克，纯牛奶 1 袋，花生油、料酒、糖、盐、番茄酱、胡椒粉、淀粉适量。

做法： 将带鱼去头尾，洗净切段，放入盆内，加料酒、盐、胡椒粉腌制。在炒锅中放入适量花生油。油热后，将腌制好的带鱼均匀地裹上一层淀粉，放入油中炸至金黄色，捞出沥油，装盘备用。在炒锅内加适量清水，水开后，放入牛奶、番茄酱、糖、盐调味，大火烧开，放入调好的水淀粉收汁勾芡。将芡汁浇在炸好的带鱼段上即可。

特点： 外酥里嫩，酸甜开胃。带鱼含有大量人体必需氨基酸，长期食用有助于胎儿大脑发育。

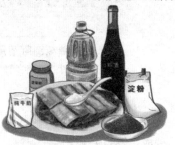

三鲜锅巴

原料： 锅巴 250 克，猪瘦肉 100 克，火腿 50 克，香菇、芹菜、胡萝卜、花生油、盐、料酒、葱姜末、淀粉适量。

做法： 将猪瘦肉洗净切片，用淀粉拌匀；火腿切片，香菇水发切片，芹菜洗净斜切成段，胡萝卜洗净切片。炒锅烧热，放少许花生油。油热后，倒入肉片炒散，加入葱姜末、料酒翻炒，加少许水，放入火腿、香菇、芹菜、胡萝卜，大火烧开后，加盐调味，倒入水淀粉勾芡。炒锅中加入适量花生油，油热后放入锅巴，炸至金黄色，捞出沥油，装盘，趁热浇上做好的芡汁。

特点： 焦黄酥脆，味道鲜美。锅巴含有丰富的蛋白质、维生素和膳食纤维，适宜孕妇食用。

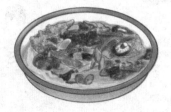

红烧兔肉

原料： 兔肉 1000 克，葱、姜、青蒜、桂皮、八角、酱油、糖、盐、红干辣椒、花生油适量。

做法： 将兔肉洗净切块，在开水中焯一下，去除血水。葱、青蒜切段、姜切片。炒锅烧热，放少许花生油。油热后，放入葱段、姜片炒香，倒入兔肉翻炒，加少许酱油（兔肉变成酱色）。兔肉中加适量清水，以刚没过兔肉为宜，放入桂皮、八角、红干辣椒、盐、糖调味，大火烧开后，转小火炖至兔肉酥烂，汤汁浓稠变少。撒入青蒜段，焖 5 分钟，出锅装盘。

特点： 酱香诱人，肥而不腻。兔肉含有大量的维生素和钙质、烟酸，有助于孕妇和胎儿补充营养。

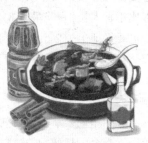

冬瓜炖鸭

原料： 冬瓜 1000 克，鸭肉 500 克，火腿、香菇、葱、姜、料酒、盐适量。

做法： 冬瓜去皮瓤，洗净切块；火腿切片；葱姜洗净，葱切段，姜切片；香菇水发，洗净切片。鸭肉洗净剁块，在开水中焯一下，去除血水。锅中加适量清水，放入焯过的鸭肉，加料酒、葱段、姜片、香菇、火腿等，大火烧开后，改小火炖至鸭肉离骨，放入冬瓜炖熟，精盐调味，即可食用。

特点： 香醇可口，风味独特。鸭肉和冬瓜都是凉性食材，有利尿作用，对孕妇体温过高和妊娠水肿有疗效，还可以为孕妇补充蛋白质和铁等营养元素。

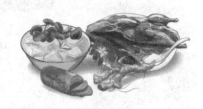

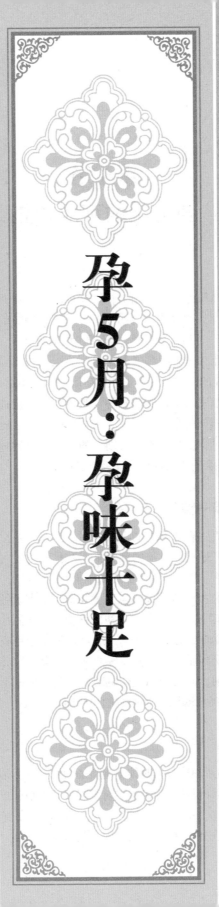

第六章

孕 5 月：孕味十足

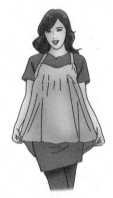

第1节

身心上的可能转变

肚子大得更明显了

从孕4月起，孕妇新陈代谢开始加快，食欲增加，对营养的需求量也比平时多，所以体重会明显上升，皮下脂肪的堆积会使孕妇看起来胖了很多，尤其是大肚子也更加明显了。

专家指出，孕妇什么时候腹部隆起比较明显以及腹部隆起多高，也是因人而异的，孕妇的体形、怀孕后增加的体重、怀胎的个数、胎儿大小以及子宫的位置等都是重要的决定性因素。但无论是体型如何的孕妇，过了孕5月，肚子都会比较明显地大起来，这时孕妇再也不用为别人的猜疑而感到尴尬了，因为这时绝对不会有人再误认为你最近发福了。

孕5月，孕妇应当适时换上宽松舒适的孕妇装，以免影响胎儿的生长和发育

感受到了宝宝的"第一脚"

第一次胎动是准妈妈朝思暮想的事情，有的准妈妈甚至在确定自己怀孕后就开始关注自己的肚子了。在什么时候才能享受宝宝的"第一脚"方面，每个准妈妈的情况是不同的。

孕5月，大概是怀孕第18周，小宝宝就开始在子宫里做"伸展体操"了，这个时候，许多孕妇才初次感受到胎儿的存在，这就是所谓的"胎动初觉"。一般来说，经产妇由于更有经验，通常会提早感受到胎动。身材较瘦的孕妇也会比较胖的孕妇更早感受到胎动，而且胎动也会更明显一些。根据第一次胎动的时间，医生会重新评估准妈妈的预产期。

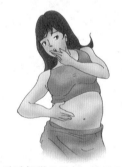

胎动初觉的孕妇，有些可能早在第18周之前就提前感受到胎动了，但也有的会推迟到第20周之后才可以感受得到

皮肤瘙痒在继续

孕5月，胎儿开始迅速成长，其体重将增加为原来的2倍。自然而然，孕妇的肚子也会像"吹气球"一样迅速大起来。这时很多准妈妈会肚皮瘙痒，甚至起很多小红疙瘩，像过敏引发的皮炎一样，有时候还会觉得奇痒无比，感到很难受。这是因为皮肤受到拉伸，而使真皮层中的胶原蛋白和弹力蛋白发生断裂，细胞自我修复过程中对

皮肤末梢神经产生了刺激。这种瘙痒还会发生在乳房和大腿等处。

　　孕妇出现这种情况时尽量不要用药，这些都是妊娠期的正常生理现象，分娩后会自行消失。但是如果瘙痒难耐，可以用如下方法来缓解。

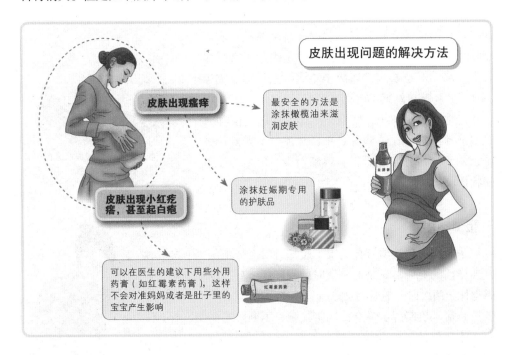

皮肤出现问题的解决方法

皮肤出现瘙痒 → 最安全的方法是涂抹橄榄油来滋润皮肤

涂抹妊娠期专用的护肤品

皮肤出现小红疙瘩，甚至起白疱

可以在医生的建议下用些外用药膏（如红霉素药膏），这样不会对准妈妈或者是肚子里的宝宝产生影响

乳房胀得更加厉害

　　孕 5 月时，乳房也会发生一些明显的变化。在孕激素的影响下，分泌乳汁的腺体继续发育，血液的供给也持续增加，再加上雌激素水平上升，乳房会胀得更加厉害，也会比以前更加敏感，轻微地触碰就会产生不适感。分泌乳汁的腺体在分娩之前是不会进入工作状态的，但是这时孕妇可能会发现乳头周围出现了一些金黄色的分泌物，准妈妈完全不必担心，这可是宝宝很重要的第一餐——初乳，也是将来宝宝的最佳天然营养品。

　　怀孕期间，准妈妈胸部尺码大约会增加一个或一个以上罩杯，所以准妈妈要及时更换合适的内衣，以免内衣过紧而压迫乳头，导致乳头下陷。

孕 5 月，孕妇会发现乳晕的颜色继续加深，乳晕上粒状的腺体更加突出，乳房继续增大，可能会出现妊娠纹

从怀孕初期开始，准妈妈要坚持每天用温水和干净的毛巾擦洗乳头，清除乳头上积聚的分泌物，然后再为整个乳房，尤其是乳头及乳晕擦些具有滋养作用的油脂。这样不仅可以增加乳房皮肤的弹性，也有利于减少外界刺激带来的不适

肚脐向外凸起

怀孕 20 周左右，很多孕妇会发现肚脐会慢慢地向外凸出来，不再是原来的肚脐"眼儿"了，活动的时候，还可能会感觉到突起的肚脐不断地与衣服摩擦，很不舒服。不用担心，这只是因为子宫慢慢长大，从而对孕妇腹部造成压迫而已。只要宝宝生下来了，肚脐自然就不会再突出来了。

通常，在怀孕中、晚期，孕妇的肚脐周围都会或痛或痒不舒服，这些都是正常现象，不需要什么特别的治疗，分娩过后就会逐渐消失。但是，如果症状比较严重，最好还是去医院做一些检查。

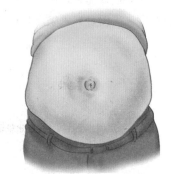

肚脐向外凸出来，是慢慢长大的子宫向外压迫孕妇腹部的必然结果，凸起的肚脐会在分娩后恢复原来的状态

下腹部疼痛

孕 5 月，有些孕妇会觉得下腹部有时会像例假来时那样抽动着疼，只是比例假时的程度轻一些，这种感觉怀孕两次以上的孕妇会更明显一些。

其实，孕期荷尔蒙会使韧带松弛，不断隆起的腹部也给孕妇的肌肉和韧带带来了更大的负担。因此，一般的腹部疼痛也是正常的生理现象。

此外，妊娠中期，随着胎儿逐渐长大，孕妇腹腔内的压力也会升高。如果准妈妈的食管裂孔增宽，可能会出现"食管裂孔疝"，这也会导致腹痛。这种腹痛

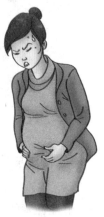

孕妇的腹部疼痛，多发生在下腹部子宫一侧或两侧，呈牵引痛、阵痛或隐痛。这种韧带拉伸引起的腹痛，将会伴随怀孕的整个过程，并可能会随着临近分娩而加重

多伴有胸闷、气短、胸痛、打嗝、胃酸逆流等症状。因此，建议孕妇：少食多餐，少吃过甜、过辣、过黏的食物；饭后不要立刻平躺；尽量少弯腰以减轻胃酸逆流。

韧带有疼痛感

很多孕妇在这个月，即便是进行正常锻炼时，也会感到一阵疼痛突然袭来，甚至会迫使运动停止。这是因为，子宫两侧各附着一条与骨盆相连的圆韧带，当子宫增长时，圆韧带会被拉伸。因为这时逐渐变大的子宫还没有大到可以让骨盆承受它的重量的地步，整个子宫的重量都落在了圆韧带上，导致圆韧带拉伸变形。缓慢拉伸并不会给身体带来不适，但突然改变姿势时，就会出现类似的疼痛感。比如早晨，从床上坐起的动作，可能会使韧带拉紧，从

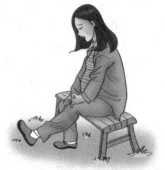

孕妇整个妊娠期都有可能会感到韧带疼痛，除了子宫日益变大的原因外，胎儿的位置与姿势也是引起准妈妈韧带疼痛的一个因素

而使髋骨两端，甚至背部感到阵痛。有些准妈妈在运动，甚至走路时，也会感到这种韧带痛。这种疼痛虽然对胎儿并没有什么伤害，但会令孕妇十分苦恼，严重时甚至不能忍受。下面有一些简单的方法，可以帮孕妇减轻或避免这种疼痛：

1. 早上起床前或晚上临睡前，平躺在床上，慢慢将双腿抬高，可以帮助拉伸韧带，增强韧带弹性

2. 变换姿势要缓慢，特别是由坐姿变成站姿和由躺姿变成坐姿时

3. 经常用热水袋热敷韧带和关节处，加以轻轻的按摩，可以缓解疼痛，增强韧带柔韧性

4. 多吃含有胶原蛋白的食物，增强肌肉弹性，比如多喝骨头汤

喜欢"宅"在家里

这个阶段，许多孕妇变得很"宅"，特别喜欢躲在家里。这是一种正常的心理表现，这是哺乳动物的筑巢本能在起作用。筑巢本能是妊娠晚期的一种下意识的反应，通常在怀孕 5 个月左右开始出现，在之后的几个月里，筑巢本能还会日益增强。

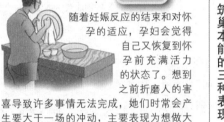

表现一

随着妊娠反应的结束和对怀孕的适应，孕妇会觉得自己又恢复到怀孕前充满活力的状态了。想到之前折磨人的害喜导致许多事情无法完成，她们时常会产生要大干一场的冲动，主要表现为想做大扫除，将家的里里外外进行清理

筑巢本能的三种表现

表现二

孕妇会渐渐发现自己不像以前那么爱热闹了。即使有朋友邀请，也不喜欢参加气氛活跃的团体活动，只愿意与几位闺中密友保持往来了。孕妇一感受到肚中小生命的活动，就会立刻想要回到舒适的家里，享受这种美妙感觉，这也是筑巢本能在起作用

表现三 还有少数孕妇仍想继续上班，但是觉得上班太累了，不是身体上的累，而是心理上的压力，所以就开始休产假，躲在家中尽情享受家的温馨和舒适，避开许多不必要的杂事，享受独处的乐趣，或是和准爸爸窝在家里进行胎教，或是邀请三五个好友来家中闲聊

开始下意识地关注小宝宝了

此时的孕妇可能会变得处处以自我为中心，特别关注腹中的宝宝，不会再轻易忘记定期做产前检查，进一步确定胎儿的成长状况，同时也较关心自己的作息规律会不会影响宝宝的健康和成长。这正是因为，当真切感知自己的身体正在孕育新生命后，孕妇心中也开始下意识地关注这个小家伙了。

大多数孕妇可能会想要独处，以便将全部精力放在胎儿身上。或许有很长一段时间，孕妇什么事都不想做，只想静静感受宝宝在肚中轻轻踢自己的感觉。

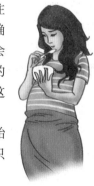

此阶段孕妇还会留心各种对自己和宝宝造成不良影响的因素，担心自己的一日三餐是否能满足宝宝的营养需求

莫名地恐惧

妊娠过程中，特别是到了怀孕中期，很多孕妇经常会为了一些说不上来的原因而感到恐惧，会突然感到胸闷气短、呼吸急促、心跳加快，有时还会觉得仿佛被什么东西勒住了脖子，喘不过气来，通常，半夜还会被这种恐惧感惊醒。如果准妈妈经常被恐惧折磨，应该怎么办呢？

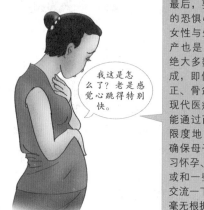

首先，要让自己放松，告诉自己"没什么好怕的"，是压力太大了，才会产生这种恐惧心理。这就要求准妈妈从心理上战胜自己，鼓励自己

其次，孕妇还可以做一些有利健康的活动，如编织、绘画，唱歌、散步等，尽量转移注意力。不要闭门在家，整日躺在床上，这样更容易胡思乱想

我这是怎么了？老是感觉心跳得特别快。

最后，要克服对分娩疼痛的恐惧心理。孕育后代是女性与生俱来的能力，生产也是正常的生理现象，绝大多数女性都能顺利完成，即使出现一些胎位不正、骨盆狭窄的问题，在现代医疗技术条件下，也能通过而合理手段，最大限度地降低孕妇的痛苦，确保母子安全。孕妇应学习怀孕、分娩的相关知识，或和一些有经验的妈妈们交流一下，不要胡乱猜疑，毫无根据地放大疼痛感

厌烦别人的建议

当亲友们得知你怀孕的好消息后，几乎所有人，包括从未生过孩子的人，都变成了孕产专家，她们都想对孕妇嘘寒问暖，并给她一些关于如何孕育宝宝的建议。有时候，孕妇会因为亲朋好友的关心感到高兴，但是有时候也会因此而感到厌烦，特别是当有人说起"如果你不这样做的话，宝宝就会可能……"这类敏感的话题时，孕妇可能会因此而恼火。其实准妈妈也没有必要太烦躁，大家毕竟都是好意，希望宝宝将来更健康、更聪明。这时，孕妇可以嘴上答应，事后对那些"离谱"的建议不予采纳，这样彼此都比较开心，还不会引发自己情绪的大波动，影响胎儿健康。

不过，大多数有孩子的妈妈们的经验之谈，对宝宝的成长发育还是有好处的。所以，应该认真分析这些建议。准妈妈应该遵照"取其精华，弃其糟粕"的原则，对那些无益的建议充耳不闻，对真正有益的建议虚心采纳。

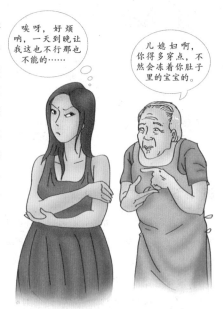

唉呀，好烦呐，一天到晚让我这也不行那也不能的……

儿媳妇啊，你得多穿着点，不然会冻着你肚子里的宝宝的。

此阶段的孕妇会特别讨厌亲朋好友的关心，尽管很想让这些"多嘴"的亲友们闭嘴，也要注意方式，不可言辞太过激，在打击大家热情的同时，影响自己的心情

第 2 节

孕 5 月的胎儿什么样

第 17 周

第17周，胎儿身长大约有15厘米，重约200克。在接下来的3周里，他将经历一个飞速成长的过程，体重和身长都将增加两倍以上。胎儿体内神经被一些脂肪类物质包围着，使神经绝缘，从而更加快速和通畅地传递使动作更加灵敏和协调的信息。孕期还没过一半的时候，胎儿看上去已经很像发育健全的小宝宝，甚至会吮吸手指头了。（见右图①）

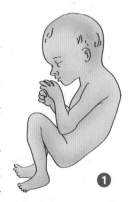

这时，连接胎儿与胎盘的脐带，发育得更完善，也能更好地为胎儿传送营养了。胎儿似乎特别喜欢活动手指，拉或抓住脐带，好像在做游戏呢。有时他还抓得特别紧，紧到只能有少量的氧气输送进子宫。准妈妈可不用担忧，他可聪明着呢，完全不会让自己不舒服的！另外，胎儿的骨骼也逐渐开始钙化，循环系统和排泄系统也完全进入正常的工作状态。肺也开始工作，他已经能够不断地吸入和呼出羊水了。

这时，准爸妈借助听诊器或是超声波仪器听到的胎儿的心跳，也更强更有力了。宝宝有力的心跳，预示着胎儿健康，发育正常。

第 18 周

第18周，胎儿身长大约有16厘米，体重约250克。胎儿的感觉器官已经进入发育的关键时期，大脑开始划分专门区域，分别掌管嗅觉、味觉、听觉、视觉以及触觉。而且胎儿薄而透明的皮肤下覆盖着清晰可见的血管，五官也已长到正常的位置。胎儿的眼睛已经成型，他的脸现在更像成人的脸了。（见右图②）

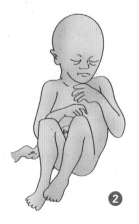

他的小胸脯不时起伏。这是胎儿在呼吸，但是这时胎儿口腔里充满了羊水而不是空气。此时宝宝的肺部虽然已经开始担任呼吸重任，但是肺泡还未发育成熟，还不能像成人那样工作。如果你怀的是女孩，她的阴道、子宫、输卵管等生

殖器官都已经发育完全，而且她卵巢里已经储存了一生所要排出的卵子，大约有600万个，到她出生时卵子的数目将逐渐减少到100万；如果是男孩，他的外生殖器已经清晰可见，当然有时也会因为胎位而被遮住。

此时胎儿在子宫内非常活跃，经常伸展胳膊、踢腿和翻身，力度也更大，准妈妈已经能清楚地感觉到了。这时，准妈妈就应该坚持每天数胎动了。孕妇对胎儿全神贯注时，可以感受到胎儿在宫内的各种姿态，这样会加强母子之间的情感交流。此时胎儿的感觉器官已经发育良好，比我们想象的还要敏感。什么都可以感应得到。如果准爸妈和他说说话，或是做些简单的游戏，他马上就会做出相应的反应。

第 19 周

第19周，胎儿的体重还在增加。身体表面出现了一层白色的、滑腻的物质，看上去滑溜溜的，这就是胎脂。它的主要任务是保护胎儿的皮肤，以免在羊水的长期浸泡下受到损害。很多宝宝在出生后身上还有胎脂残留。这些胎脂会在分娩后几小时由皮肤自行吸收。胎儿现在的肌肉已经足够结实，可以承受一些幅度较大的动作。胎儿的消化系统更加健全，已经能够从吞咽的羊水中吸收自己所需的水分，孕5月末，胎儿在1天之内可以吞咽大约500毫升的羊水。此外，胎儿的感觉器官每天都在发育中，味蕾也已经形成，大脑和神经终端发育良好，各种感觉都更加清晰。（见右图③）

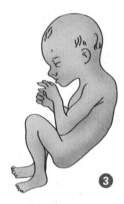

第 20 周

第20周，胎儿的体重大约已有350克，身长也有19厘米了。胎儿汗腺也发育完成了，虽然仍然可以看见皮肤下的血管，但皮肤已经不像之前那样薄而透明了。如果你怀的是男孩，他的睾丸在这一时期就会开始从盆骨向下降入阴囊，原始精子在睾丸里也已经形成。现在，胎儿的大脑开始迅速发育，特别是位于大脑中心产生脑细胞的生发基质，每天都分裂产生无数的脑细胞，是宝宝直立发育的关键时期。（见右图④）

对大多数孕妇来说，这个阶段是整个妊娠期最轻松的时候。肚子还不是很大，早孕反应也已经逐渐消失，准妈妈可以充分享受一下这个时期的轻松，因为进入孕晚期后身体会越来越笨重，行动也会越来越不便。此时孕妇可以为自己安排一次短途旅行，也可以选择这个时间为自己和未来的宝宝采购一些必需品，比如婴儿床、婴儿车，或者给自己添置两件漂亮的孕妇装，因为随着妊娠月份的增加，平时穿的衣服很快就穿不上了。

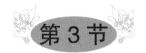

第3节
孕5月如何做胎教

几种有效的胎教方法

孕5月，胎动已经比较明显，胎儿的器官发育也比较成熟，这时是进行运动胎教的最好时机。准爸妈要有计划有意识地对胎儿提供有益且适当的刺激，促使胎儿对刺激做出相应反应，从而进一步刺激胎儿大脑功能和身体运动功能的生长发育。

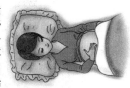

运动胎教应该安排在饭后1～2小时后，孕妇以最舒服的姿势躺下或坐着，用一只手按压腹部的一边，再用另一只手按压腹部的另一边，轻轻用力，感觉胎儿的反应。反复压几次，胎儿就会感觉到触摸，可能做出踢脚或抬臂的动作。此时可轻拍几下胎动部位。通常，一两分钟以后，胎儿会再次活动，这时再轻拍几下。拍打时，换换部位，胎动就会神奇地转向改变的部位，但注意改变的部位不要离上次胎动部位太远，拍的动作要轻柔。这种胎教每天1～2次，每次进行5分钟左右

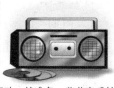

在做运动胎教的同时，可以做音乐胎教。可以为胎儿准备一首轻松舒缓的背景音乐；如果胎儿活泼好动，就准备一些节奏感较强的曲子；而对于比较安静的宝宝，则可播放一些旋律优美的曲子。这样不仅可以训练宝宝的听力，还可以陶冶宝宝的情操。当然也可以用一些节奏感强的音乐，引导宝宝跟着节奏"动"起来

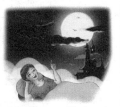

孕妇还可以试试想象胎教，就是利用想象的力量把一些事物的形象、感觉传递给胎儿。但是，孕妇不要总是想一些消极的事情，或是过于担心胎儿的健康，或是为家里的琐事感到头疼，孕妇应多观赏些美的、有感染力的事物，做一些有意义的事情，通过想象的力量来影响胎儿身体的发育和智力的开发

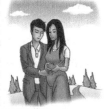

准爸妈还可以一起做散步胎教。散步可以给胎儿提供充足的氧气，有助于大脑发育，让胎儿变得更聪明。每天10～14点是一天当中子宫最放松的时间，是散步胎教的最佳时段

胎教要适度

适时做胎教不仅可以帮助宝宝开发智力，促进宝宝身体器官功能的发育，同时也可以增强准爸妈与胎儿之间的感情。但凡事都有个度，一旦过度，不仅达不到预期的目的，反而会导致不良后果。胎教一定要适度，不可累坏了宝宝。

胎教也并非越早做越好。只有在胎儿大脑、神经系统和感觉器官逐渐发育并趋于完备时，胎教才会真正发挥作用。

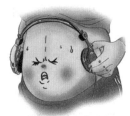

胎教不是越多越好。胎教要适量，要有规律，每次不要超过20分钟

第4节

这阶段还须关注的事

孕5月，等于进入了妊娠中期，发生流产的可能性很小，是相对安全舒适的阶段。但是，随着肚子逐渐变大，孕妇还是应该多加注意，保持身体健康，心情愉快，生下一个茁壮活泼的宝宝。

保持身心健康

这一时期，已经可以通过超声波听到宝宝的心跳，还可以看到胎儿的模样，这确实能给准爸妈带来喜悦和震惊。孕妇在亲眼看到肚子中的小生命时，自然而然会觉得保护胎儿是自己生活的首要任务。而孕妇心中产生这种特殊的责任感之后，伴随而来的是新的担心和焦虑。当然孕期适当的担心是有必要的，但是过于恐惧，就会影响母婴健康了，孕妇要学会自我减压。

在这个月里，不要让体重增长过快、过多，体重增加1千克是比较适宜的。

孕妇腹部不断增大，行动越来越不方便，还可能有出现妊娠斑、身体浮肿、静脉曲张等现象。孕妇一定不能因此而产生太大的心理压力，一定要知道这些都是孕期正常现象，要以积极的心态来面对这种压力。

孕妇可能还会出现牙龈肿痛、出血、牙周炎等不适，一定要注意做好口腔清洁工作，注意摄取富含镁、磷、维生素D的食物。

此时孕妇外阴和乳头皮肤更加敏感，油脂和汗液的分泌也比体表其他部位更加旺盛，潮湿的皮肤更容易滋生细菌，要经常进行清洗，保持干净爽洁。

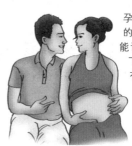

孕妇可以听些优美的乐曲，或是读本能让自己心情平静下来的书，如果有兴趣，还可以到大自然中去，呼吸下新鲜空气。孕妇还可以经常找处好朋友谈谈心，与丈夫交流，把内心的烦恼和忧虑说出来，释放过后心情就好了一大半。同时，孕妇要知道，自己的心情会直接影响胎儿的发育。为了宝宝的健康，孕妇一定要保持快乐的心情

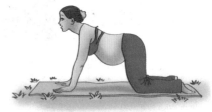

准妈妈不能因身体的变化而足不出户，适度的运动能让孕妇和胎儿更加健康；但也应注意运动强度，在运动之前，最好先咨询医生

清洗外阴时，一定不要使用过热的水，更不要用碱性洗液，用清水擦拭干净即可。乳头清洗完后，一定要涂抹有滋润作用的油脂，防止皲裂

注意饮食

孕妇要适当控制饮食，不应盲目追求高营养。如果营养补"过"了，孕妇有可能会患妊娠高血压、糖尿病等病症，而且营养过剩也会导致产下"巨婴"，不仅分娩痛苦，胎儿也可能会发育不良。

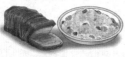

孕5月的饮食

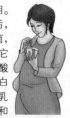

粗细均匀搭配。人体需要铁、锰、钴、铜、锌、碘等14种微量元素，它们虽然只占体重的0.01%，却是人体中必不可少的，对孕妇和胎儿来说更加重要。孕妇应该多吃些糙米、全麦面包等未经加工的食品，为身体注入全面的营养，防止微量元素缺乏症的发生

忌浓茶，少喝茶。茶叶中有咖啡因成分，每500毫升浓度较高的红茶大约含咖啡因0.06毫克。咖啡因可以使神经兴奋，孕妇摄入过多咖啡因，会通过胎盘影响胎儿的神经发育。长期饮用浓茶，摄入过量的咖啡因还可能导致胎儿发育不良，体重过低

酸奶更适合孕妇食用。酸奶是将牛奶消毒后，再加入适当的乳酸菌，衡温发酵制成的。它改变了牛奶原有的酸碱度，使其中的蛋白质结构变得松散，乳糖也分解成半乳糖和葡萄糖，更易被人体消化吸收。而且，乳酸具有抗菌性，多喝酸奶能对伤寒、痢疾以及肠道中的有害菌起到一定的抑制作用，从而预防某些疾病的发生。乳酸菌还能在肠道中合成人体必需的多种维生素

跌倒了也不必恐惧

一提起"跌倒"这个词，很多孕妇立刻就会想到流产。其实，在怀孕的前3个月，胎儿一直都被肌肉紧实的子宫包围着，外面还有骨盆和腹壁的保护，一般的不慎跌倒或滑到，基本上不会对胎儿造成伤害。但是到了孕5月，子宫增大，子宫底已经上升到骨盆的上方，因此骨盆就不能继续保护子宫及其中的胎儿了。腹部的隆起会挡住孕妇的视线，同时由于体形的巨大变化，身体重心也随之改变，此时孕妇已经不能很好地把握平衡了。这些都增加了孕妇跌倒的可能性。

如果孕妇不慎跌倒，也不要过于担心和恐惧。因为胎儿虽然没有骨盆的保护，但是还有子宫肌肉、腹壁、胎盘、羊膜和羊水等天然避震器安全地保护着。即使那些对母体有严重损伤的意外发生，胎儿也不一定就会受到伤害。羊水中的胎儿，就像盛满水的水瓶中的鸡蛋一样。只要将瓶盖盖紧，无论怎么用力摇晃，瓶子中的鸡蛋由于水的保护，几乎不会撞到瓶壁，受到伤害。羊水密度比纯水更大，更黏稠，因此对胎儿提供的保护就会更强。

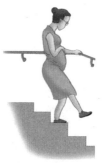

由于视线受到了腹部的阻挡，孕妇在行走或是上下楼梯时，就不能确定脚步落下的地方是否平整安全，很容易引起摔倒

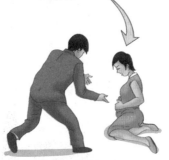

虽然胎儿一般不会因为孕妇的跌倒而受到伤害，但孕妇自己有可能会因此而受伤，因此仍然不能轻视。如果不小心扭伤了脚踝或膝盖，就需要及时治疗，避免骨骼或韧带受损

孕 5 月美食推荐

鱼香肝片

原料：猪肝 250 克，花生油、泡椒、葱、蒜、姜、酱油、醋、糖、盐、料酒、淀粉适量。

做法：将猪肝洗净切片，葱姜蒜洗净切末，泡椒切圈。将猪肝片加入料酒、盐、葱姜蒜末、泡椒圈腌制 30 分钟。淀粉中加入适量糖、盐、醋、酱油，加入少许清水，调匀成水淀粉。再将炒锅烧热，加入少许花生油，油热后，倒入腌制好的猪肝，快速翻炒，炒至猪肝伸展变硬后，倒入调好的芡汁，勾芡。翻炒均匀，出锅装盘，即可食用。

特点：颜色金红，质地细嫩。猪肝含有丰富的维生素 A 和优质蛋白，适于做孕妇补充营养的食材。

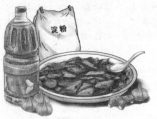

凉拌豆腐皮

原料：豆腐皮 250 克，菠菜、香菜、青椒、大蒜、醋、盐、香油适量。

做法：豆腐皮洗净，在开水中焯一下，捞出，沥干水分，切成细丝，凉凉备用。菠菜择洗干净，在开水中焯一下，捞出，沥干水分备用。香菜洗净切小段；大蒜加适量盐，捣成蒜泥。青椒洗净切丝。将豆腐皮丝、菠菜、青椒丝放入盆中，加入蒜泥、醋、香菜、香油，拌匀，装盘，即可食用。

特点：简单易做，清爽适口。豆制品中有丰富的优质蛋白和钙、铁等矿物质元素，以及大量维生素，可以为孕妇和胎儿提供充分的营养。

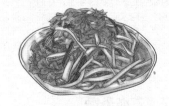

胡萝卜牛骨汤

原料：胡萝卜 2 根，牛骨 500 克，番茄 2 个，花椰菜、盐、料酒适量。

做法：牛骨洗净斩断，露出骨髓。胡萝卜洗净，去皮切块。番茄洗净切块。花椰菜洗净掰成小朵。锅中添适量水，放入牛骨，大火煮开，转小火，炖至汤色奶白，骨中骨髓流出，加盐调味。牛骨汤中放入胡萝卜块、花椰菜、番茄块，继续小火慢炖，至胡萝卜和花椰菜软烂，番茄溶化，即可食用。

特点：汤味诱人，营养丰富。胡萝卜中有丰富的胡萝卜素和维生素 A，牛骨含有大量的骨胶原及钙，经常食用这道菜可以帮助孕妇补充维生素和钙质。

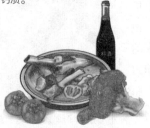

香椿饼

原料：新鲜香椿 150 克，鸡蛋 5 个，葱、盐、花生油适量。

做法：鸡蛋打成蛋液，加少许盐调味。香椿洗净切末，葱切末。将葱末和香椿末放入蛋液中，搅拌均匀。炒锅烧热，倒入少许花生油，转动炒锅，让锅底沾上油。油热后，倒入加有葱末和香椿末的蛋液，转动炒锅，让蛋液均匀平铺在锅底上。待蛋液略微凝固成饼状后，翻面，小火煎至另一面凝固，即可出锅食用。

特点：金黄滑嫩，清香味美。香椿含有丰富的维生素 C 和胡萝卜素等营养物质，有助于增强孕妇免疫力；鸡蛋含有大量人体必需氨基酸，蛋黄中的卵磷脂是促进胎儿大脑发育的重要物质，适合孕妇食用。

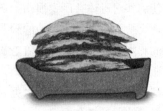

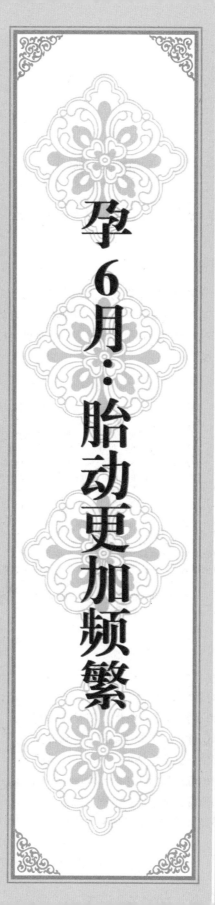

第七章

孕 6 月：胎动更加频繁

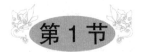

第1节

身心上的可能转变

胎儿的动作更大更频繁

通常，孕5月时，孕妇就可以感受到令人激动又难忘的第一次胎动了。而到这个月，胎儿的动作会越来越大，越来越频繁。而且基本上不需要屏气凝神去感觉了，也不是只有准妈妈才能感觉到胎动，其他人通过观察肚皮就可以看到宝宝在动，这种可以看得见的胎动更加直观。

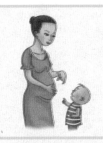

如果你还有大一点的孩子，他还没有感受过这个即将加入他们之中的小宝宝的活动，并因此充满了好奇，准妈妈可以把他的小手轻轻地贴在自己的腹部，让他感受那些胎动。也许他也会兴奋不已，期盼着小宝宝的下一次活动呢。这样的感受或许就会成为加深他们兄弟姐妹之间感情的纽带呢！

让家庭成员感受胎动

胎动，对很多准父母来说，不只是欣喜，也是一种享受。通常在早上起床前或晚上睡觉前，胎动会比较明显。准爸爸此时如果拥着妻子侧躺下来，就可以感觉到宝宝在轻轻撞击自己，那种奇妙的感觉，就像是一家三口相拥而眠，频繁胎动会让准爸爸产生和胎儿血脉相连的感觉。当胎儿活动时，很多准妈妈会觉得宝宝也是有意识的，可以感觉到他的存在、他的动作，可以听到他的声音，甚至感觉到他爱自己，心里顿时会涌起一种异样的幸福

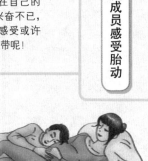

小腿抽筋更加明显

小腿抽筋是孕妇的常见症状。可能从怀孕中期开始，孕妇就会频繁受到小腿抽筋的困扰。随着妊娠期推进和腹部日益变大，这种状况可能还会加重。腿部抽筋可能是由于孕妇腹部增大，体重增加，腿部肌肉承受负荷太大而感到疲劳；也可能是由于不断增大的子宫压迫了向下肢输送血液的血管，使下肢血液回流缓慢；也可能是子宫压迫下肢神经，导致下肢肌肉麻木痉挛造成

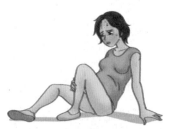

孕妇小腿抽筋大多发生在晚上，极大地影响着孕妇的睡眠质量

的；还有可能是由于到怀孕中晚期，胎儿骨骼发育需要大量钙质，导致孕妇体内钙质大量流失，使小腿抽筋更加明显。

即使你还没有受到小腿抽筋的困扰，最好也采取一些预防措施，改善腿部血液循环，减少小腿抽筋的发生次数。

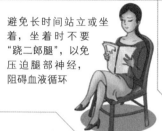
避免长时间站立或坐着，坐着时不要"跷二郎腿"，以免压迫腿部神经，阻碍血液循环

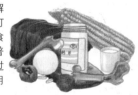
经常伸展小腿肌肉，活动脚踝，转动脚趾。保持适度锻炼的习惯，避免肌肉僵硬，促进血液循环

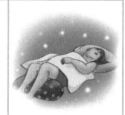
保证充足的睡眠，避免过度疲劳，不要熬夜。睡眠时采取左侧卧姿势，减少子宫对下腔静脉的压迫；也可以把腿垫高，比如在腿下放一个枕头，改善腿部血液循环

睡前用热毛巾敷小腿，缓解肌肉紧张。因为小腿抽筋可能是缺钙引起的。由于饮食习惯，中国人钙的摄入量普遍不高。因此，最好是通过食用含钙量高的食物或服用钙制剂来补钙

出现急躁情绪

孕6月时，孕妇的肚子更大了，这势必给行动带来更多不便，而且一些力所能及的小事也变得难以完成了。尤其是当有些孕妇出现一些妊娠并发症，如贫血、妊娠糖尿病等时，因为直接关系胎儿安全，孕妇经常会出现急躁情绪。而且，多出来的大把时间，还容易让孕妇觉得无聊，在消极意义上助长了急躁情绪的滋生。

其实，孕妇可以利用多出来的时间，充分地休养身心，或者做一些更有意义的事情。比如趁机学习一些新东西，或是使自己尽情放松，利用这段时间去散散步、喝喝茶，和朋友家人聊聊天等。

怀孕，为平时比较忙碌的女性提供了一个学习享受优质生活的机会。有些孕妇趁此机会参加各种培训班，及时"充电"，为产后继续工作创造了较高的起点。

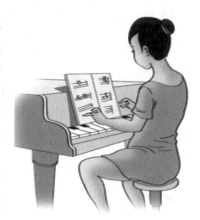
有的准妈妈在孕6月期间，特别喜欢弹钢琴，因为之前没有时间而被迫放弃梦想，现在机会终于来了。利用这段时间去学钢琴，不仅达成了自己的愿望，同时还可以对宝宝进行音乐胎教，可谓一举两得

只要有事可做，不去想那些让人烦躁的事情，都是好的。但是，孕妇也不要让自己太累了，在满足自己需求的同时，还要为胎儿着想。此时可以放慢生活的脚步，给自己创造一个平静快乐的怀孕期，这样也会更有利于准妈妈和宝宝的健康。

第 2 节

孕 6 月的胎儿什么样

第 21 周

第 21 周，胎儿身长约为 21 厘米，体重为 450 克左右，身体比例越来越匀称了，看起来就像一个婴儿的"缩小版"，但透明皮肤下的骨骼和脏器依然清晰可见。此时因为皮下脂肪储备不足，胎儿的皮肤红红的，而且皱巴巴的，像个小老头。可不要觉得宝宝丑，皮肤上的褶皱是要等待皮下脂肪充满的，等脂肪充满后，皮肤就变得光滑而有弹性了。胎儿的嘴唇、眉毛和眼睫毛已清晰可见，视网膜也已形成。内耳骨也已经完全钙化，因此胎儿听觉更加敏锐，已经可以分辨出来自子宫外的各种不同声音了。

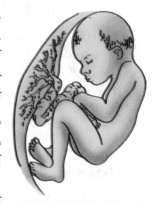

此时子宫是个大而复杂的器官，为胎儿的迅速发育提供养料

胎儿的胰腺及其他腺体正在稳定发育。胎儿的牙龈下面，恒牙的牙坯也开始发育，为宝宝将来能长出一口好牙，此时孕妇要多补充一些钙质。

这个时期令人欣喜的是，胎动的次数有所增加，而且更加明显。准爸妈现在可以试着和腹中的胎儿做做游戏，当他将肚皮顶起一个小鼓包时，可以用手抚摸抚摸"鼓包"，也可以轻轻推一下，看胎儿会有什么反应。如果经常这样做，胎儿可能会发现这是个有趣的游戏，会乐此不疲呢！

第 22 周

第 22 周，胎儿身长约为 22 厘米，体重为 540 克左右。这时胎儿的肺部发育基本完成。胎儿如果此时娩出，已经有在新生儿重症监护室内存活下来的可能了，成活概率为 20%～25%。这一时期，胎儿继续吸入呼出羊水，增强肺部功能，练习呼吸。为了吸进和排出气体，胎儿肺部已经形成了气体通道，肺部血管和肺泡也已经开始形成，以便将来完成交换氧气，再把氧气运送到全身的任务。同时，肺部细胞开始分泌表面活性剂，隔离肺泡。

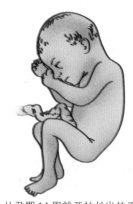

从孕期 14 周就开始长出的手指甲，此时快要长到手指尖了

研究发现，第 22 周，胎儿的手和成人一样，开始向眼和嘴的方向有计划地运动，首先是快速移动，当手靠近眼睛或嘴巴时，放慢速度。这也许是胎儿从之前的活动中积累的经验。

第 23 周

第 23 周，胎儿的身长约 24 厘米，体重可以达到 700 克了。现在胎儿除了伸胳膊、踢腿，还学会了抱脚和握拳。胎儿肺部血管继续发育，鼻孔也已经张开了，他开始到处嗅来嗅去，似乎是在寻找自己最喜欢的味道。同时，胎儿口腔和嘴唇区域的神经会越来越敏感，而这正是为了出生后来到这个新世界寻找妈妈的乳头做准备。这一基本动作胎儿在子宫内就开始练习了，难怪出生后的小宝宝觅食的动作那么熟练呢。

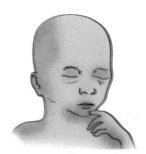

胎儿具备了听力，也可能有了味觉；他的眼睛虽然还闭着，但是已可以分辨出光线的明暗

这时，胎儿最重要的生命线——脐带变得更加厚实而且有弹性了，脐带里一条静脉和两条动脉的表层附着着一层结实的胶状物质，可以防止脐带缠绕或打结，造成胎儿缺氧窒息，可以保证胎盘和胎儿之间血液畅通，使胎儿发育得更加苗壮、健康。

此外，这个时期胎儿还会经常性地打嗝。孕妇可能会感到腹中的胎儿有时会出现有规律的跳动，但这种跳动又不同于胎动，不要担心，这是宝宝正在打嗝。胎儿每次打嗝可能会持续 2～5 分钟，有时候可能会更长一些。打嗝是正常的现象，而且可以锻炼胎儿的肺部。

第 24 周

第 24 周，胎儿身长约为 26 厘米，体重约 910 克，胎儿的肺部继续发育，脊柱变得更加强壮了，但是还不能支撑正在成长的身体。这时，准爸爸不需再借助超声波，只需把耳朵贴在孕妇肚子上，就可以听到胎儿有力的心跳了。这个时候胎儿大脑发育日益成熟，能对外界的触摸做出反应，是进行抚摸胎教和运动胎教的最佳时机，准爸妈通过抚摸，可以激发胎儿运动的欲望。研究表明，出生前经过了拍打、触压等肢体训练的胎儿，出生后肌肉更加强健，而且能比其他的孩子更早些学会翻身、爬行和走路的动作。

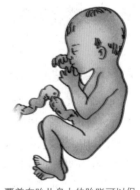

覆盖在胎儿身上的胎脂可以保护胎儿，使其不受羊水的影响

这时胎儿已经有呼吸的动作了，只是呼出吸进的还是羊水。这时，胎儿对外界的声音更加敏感。他可以分辨准爸妈说话的声音、妈妈心跳的声音和肠胃蠕动时发出的咕噜咕噜的声音。而飞机发出的轰鸣声、震天的音响声、刺耳的电钻声，都会使胎儿躁动不安。因此，孕妇要远离噪声污染区，给宝宝提供一个舒适安静的环境，让他更健康地成长。

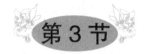

第3节

孕6月如何做胎教

轻拍腹中的宝宝

进入孕6月，胎儿的嗅觉、听觉、视觉以及触觉都已经发育得很好了，他不仅可以听到准爸妈的说话声，还可以感觉到准爸妈的抚摸。这时，准爸妈可以配合一些优美的音乐，轻轻拍打抚摸腹部，激发胎儿伸展拳脚做出回应。同时，这样做也是为将来安抚哭闹的宝宝做准备，因为宝宝已经适应了这个轻拍动作。但做抚摸胎教得注意以下几方面。

每天21～22点是进行抚摸练习的最佳时间，因为这时胎儿精神状况好，活动比较频繁

如果孕妇有流产、早产迹象，就不要再进行抚摸和拍打了，以免造成严重后果

抚摸过程中胎动频繁强烈，说明胎儿觉得不舒服，应该立刻停止抚摸

整个怀孕过程都适合抚摸腹部，但是38周以后，不宜再进行抚摸胎教

抚摩孕妇腹部时要动作轻柔，不可用力拍打按压，以免造成子宫收缩，引发早产

抚摸过程中要充满爱意，保持良好的精神状态，经常性的情绪不佳和精神紧张容易影响胎儿的情绪和健康

轻拍胎儿的动作要有节奏感，时间不宜过长，以每次5～10分钟为宜。刚开始每周3次左右，循序渐进，依照具体情况逐渐增加次数

色彩环境能促进胎儿发育

每个人心中都会有自己特别钟爱的色彩，女性怀孕之后，对色彩特别敏感，看到偏爱的颜色会心情愉悦，而看到讨厌的颜色则会闷闷不乐，甚至烦躁不安。那么，准爸妈们该如何选择合适的色彩促进胎儿发育呢？

孕妇居室的色彩应简洁、柔和、清新。乳白色可给人干净、朴素、直率、纯洁的印象，淡蓝色、淡紫色则让人觉得深远、幽静，而粉红色、橘黄色、黄褐色会给人健康、活泼的感觉。孕妇从紧张单调的工作环境回到轻松活泼的居室环境中时，精神得到放松，体力也得

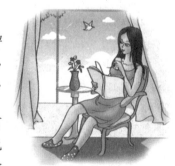

研究表明，长期处在淡蓝色、粉红色和其他一些温柔色调的环境中，人们通常比较安静，性情也比较随和

到了恢复，情绪会逐渐稳定。此时，宝宝也会随着周围环境的改变而活跃起来。

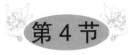

第4节

这阶段还须关注的事

注意健康饮食

孕6月，孕妇要通过饮食均衡摄取各类营养成分，确保母婴健康。这一时期是胎儿骨骼和血液发育的时期，铁、钙和蛋白质的摄入量应该适当增加。由于这段时间孕妇很容易便秘，应该多吃一些富含纤维素的蔬菜和水果，酸奶有助于胃肠蠕动，应当多饮用。

这个月，孕妇的日常饮食应该注意多样化，不可偏食。除了五谷杂粮和蔬菜瓜果外，孕妇还可以适当食用一些蜂蜜。

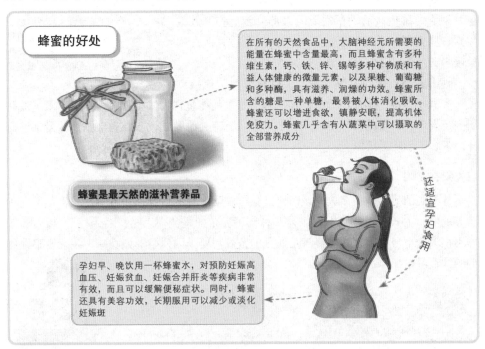

蜂蜜的好处

在所有的天然食品中，大脑神经元所需要的能量在蜂蜜中含量最高，而且蜂蜜含有多种维生素，钙、铁、锌、锡等多种矿物质和有益人体健康的微量元素，以及果糖、葡萄糖和多种酶，具有滋养、润燥的功效。蜂蜜所含的糖是一种单糖，最易被人体消化吸收。蜂蜜还可以增进食欲，镇静安眠，提高机体免疫力。蜂蜜几乎含有从蔬菜中可以摄取的全部营养成分

蜂蜜是最天然的滋补营养品

还适宜孕妇食用

孕妇早、晚饮用一杯蜂蜜水，对预防妊娠高血压、妊娠贫血、妊娠合并肝炎等疾病非常有效，而且可以缓解便秘症状。同时，蜂蜜还具有美容功效，长期服用可以减少或淡化妊娠斑

除了要注意饮食营养全面外，也要限制食用一些不利于健康的食物，如辣椒、胡椒等辛辣食物，还要限制饮用咖啡、浓茶、酒精饮料等，因为这些东西有刺激神经兴奋的作用，不利于孕妇休息。即使孕妇的口味很重，也必须控制盐的摄入量，以免加重肾脏的负担或引发妊娠高血压。

戒除不良饮食习惯

不可随意节食

有些孕妇觉得自己怀孕后，体重增加得太多，就想要通过节食来减肥。尤其是一些年轻的孕妇，害怕怀孕会影响自己的体形，担心产后不能恢复。

专家指出，孕妇节食会减少能量和蛋白质的摄取，而这两种营养物质是胎儿生长发育及新陈代谢过程中必不可少的。孕妇因节食而营养不良，将会增加胎儿后天患心脏病、糖尿病以及其他疾病的概率。

孕妇节食会造成自身营养不良，导致新生儿体重下降和早产儿增多，或是胎儿和新生儿死亡率增高。同时，孕妇营养不良而贫血，会使胎儿摄取不到器官发育必需的铁，也患上贫血症。孕妇营养不良还会造成胎儿脑细胞发育迟缓，影响胎儿智力水平。

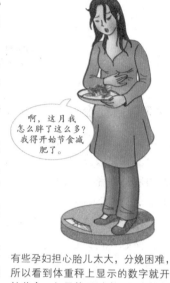

有些孕妇只吃很少的主食或是不吃主食，这会使孕妇缺乏维持生命活动所需的大部分能量和 B 族维生素、膳食纤维等。缺乏热能和蛋白质会导致胎儿生长缓慢，甚至停止发育。

有些孕妇担心胎儿太大，分娩困难，所以一看到体重秤上显示的数字就开始节食。如果体重过大，适当控制饮食也是可以的，但是孕妇不正确的节食会对自身健康和胎儿发育造成不良影响

还有些孕妇孕前就偏食挑食，怀孕后口味更挑剔了。大家要知道，至今还没有任何一种天然食品能包含人体所需的全部营养素。最新研究还发现，母亲的口味可以通过羊水和母乳遗传给胎儿，胎儿也会因为偏爱某种口味而偏食，影响后天发育。

避免狼吞虎咽

快节奏的生活让很多人吃饭时喜欢狼吞虎咽。其实，这样非常不好，不仅不利于营养的吸收，长此以往，对胃也是一种伤害。孕妇是"一人吃，两人补"，摄入的营养不仅供给自身，而且要保证满足胎儿的营养需要。因此孕期妇女一定要改变狼吞虎咽的饮食习惯。

首先 狼吞虎咽使食物没有经过充分咀嚼，就直接进入胃肠道，食物与唾液中消化酶的接触面积会大大缩小，这样势必影响食物与消化液的融合，有一部分营养就不能被人体吸收，从而降低了食物的营养价值。即使吃再多的食物，再多的补品，如果没被吸收，都是浪费。而且，最重要的是，孕妇狼吞虎咽会使胎儿因为吸收不到充足的营养而发育不良，甚至出现发育畸形

其次 人体进食后，消化液中的各种消化酶将食物的大分子结构分解为小分子结构，方便人体消化吸收。慢慢将食物磨碎，可以延长消化液分泌的时间，使消化液增多，有利于人体从食物中摄取更多的营养。细细咀嚼食物时分泌的胃液，比食物没经过充分咀嚼就直接进入胃中时分泌的胃液更多。所以，孕妇吃饭时一定要细嚼慢咽，保证营养充分吸收

食物咀嚼得过于粗糙，会加重胃的负担，让胃花更长时间，更多能量，蠕动磨碎本该牙齿磨碎的食物。这容易造成胃胀气和食欲减弱

最后 吃饭时狼吞虎咽，未经充分咀嚼的食物棱角会损伤食道壁和消化器官黏膜，长期如此下去易患肠胃道疾病

因此，为了自己的健康，更为了胎儿的健康，孕妇吃饭时一定要养成细嚼慢咽的好习惯，每口饭至少咀嚼20下再下咽，让身体更好地吸收营养，为胎儿的健康成长提供保障。

孕 6 月的运动

孕 6 月时，准妈妈们不妨做一些放松伸展运动。怀孕期间，随着胎儿发育，孕妇下背部以及骨盆的肌肉会拉紧，重心前移，就需要将腰部后仰，挺着肚子保持平衡，颈部、肩部、背部以及手腕、手肘所承受负荷要比平常严重得多。适当地做些简单的放松伸展运动可以帮助缓解这些痛苦。

颈部
缓解颈痛。孕妇以舒适的姿势或站或坐，脖子挺直，目视前方。颈部向左边倾斜，使左耳尽量贴近肩膀，坚持10秒钟，再将脖子慢慢恢复挺直状态。然后向右做同样的动作。重复动作10～15次

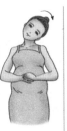

肩部
缓解肩痛。孕妇以舒适的姿势或站或坐，挺直腰部，头部端正，做耸肩动作，使双肩尽量贴近耳垂，坚持10秒钟，放松两肩。重复做10～15次

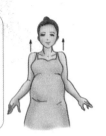

臀部
孕妇以舒适的姿势，盘腿坐好，左脚在前，右脚在后，右手掌触地。深吸气，呼气的同时，右肘慢慢弯曲，身体向右倾斜，同时左手按住左膝，使其尽量不移位。再深吸气，恢复盘腿坐姿势。身体另一侧动作与上述动作相反

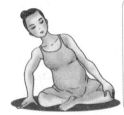

腿部
孕妇以舒适的姿势仰卧，右手肘弯曲，枕在头部下方，右腿自然伸直，左腿稍微弯曲。深吸气，用左手抓住左脚踝，呼气的同时，将左脚向后拉，尽量使脚跟与臀部接触，然后坚持10秒钟。身体另一侧动作与上述动作相反

手腕及手肘
孕妇以舒适的姿势或站或坐，双手在胸前合十，小臂与地面保持平行。手腕下压至小臂有肌肉有伸展感，坚持10秒钟，恢复准备动作。重复动作10～15次

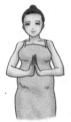

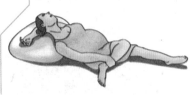

以上各身体部位的放松伸展运动并不一定适合每一个孕妇，如果孕妇在练习时感到身体不适，应立即停止，再选择其他适合自己的运动项目。

孕 6 月美食推荐

糖醋佛手

原料：海蜇皮 250 克，胡萝卜 3 根，醋、盐、糖、葱、姜、香油适量。

做法：将海蜇皮水发，刮去红皮，洗净，切成长方块，再切成梳子状，放入 70℃左右的水中略焯一下，浸入凉水浸泡，待海蜇皮卷起呈佛手状即捞出，沥干。胡萝卜洗净去皮，切片后，再切成梳子状，加盐腌制 10 分钟，沥干。葱姜洗净，姜切末，葱切丝。海蜇皮、胡萝卜、葱丝、姜末放入一只碗中，加入适量糖、盐、醋、香油，拌匀即可装盘食用。

特点：色泽鲜嫩，酸甜可口。海蜇皮含有丰富的矿物质和维生素，有利于孕妇健康和胎儿发育。

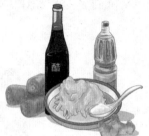

红烧肉

原料：带皮猪后腿肉 500 克，花生油、料酒、糖、大料、葱、姜、酱油、盐适量。

做法：将猪肉去毛洗净，切成边长 2 厘米左右的正方体小块，在开水中焯一下，去除血水，加入酱油、料酒、盐腌制 30 分钟。葱切段，姜切片。炒锅中放入适量花生油，油热后，放入腌制好的肉块，炸至肉皮红亮，捞出，沥干油备用。将炒锅烧热，加入少许花生油，油热后，放入葱段、姜片炒香；放入炸好的肉块，翻炒几下，加入适量清水，大料、酱油、盐、料酒、糖，大火烧开后，转小火，炖至肉烂熟即可。

特点：入口即化，味道鲜美。猪肉富含蛋白质、钙、铁等矿物质，肉皮还含有大量胶原蛋白，是补脑和美容的佳品。孕妇经常食用可以促进胎儿大脑发育，还可防治孕期皮肤问题。

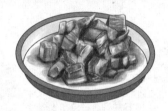

油菜海米

原料：油菜 250 克，海米、花生油、糖、盐、葱、姜适量。

做法：将油菜择洗干净，一叶一叶分开，为方便食用，也可切段；海米泡发洗净。葱姜洗净，葱切丝，姜切末。炒锅烧热，放入少许花生油，油热后，放入葱丝、姜末炒香，再放入油菜迅速翻炒，至油菜断生时，加入海米，继续翻炒，加盐、糖调味，翻炒均匀后，即可出锅装盘。

特点：颜色诱人，清淡可口。油菜含有丰富的维生素，叶酸和铁的含量尤其丰富，海米还含有大量钙质，孕妇经常食用，对胎儿骨骼发育有促进作用。

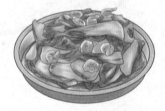

鸡脯香菇

原料：鲜香菇 250 克，鸡脯肉 250 克，冬笋、小青菜、姜、葱、料酒、盐、水淀粉、花生油适量。

做法：将香菇去腿，洗净切片；鸡脯肉洗净切片，冬笋切片；小青菜洗净分成一叶一叶的；葱、姜洗净切丝。炒锅烧热，加入少许花生油，油热后，加入葱、姜丝炒香，然后放入鸡肉，加料酒翻炒，五成熟时，倒入香菇片，翻炒几下，加入小青菜和少量清水，略炖 10 分钟，用水淀粉勾芡收汁，加盐调味，即可出锅装盘。

特点：味道鲜美，营养丰富。鸡脯肉含有丰富的蛋白质，脂肪含量却很低，而且此菜营养搭配均衡，适合孕妇补充营养。

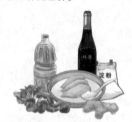

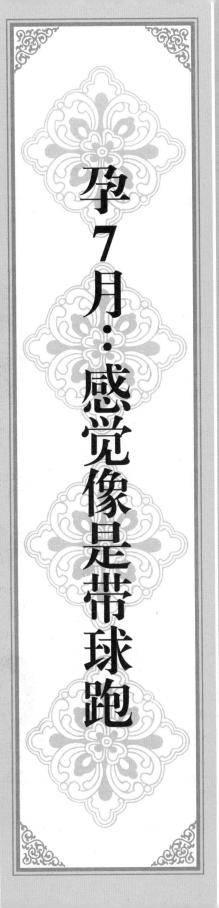

孕 7 月：感觉像是带球跑

第八章

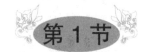

第 1 节

身心上的可能转变

胎动更加频繁了

孕 7 月，孕妇虽然身体依然存在不适，但是痛苦的同时也有很多的快乐，因为这时胎动更频繁了。

研究发现，胎动最频繁的时期是孕 7 月，而且半夜和清晨时最明显。一般情况下，从午夜到清晨 6 点，胎儿会在妈妈的肚子里尽情玩耍，做体操、打拳、踢腿、翻身等都是他的最爱。

这时，胎儿的四肢更长了，而且也更加强壮了，孕妇可以明显感觉到他动作的力度越来越强。在接下来的几个月里，这种撞击会越来越严重，孕妇不用担心胎动对肋骨的撞击会造成肋骨的损伤，因为随着胎儿的成长，子宫内的空间会越来越小，胎儿的活动也受到了很大限制，正可以抵消胎儿活动的力量。研究也发现，在之后的 2 个月中，胎动会比这个月少一些。

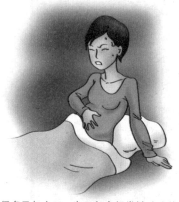

很多孕妇表示，自己午夜经常被胎儿的活动弄醒，有时候还要和他玩一会儿

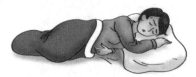

频繁的胎动可能会导致某些孕妇侧睡时肋骨疼痛。但要坚持左侧卧，不仅能保证胎儿的氧气供应，还能帮助胎儿转向正确的胎位，有利于顺利生产

胎儿真的会打嗝

说起打嗝，每个人都发生过，但是，听说孕妇腹中的胎儿也会打嗝，大家就会觉得很新鲜。其实，孕妇感觉到的不同于胎动的腹部阵发性跳动，就是源于胎儿在打嗝。一般来说，胎儿打嗝没有规律可循，每天 1～5 次不等，95% 的胎儿打嗝的频率为每分钟 10～15 次，频率低的少于 10 次，频率高的可达 50 次以上。

研究认为，胎儿打嗝是呼吸功能发育的一种特殊形式，是胎儿在练习呼吸。胎儿打嗝时，孕妇会感觉到腹部跳动，而这种跳动又不同于一般的胎动，

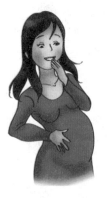

有研究认为，胎儿打嗝可能是进食动作的一种早期练习，就像孩子学习走路之前要先学习爬行一样。新生儿吮吸乳汁的动作与打嗝很像，都是在肌肉运动时关闭神门，防止乳汁进入肺部

因为这种跳动比较有规律。有些孕妇对此不了解，还会怀疑是胎儿在不断抽搐，或是胎儿心跳异常呢。有些不合格的产科医生对胎儿打嗝也没有足够的认识，觉得是胎儿缺氧造成的胎动，不负责任地让孕妇吸氧、用药，加重孕妇的精神负担，对胎儿造成不良影响。

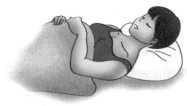

当宝宝频繁打嗝时，如果准妈妈换个姿势睡，打嗝现象会缓解。你可以换个姿势，这样宝宝在妈妈的肚子里才会舒服。用手轻轻抚摸腹部安抚胎儿，也可以减少胎儿打嗝的现象

其实，胎儿打嗝是正常生理现象，出现后孕妇不用紧张，因为这对孕妇本身和胎儿都没有不良的影响；而且，打嗝对胎儿是一种十分有益的运动，就像一个肺部的体操，能够帮助胎儿练习肺活量，有利于宝宝的生长发育。

孕妇还可以利用胎儿打嗝发生的位置，来感受胎位的变化。如果这种打嗝的位置过高，就有可能是胎位异常，这时应该及时就诊。

心脏负荷更重

妊娠期间，孕妇体内的血液量会增加，以满足身体不断增加的氧气与营养物质需求，而此时心脏负担就比平常大得多。随着妊娠期推进，子宫逐渐变大，压迫心脏和肺，更使心脏负荷加重。尤其到了怀孕中晚期，孕妇身体内的血液量会是未怀孕时的1.5倍左右，因此需要心脏更快地跳动。这时孕妇的心跳大约每分钟增加10次，同时每次心跳挤压出的血液也比之前多1/3。很多孕妇到了怀孕中晚期都会觉得心脏负荷加重了，甚至出现心悸。有时候即使什么事情也没做，只是安静地坐着，也会出现心悸。

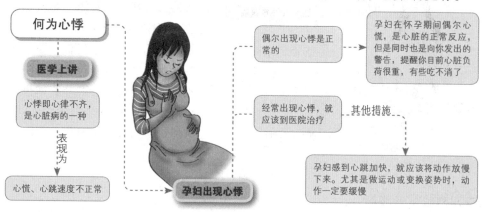

何为心悸

医学上讲

心悸即心律不齐，是心脏病的一种

表现为

心慌、心跳速度不正常

孕妇出现心悸

偶尔出现心悸是正常的

孕妇在怀孕期间偶尔心慌，是心脏的正常反应，但是同时也是向你发出的警告，提醒你目前心脏负荷很重，有些吃不消了

经常出现心悸，就应该到医院治疗

其他措施

孕妇感到心跳加快，就应该将动作放慢下来。尤其是做运动或变换姿势时，动作一定要缓慢

此外，孕妇还应保持乐观稳定的精神状态，避免受到惊吓。生活要有规律，饮食有节，多吃营养丰富且容易消化吸收的食物，戒除烟酒、浓茶。

呼吸急促是正常现象

孕7月，孕妇感到呼吸急促是正常现象，因为这时子宫逐渐增大，将横膈膜向胸腔方向压迫，因此胸腔变窄，使肺部扩张的空间变小了。随着子宫的不断增大，它所

占的空间也越来越大，胸腔进一步变窄，甚至会导致孕妇呼吸困难。

此外，妊娠期间是"一人呼两人吸"，身体需要的氧气增多，使孕妇不得不加快呼吸。这时候，孕妇肺活量会增加，而且呼吸的效率也更高，可以吸入更多的空气来满足自身及胎儿的氧气需求。但是，还是有很多时候，孕妇甚至觉得吸进来的空气不够用。

到了妊娠晚期，因为过大的子宫限制了肺部每次呼吸时的扩张能力，为了弥补肺部扩张的缺失，孕激素会刺激孕妇更多地呼吸，并呼吸得更深。因此，孕妇呼吸会变得更加急促。如果孕妇觉得有点喘不上气来，可以试试下面的方法。

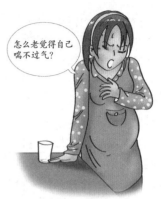

怎么老觉得自己喘不过气？

孕妇觉得上气不接下气，并不是自己或胎儿缺氧，是因为自己的肺被压迫得没有足够的扩张空间了，身体在提出抗议

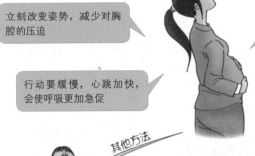

立刻改变姿势，减少对胸腔的压迫

行动要缓慢，心跳加快，会使呼吸更加急促

找出呼吸顺畅的姿势。一般来说，躯干伸展比窝成一团或弯曲着呼吸更加顺畅一些。比如挺直身体，肩膀打开，会扩大胸腔容积，这样比半躺着要舒服很多。睡觉时取左侧卧姿势，可以减小对肺部和心脏的压力，也比其他姿势舒服一些

其他方法

练习分娩呼吸法

呼吸时，保持全身放松，尽量拉长吸气、呼气的过程，保证吸入最多的空气，呼出最多的二氧化碳，不仅可以减轻上气不接下气的状况，还可以为日后分娩做好准备

此外，天气闷热或空气不流通，也会造成呼吸困难。孕妇应避免去拥挤的公共场所，封闭性场所更不要去，要多到户外呼吸新鲜空气。如果只是偶尔地呼吸短促，孕妇也不要紧张，可以试着自己调节呼吸方式，一般很快就会好转。如果现象很严重，同时还伴有胸部疼痛、心跳加快，而且经常发生，就应该及时就医。

脸和眼睑常会肿胀

有些孕妇一觉醒来，会发现自己的脸发肿，特是眼睑处，但是昨晚睡觉前并没有喝水，怎么会有肿眼泡呢？一些特别爱美的准妈妈会因为脸部肿胀而不敢出门，不敢见人。其实，这也没什么，别人不会因为怀孕引起的任何身体变化而嘲笑孕妇。孕妇也不必忧心忡忡，脸部肿胀是怀孕

如果孕妇出现水肿的同时，发现体重增加过快，比如一星期体重增加超过1000克，就有病理性水肿的可能，需要及时就医

期间多余的水分没有排出去，而聚积在表皮下方造成的。这是怀孕期间众多无害肿胀的一种，不用为此感到惊慌。而且，起床后，地心引力会帮助我们排出这些多余的水分。

但是，如果孕妇发现脸、手、脚，甚至全身都出现了严重的水肿，她所面对的就有可能不是正常现象了。一般来说，孕妇水肿常发生于小腿、脚踝和关节处，如果是全身性水肿，则为异常现象。

四肢肿胀

怀孕期间，孕妇不仅脸部会出现肿胀，手部、脚部、腿部也会肿胀。其实，孕妇不必为此感到烦恼，正是这些水分保证了各项生命活动的正常进行。即使是身体健康的孕妇，体内也会有液体滞留，特别是到了怀孕后期。从孕5～6月开始，孕妇就开始出现手、脚、腿部浮肿，而且随着时间的推移，肿胀会越来越厉害。主要是因为地心引力一整天都在发生作用，导致体内液体越积越多。另外，日益增大的子宫影响腿部血液循环，也会造成体液滞留。

女性在怀孕期间的肿胀有正常与不正常之分，因此一定要学会区别。

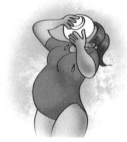

怀孕时，激素会使孕妇感到口渴，补充大量水分。同时，孕妇的身体也会利用这些水分来补充羊水，增加血液里的水分，帮助肾脏将身体内的废物排出去，同时满足胎儿成长需要

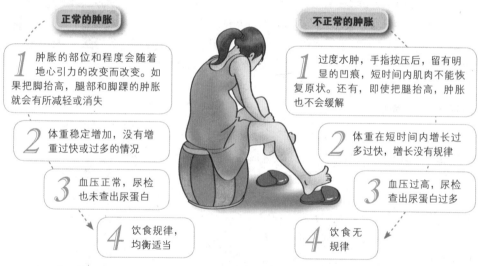

正常的肿胀

1 肿胀的部位和程度会随着地心引力的改变而改变。如果把脚抬高，腿部和脚踝的肿胀就会有所减轻或消失

2 体重稳定增加，没有增重过快或过多的情况

3 血压正常，尿检也未查出尿蛋白

4 饮食规律，均衡适当

不正常的肿胀

1 过度水肿，手指按压后，留有明显的凹痕，短时间内肌肉不能恢复原状。还有，即使把腿抬高，肿胀也不会缓解

2 体重在短时间内增长过多过快，增长没有规律

3 血压过高，尿检查出尿蛋白过多

4 饮食无规律

无论水肿是否正常，孕妇都会感到不适，下面的方法可以缓解腿部和脚部肿胀：

1. 要避免长时间坐着或站着不动，要经常活动四肢。坐着时不要跷二郎腿

2. 坐下时，要放松身体，同时垫高双脚，促进下肢血液回流

3. 保持适当的运动。骑自行车、游泳、散步是不错的选择，它们都可以促进四肢血液循环

4. 养成好的生活习惯。饮食合理、作息规律是身体健康的必备条件。每天至少摄入 2000 毫升水，不要因为受水肿困扰而减少水分摄入，尤其在天气干燥的季节，更要补充大量的水分

变得又呆又笨了

胎儿的成长使孕妇行动不便，孕激素的不断分泌使韧带变得松弛，再加上健忘，这一时期，孕妇简直觉得怀孕让自己变得又呆又笨。很多孕妇会觉得自己动作迟钝，身手不如之前敏捷了，而且很容易碰到各种障碍物，有时候自己也觉得莫名其妙：为什么会变得这么笨呢？即使走路时两手叉腰，使出浑身力量，速度还是慢得不行。这些失态是增加的体重，笨拙的体形，松弛的韧带和肿胀的肌肉造成的。孕妇的这种肌肉不受控制的状态，让她们在陌生的环境里，或是拿刀具、端热水、下楼梯的时候，特别容易发生危险。这个时候，孕妇恐怕要避免光顾瓷器店之类的地方了，因为说不定就会"闯祸"呢。

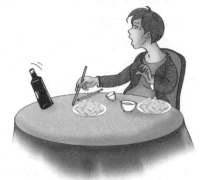

孕妇有时候在跟大家一起用餐时，觉得自己的手好像不受控制，连筷子都拿不住，觉得很尴尬。其实，这是正常现象

除了暂时失去手和脚的灵敏，孕妇大脑似乎偶尔也会出现"短路"，常常会在和朋友交谈，说了一半就忘了谈话的主题。其实，这些正常的健忘只是为了提醒孕妇把精力集中在胎儿身上，其他的事情都可以暂时放下，等分娩之后，一切都会恢复正常的。

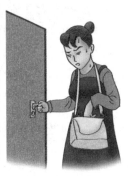

有时，孕妇会出现一只手拿着钥匙，另一只手却在包里乱翻寻找钥匙的大脑"短路"现象，不用担心，这只是孕期的正常反应

幸福感油然而生

这一时期，孕妇在展现自己怀孕体态的同时，心中会很自然地升起一种前所未有的自信与骄傲的情绪，巴不得全世界的人都知道自己正在孕育新生命。这是一件多么神圣而神秘的事情啊！想到这里，很多孕妇内心会不由自主地涌起一种幸福感。

这时的丈夫对妻子也更加体贴，很多孕妇会觉得好像又回到了恋爱的时候，对生活充满了信心，甚至希望这种时刻被幸福包围的感觉永远持续下去。

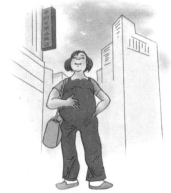

孕妇两手扶腰一摇一摆走在大街上的时候，虽然可能会觉得有点累，但是这依然不会影响她们内心的喜悦

怀孕带给孕妇的幸福感甚至会让她们忘记过去几个月的折磨和烦恼，以及即将来临的分娩痛苦。这种幸福的来临让许多爱美的女性、爱玩的女性心甘情愿地放弃自己喜欢的生活，安静下来，耐心等待宝宝的到来。即使是身材走样、不施粉黛、生活单调乏味，都无法阻止她们等待十个月。

时不我待，只争朝夕

孕7月，有些孕妇会觉得，临近分娩，要趁现在还有些体力，赶紧把一切事情都搞定，因此反而变得更加忙碌了。

这个月，很多孕妇会再次产生想把手头的工作赶快完成的念头，比如将工作收尾，跟同事做好交接。大多数孕妇想整理房间，尤其是婴儿房，这是"筑巢本能"在起作用。为了更好地迎接宝宝的到来，孕妇想要把一切都安排得妥妥当当的，避免宝宝出生后手忙脚乱。确实，孕妇现在比后面2个月体力要好一些，但是也不要忘了，目前最主要的任务是保存体力照顾腹中的胎儿，为宝宝提供充足的营养，让他健康茁壮地成长，而不是在这些次要的事情上浪费体力。孕妇此时应该学会"偷懒"，不要事必躬亲，现在应该放手把事情交给准爸爸了。因为经过7个月的实践，准爸爸已经变得非常有责任感，并且"业务娴熟"了，而且他还特别认真、细心。而且，孕妇现在的放手，正是为日后做准备。因为在宝宝出生后，丈夫的帮助和照顾，可以让妻子安心调养。无论是打扫屋子，还是准备分娩时的必需用品，相信准爸爸一定会完成得很好。

孕7月时，"筑巢本能"对孕妇的影响更大，有些孕妇想把宝宝的房间装饰得温馨一些，或是为宝宝准备好要穿的衣服。有的准妈妈甚至已经把宝宝三岁时要穿的衣服都准备好了

为分娩问题而担忧

临近分娩，孕妇自然而然会对即将发生的大变化反复考虑。有的孕妇可能在分娩课程学到一半时，发现自己的分娩观念发生了改变，不得不面对重新选择与重新决定的局面。这会让孕妇觉得压力很大。

研究发现，孕妇压力过大会影响胎儿生长，而这种影响早在孕2～3月时就开始起作用了。压力大的孕妇所生的婴儿比压力小的孕妇所生的婴儿体重要小很多。而且，压力过大还会引发妊娠高血压，进而导致孕妇心脏、肾脏和肝脏受损，对孕妇自身和胎儿都有伤害。因此，为了宝宝的安全，孕妇千万不能被这些问题困扰。如果实在被分娩问题压得透不过气来，孕妇也可以用下面的方法，试着放松心情，减轻压力。

孕7月时，孕妇可能已被各种各样的身体不适搞得头昏脑涨，还要重新考虑一系列选择医院、医生、分娩方式的复杂事项等，会觉得压力大

不要太在意压力。先分析一下引起压力的原因，采取一些可行性措施，从而有针对性地消除压力

避免因压力过大产生消极情绪。要多听音乐，节奏轻松明快的音乐不仅能让人受到艺术的熏陶，还能使人心旷神怡，抛开压力

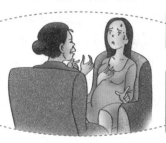

寻求帮助。如果孕妇对分娩充满恐惧和焦虑，可向有经验的母亲、婆婆或者已经做了妈妈的朋友寻求帮助

换个角度看"分娩"。孕妇应该想一想，现在面临的各种各样的选择，正可以让你知道如何掌控自己的人生。而且，虽然怀孕和分娩确实会有痛苦，但是同时也收获了幸福

第 2 节

孕 7 月的胎儿什么样

第 25 周

第 25 周，胎儿身长约为 27 厘米，体重也在稳定增加，差不多已有 850 克了。他的皮肤很薄，而且上面还是有不少褶皱，全身覆盖着一层细细的绒毛，看上去就像个小老头，但身体比例已经比较匀称。随着胎儿继续发育，他在子宫里的活动空间减小了，因此他的身体现在保持一种蜷曲的姿势。这一周，胎儿舌头上的味蕾已经形成，他已经可以品尝出羊水的味道了，也有自己偏爱的口味了。（见右图①）

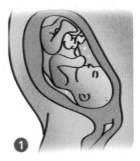

胎儿大脑继续发育，沟回更加明显，大脑皮层实际面积也在不断增加。这时胎儿大脑细胞迅速增殖分化增大，是胎儿大脑发育的又一个高峰期。这时孕妇应该多吃一些核桃、芝麻、花生之类的健脑食品，为胎儿大脑发育提供充足的营养。这一时期，胎儿的运动能力也不断增强，对外界刺激更加敏感。胎儿骨骼继续钙化，骨关节发育也更加完善。

第 26 周

第 26 周，胎儿的身长约 28 厘米。体重将近 1000 克。皮下脂肪开始出现，但并不多，胎儿看起来还是皱巴巴的，细细的胎毛依然覆盖着他的全身。胎儿身体各部分比例更加匀称，动作更加频繁有力，孕妇还可以根据胎动来判断胎儿在子宫内的活动情况。胎儿还有空间在子宫里翻来滚去，还会经常变换姿势。（见右图②）

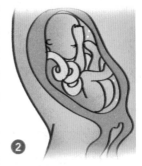

这一周，胎儿的神经对触摸、声音与光照更加敏感，反应也更加准确。胎儿继续练习呼吸的动作，只是进出口鼻的依然是羊水，因为他的肺部功能还未发育健全。

这时孕妇还应该再做一次血液检查，因为一些孕妇可能会出现妊娠期糖尿病或贫血症状，应该在医生指导下及早防治。在饮食上，注意多吃富含铁和维生素 C 的食品，以保持健康的体魄，为分娩做好充分的准备。

第 27 周

第 27 周，胎儿身长已达到 30 厘米左右，体重约为 1100 克，并继续快速发育。除了依然消瘦之外，从外观上看，与足月的胎儿已经没有太大区别。胎儿皮肤比较红；皮下脂肪虽然长了一些，仍然比较薄，皮肤还有很多皱褶。（见右图③）

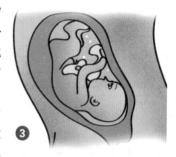

这一时期，胎儿的大脑也在继续发育，已经具有了和成人一样的脑沟和脑回，但神经系统的发育还远远不够，与听觉器官相连接的神经网已经形成，对外界声音的刺激也更为敏感。孕妇可以继续进行胎教，为他讲故事或者给他听音乐。胎儿虽然已经可以感光，但是视网膜还没有完全形成，如果此时出生，会患早产儿视网膜症，所以，此时孕妇要更加注意安全，防止胎儿早产。

这时很多胎儿已经长出了浓密的头发了，眼睛也已经睁开了。体现性别特征的外生殖器官通过超声波影像也都清晰可见了。这时胎儿的肺部和气管还未发育成熟，但是他还在不停地呼吸羊水，练习呼吸的动作。

这时孕妇也应该开始学习有关分娩和育儿的知识，以便更全面地了解分娩过程和育儿知识。如果有条件，最好参加一些分娩课程，以了解更多的分娩知识，消除对分娩的恐惧。

第 28 周

第 28 周，胎儿身长将近 33 厘米，体重 1200 克左右，已经快挤满整个子宫了。脸和身体都呈现出新生儿出生时的外貌，皮下脂肪进一步增多，但还是很薄，皮肤皱褶仍然比较多，依旧看起来"丑丑的"。这一周有些胎儿的头发更加浓密。由于子宫的空间变得狭窄，胎儿不得不蜷曲身体。

这时，胎儿的眼睛已经可以自由睁开、闭合，睡眠和清醒的时间都很有规律。出生后很长时间，婴儿还会保持自己的生物钟。有意思的是，此时胎儿已经有了吸吮能力，并经常把自己的手指放到嘴里吮吸，这是为出生后吸食母乳做练习呢。这时胎儿的肺部发育还不健全，但是如果这时胎儿娩出，借助一些医疗设备，胎儿已经可以进行呼吸，能够存活下来了（见右图④）。

更不可思议的事情是，有研究认为这时胎儿开始会做梦了。那么究竟他会梦见什么呢？恐怕我们还无法得知。但是可以肯定的是，这时胎儿的大脑活动非常活跃，大脑皮层表面的沟回也更加明显，脑细胞也在快速增加。

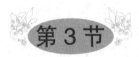

第3节
孕7月如何做胎教

音乐胎教、运动胎教继续进行

孕7月时，胎儿的大脑神经已经比较发达了，也已经具备了思维、感觉和记忆能力。这个时期的胎儿已能够听得到周围的声音，大脑还会对听到的声音加以整理，记住那些他比较感兴趣的声音。这时准妈妈可以让胎儿多听些音乐，或者给他读些优美的诗歌、散文等。

孕七月的胎教

音乐胎教 7个月大的胎儿已能够感受音乐的节奏和旋律，可以体验音乐传达的美感。准妈妈可选择些艺术内涵丰厚的胎教音乐来听，不仅可使自己受到熏陶、释放压力、愉悦心情，同时对开发胎儿右脑的艺术细胞也非常有利。但胎教音乐的声音不宜过大，要轻柔舒缓，也不应将音乐播放器直接放在孕妇的肚皮上，避免损伤胎儿脆弱的耳膜，导致胎儿听力受损

运动胎教 准妈妈还可以继续和胎儿做些简单的小游戏，这样有助于锻炼胎儿的肌肉，有助于培养胎儿出生后的运动协调能力，肌肉受到的刺激还可以通过神经末梢传递到大脑，促进智力发育。准妈妈保持舒适的姿势，站着、躺着、坐着，只要舒服，怎样都行，尽量让腹部放松，然后轻轻抚摸按压腹部。胎儿感受到触摸后，就会做出回应

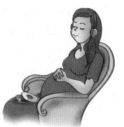

光照胎教效果更好

早在孕4月的时候，胎儿就对光线有感觉了。孕7月，胎儿初步形成的视神经就传导感光信号，能够区分明暗，并间接体验准妈妈的视觉感受了。此时，可以采用光照胎教刺激胎儿的视觉器官，让胎儿视觉神经和大脑中枢神经细胞发育得更好。

光照胎教孕4月时就可开始进行，但效果最好的时间是在妊娠第24周之后。准爸妈在光照胎教中，应尽量选择光线柔和的手电筒，以免强光吓到胎儿，要慢慢地逐渐引导他向有光的地方看，促进胎儿视觉器官和大脑发育，并帮助胎儿形成昼夜的时间观念。

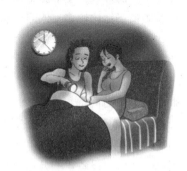

光照胎教的方式是，每天选择固定时间，用冷光手电筒通过腹壁照射胎儿头部所在位置。每次照射时间5分钟为宜。胎儿看到光线，就会转头避光。结束胎教时，可反复关闭、开启手电筒数次，以培养宝宝的合理作息习惯

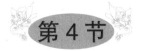

这阶段还须关注的事

胎动反映胎儿健康状况

进入孕 7 月，胎动变得更加频繁，更加明显，孕妇在高兴的同时，也要通过胎动了解胎儿的健康状况。最直接的办法是数胎动。

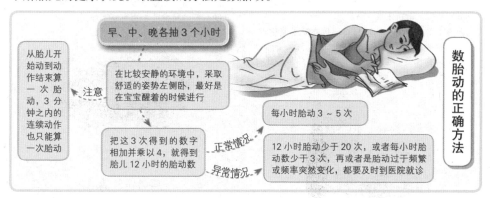

需要注意的是，很多孕妇在数胎动时有一个误区，就是胎儿每动一下就算作一次胎动。如果胎儿在肚子里翻跟头，可能要无数次碰到子宫壁，这样一一数下来，一个小时的胎动次数可能要上百呢。还有的孕妇在散步、听歌，或是逛街环境比较吵闹或运动时数胎动，这时胎动可能也比较多，这样得到的胎动也是不准确的，因为胎儿受到了外界影响。

另外，胎动的强弱和次数，个体差异很大。有的胎儿 12 小时胎动多达 100 次以上，而有的只有 30 ~ 40 次。但只要胎动有规律，有节奏，没有剧烈变化，就说明胎儿发育正常。

需要警惕的胎动异常：

胎动次数突然减少或急促胎动后突然停止	胎动突然减少可能是孕妇有发热的情况，造成身体周边血流量增加，使胎盘、子宫内血流量减少，造成宝宝轻微缺氧。此外，胎儿在翻身打滚时如果被脐带缠住或是脐带打结，血液流通受阻，胎儿缺氧也可能会导致胎动减少
胎动出现较晚，动作较弱或胎动突然加剧，随后慢慢减少	这可能是因为胎盘功能不佳，造成胎盘氧不足，胎儿长期的缺氧使胎动减缓
胎动过于频繁	如果孕妇觉得这是胎儿调皮的表现，或是认为胎儿好动就健康，那就错了。这很可能是胎儿受到外界刺激，感到极度不适的本能抵抗

孕7月美食推荐

鱼吐司

原料：鲤鱼1条（500克左右），全麦面包4片，鸡蛋2枚，花生油、葱、姜、料酒、糖、盐适量。

做法：将面包揭去硬边，葱姜洗净切末，鸡蛋打成蛋液。鲤鱼宰杀后，去鳞、腮、内脏，冲洗干净，剔除鱼骨和大刺，斩成茸（斩至看不到细碎的小刺为止），鱼茸中加入蛋液、葱姜末、料酒、盐，搅拌均匀。将拌好的鱼茸分别抹在4片面包上，用小勺将面包边缘的鱼茸抹平。炒锅中加入适量花生油，油热后，放入铺了鱼茸的面包片，炸至金黄色出锅，沥干油，装盘。食用时，可蘸取甜面酱或番茄酱，也可不蘸。

特点：营养丰富，味道鲜美。鱼肉最易消化，又含有丰富的蛋白质，全麦面包含有大量碳水化合物和纤维素，能提供充足的热量，还有利于消化吸收，是孕妇补充营养的佳品。

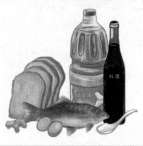

凉拌笋丝

原料：鲜竹笋500克，青笋250克，糖、盐、香油、葱、姜适量。

做法：将竹笋剥去外壳，洗净切丝，在开水中焯一下，捞出沥干水分。青笋削皮，洗净切丝。葱姜洗净切末。竹笋和青笋丝中，加入盐、糖、葱姜末调味，拌匀后即可食用。

特点：黄绿相间，甜脆可口。竹笋和青笋含有丰富的钾、磷等矿物质和多种维生素，有利于孕妇的健康和胎儿的成长。

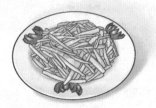

砂仁蒸鲫鱼

原料：鲫鱼1条（500克左右），砂仁、葱、姜、盐、料酒、花生油、香油适量。

做法：将砂仁洗净捣碎。姜葱洗净切末。鲫鱼宰杀后，去鳞、腮、内脏，洗净，用盐、料酒、葱姜末涂抹鱼身及鱼腹中，腌制20分钟。将砂仁放在鱼腹内及鱼身上。蒸锅中加适量水烧开，把鱼放入蒸笼，大火蒸15分钟后取出，淋入少许香油即可趁热食用。

特点：鱼肉鲜嫩，清香美味。鲫鱼营养丰富，含有大量优质蛋白，可改善怀孕导致的食欲不振、脾胃虚弱、反胃等症状。砂仁能缓解消化不良、胎动不安的症状。这道菜可以帮助孕妇改善食欲，更有安胎作用。

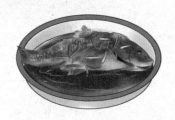

瘦肉煲乳鸽汤

原料：猪瘦肉100克，乳鸽1只，莲子、葱、姜、盐、料酒适量。

做法：将猪肉洗净切块；莲子洗净；葱姜洗净切末。乳鸽宰杀后，去毛、内脏等洗净，用盐、料酒、葱姜末涂抹均匀，腌制20分钟。砂锅中添适量水，水开后，放入腌制好的乳鸽和猪肉块、莲子，大火烧开，转小火，炖至肉烂汤浓，加盐调味，即可食用。

特点：肉烂汤美，清淡可口。猪瘦肉和乳鸽肉含有大量的蛋白质、钙、铁及维生素，孕妇经常食用，可以改善红细胞造血功能，预防妊娠贫血症的发生。

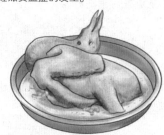

第九章

孕8月：进入孕晚期啦

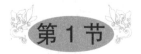

第1节

身心上的可能转变

呼吸不畅，更加困难

进入孕晚期，不管孕妇愿不愿意，大腹便便、走路一摇一摆都成了她们不可选择的风韵，身体的不适时不时地干扰着她们愉悦的心情。到了孕8月，子宫底高度可达到24～27厘米，此时，孕妇胸腔都会受到挤压，呼吸会比上个月更加困难，大都会喘不过来气或是稍微活动就上气不接下气。这不仅会给孕妇带来生理上的痛苦，也让她们为和她们"同呼吸共患难"的胎儿担心不已。出现这种症状，孕妇不必过于担心，通过一定的方法是可以改变和缓解这种状况的。具体可以参考前面介绍的应对呼吸急促的方法。

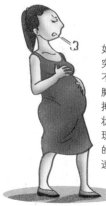

如果孕妇出现突发严重呼吸不畅，并伴随胸部疼痛、脉搏加快等症状，可能是出现了肺部栓塞的情况，应迅速就医

消化功能减弱，食欲降低

妊娠最后3个月是胎儿生长最快的阶段，充足的营养供给对孕妇和胎儿来说显得尤为重要。安全、健康、合理的饮食，是胎儿健康的必要前提。胎儿日益胀大，使子宫进一步膨胀，压迫母体胸腔，使很多孕妇感到胃部不适，胃容量减少，消化功能减弱，食欲降低。但是孕妇也不必担心，食欲不振会影响营养的摄入，对胎儿发育不利。因为，在接下来的2个月，胎儿入盆，子宫底下降，对胃部的压迫减轻，食欲下降的状况会有所缓解。下面有几种方法可以在某种程度上缓解食欲不振：

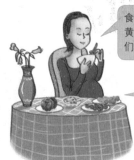

心情要好。保持愉快、舒畅的心情，避免考虑复杂、忧心的问题

进餐环境要优美。改善一下餐厅及家里的环境，摆设一些孕妇喜欢的小物品

食物要清淡爽口、富有营养。多吃新鲜的番茄、黄瓜、辣椒、香菇、平菇、山楂果、苹果等，它们色彩鲜艳，营养丰富，易诱发人的食欲

改变饮食习惯，少食多餐，把每日3餐改为多餐，每餐少吃一点

增加零食和夜餐，夜餐要选择易消化的食物

另外，如果实在难以进食，可以选择汤类补充营养。俗话说七分营养三分汤，汤中的营养物质不仅容易消化吸收，还可以帮助我们养胃，下面是几款可以增进食欲，促进消化的汤品：

海味粥

原料：大米 100 克，虾仁、海参、鱿鱼、鲜香菇、小青菜、芹菜、花生油、葱、姜、盐、香油适量。

做法：大米淘洗干净；虾仁洗净；海参、鱿鱼泡发，洗净切块；小青菜择洗干净，分成一叶一叶的；芹菜去叶洗净切末；葱姜切末，香菇去腿，洗净切片。炒锅烧热，加入适量花生油，油热后，加入葱姜末炒香，放入香菇、虾仁、海参、鱿鱼翻炒至七成熟，加入适量水，水开后，将淘好的大米放入，大火烧开，转小火，熬至粥成。放入芹菜末、小青菜略煮片刻，加盐、香油调味，即可食用。

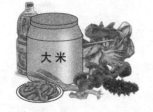

水果银耳汤

原料：银耳、菠萝、草莓、冰糖适量。（可按孕妇喜好，选择不同的水果制作。）

做法：将银耳泡发洗净，去除老根，撕成小朵；各样水果洗净切片或切丁；冰糖捣碎。锅内加入适量清水，水开后，放入银耳，煮熟后加入冰糖、水果片，再煮 5 分钟即可。

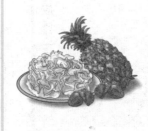

金针排骨汤

原料：肋排 250 克，金针菇 100 克，鲜香菇 100 克，葱、姜、盐、香油适量。

做法：将肋排洗净斩段，在开水中焯一下，去除血水。金针菇去除老根，洗净；香菇去腿，洗净切片；葱姜洗净切丝。砂锅中添适量清水，放入排骨、金针菇、香菇、姜葱丝，大火烧开后，转小火，炖至排骨骨肉分离，加盐调味，即可食用。

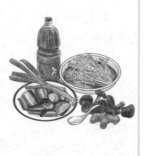

腰酸背痛

孕晚期出现腰部酸痛的主要原因是，腹部向前突出，身体的重心前移，为了保持平衡，上身会不自觉地后仰，脊柱过度变形，使背部肌肉长期处于一种紧张的状态，过于疲劳，以至于形成腰背部酸痛。事实上，有很多简单的方法可以有效防止腰背疼痛，只要在日常生活中稍加注意就可以了。

正确的走姿和站姿

走路时，要挺起腰板，将身体重心放在整个脚上，让脚跟最先着地，保持脚趾稍稍离开地面，一定要走慢一点，小心摔倒。上楼梯时，上半身向前倾斜一些，眼睛看上面的第三至四级台阶。

孕晚期很容易出现孕妇腰部酸痛

站立时，也要保持背部挺直，不要弯腰驼背，这样只会加重腰背部负担。如果站立习惯不好，可以通过练习调整站姿。可以背靠墙壁站立，找到背挺直的感觉，脚跟不要离开地面，臀部尽量贴近墙壁，保持此姿势站立 3 ~ 5 分钟。

坚持下来，就可以获得正确的站姿。

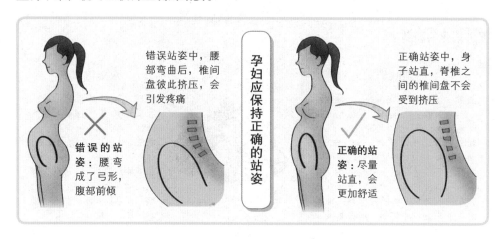

错误站姿中，腰部弯曲后，椎间盘彼此挤压，会引发疼痛

孕妇应保持正确的站姿

正确站姿中，身子站直，脊椎之间的椎间盘不会受到挤压

错误的站姿：腰弯成了弓形，腹部前倾

正确的站姿：尽量站直，会更加舒适

调整坐姿和睡姿

有时躺着或坐着可以起到放松肌肉，缓解腰背疼痛的作用。但是，如果采用的坐姿或睡姿不正确，不仅对放松没有帮助，反而会加重疼痛的程度。正确的方式如下：

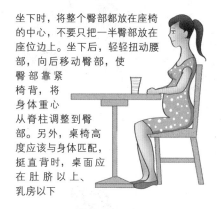

坐下时，将整个臀部都放在座椅的中心，不要只把一半臀部放在座位边上。坐下后，轻轻扭动腰部，向后移动臀部，使臀部靠紧椅背，将身体重心从脊柱调整到臀部。另外，桌椅高度应该与身体匹配，挺直背时，桌面应在肚脐以上、乳房以下

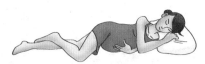

躺下时，如果是侧卧，可以将双腿一前一后弯曲起来，两腿间最好垫一只枕头。如果是仰卧，可以双腿弯曲，然后轻轻扭动腰部，调整到身体各部位都紧贴床面为止。如果孕妇已出现腰背疼痛，可以再垫高腿部，使腰椎得到最大限度的放松。起床时动作要缓慢，最好先侧身用手支起上身后，再慢慢坐起来，以免扭伤，加重腰背疼痛

弯腰做事要谨慎

尽量减少弯腰的动作，如果你要洗碗，而水池过低，可以用盆接水，放在高度适当的桌上，然后站着或坐着洗。

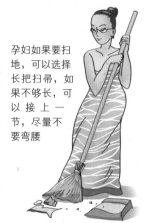

孕妇如果要扫地，可以选择长把扫帚，如果不够长，可以接上一节，尽量不要弯腰

如果你要捡起地上的东西，不要直接弯下腰去捡，你过大的腹部已经让弯腰变得不容易了，而且弯腰更容易失去平衡而跌倒。应该双脚分开，双腿弯曲，蹲下时脚跟抬离地面，同时挺直背部，调整呼吸。动作完成后也不要马上起身，要调整好身体重心，腿部用力，不要用腰部的力量。

穿袜子、系鞋带时，不要像以前那样弯下腰，而是要把脚抬高，尽量减少弯腰。而且这时孕妇已经不适合再穿需要系鞋带的鞋子了。

情绪变得相当糟糕

随着分娩日期的临近，孕妇的情绪变得相当糟糕，充满了紧张、焦虑、恐惧和无助，担心的事情非常多，致使心情日益紧张不安。自己能否顺利生下宝宝、分娩时的疼痛是否能忍受、宝宝是否健康等一系列问题都会让孕妇精神紧张。准爸爸在这段时间要经常鼓励准妈妈们，给她们讲一些身边顺利分娩的产妇的好消息；还可以带妻子出去看电影，重温一下恋爱时的美好时光。丈夫的温柔体贴，是帮助孕妇消除紧张情绪的灵丹妙药。

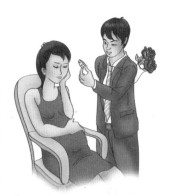

准爸爸在孕8月一定要注意孕妇的心情，帮助妻子缓解这种紧张情绪。可以给孕妇买朵玫瑰花、买点她爱吃的小零食、送上一个好看的发卡，不需要很贵重，但是要能给她们制造一些惊喜

很沮丧，很自卑

怀孕以后，以前很多漂亮的衣服不能穿了，也不能化妆打扮了，而且身材变得很臃肿，脸上还出现了很多难看的色斑。许多孕妇因此很沮丧，甚至很自卑，认为她们变丑了，失去了魅力。这时候准爸爸就要积极地帮助妻子找回自信，除了要经常赞美她"怀孕的女人是最美的"，还要时常告诉她，一切都是暂时的，这是她为孕育宝宝做出的巨大牺牲，不管她的模样怎样改变，自己都会一直爱她。除此之外，还要经常陪妻子去逛逛商场，挑选一些漂亮的孕妇装。不要因为衣服穿的时间短，利用价值小就不舍得买。这些衣物既可以让孕妇漂亮起来，又可以让她们真切感受到你的爱，对增进夫妻之间的感情是大有益处的。

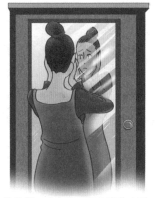

孕晚期，大多数孕妇由于体内激素的变化，会出现皮肤变黑、体毛变粗等状况，这使得孕妇的心情变得沮丧和自卑

很不开心

很多孕妇怀孕晚期行动不便，整日窝在家中。封闭的环境往往会使准妈妈的注意力集中到种种消极因素上，这加重了准妈妈的心理负担，让她们总是感觉很不开心。比如有些孕妇会担心自己不能成为一个称职的妈妈，担心有了孩子以后一切围着孩子转会失去自我，担心自己的工作会受到影响，家庭经济压力会加大等。丈夫如果发现妻子不开心，就要多关心下她，经常和她聊聊天，转移她的注意力，多谈些高兴的事，比如研究下孩子的名字、想象一下宝宝的可爱模样等，这些话题都可以让孕妇快乐轻松起来。

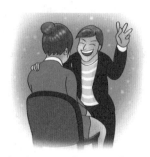

在孕妇不开心时，可让孕妇想想还需要给孩子准备什么东西或畅想下一家三口其乐融融在一起的情景，来转移她的注意力

第 2 节

孕 8 月的胎儿什么样

第 29 周

第 29 周，胎儿身长大约 37 厘米，体重将近 1300 克。这时，胎儿皮下脂肪已经初步形成，比原来显得胖了一些，眼睛可以灵活地转动。孕 8 月时，胎动还是比较多的，胎儿的指（趾）甲已经很清晰了，而且已经长了很多的头发。（见右图①）

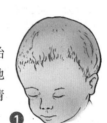

第 30 周

第 30 周，胎儿身长接近 40 厘米，重约 1500 克。如果是男孩，此时胎儿的睾丸已经沿腹沟下降到阴囊中；如果是女孩，阴蒂也已突现出来，但还未被小阴唇覆盖。胎儿头部继续增大，脑细胞每天都在增多。胎儿的皮下脂肪继续增长，皮肤褶皱进一步被填充。由于活动空间变小，胎儿开始保持一种身体蜷曲的姿势。（见右图②）

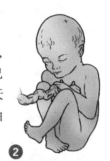

第 31 周

第 31 周，胎儿身长接近 43 厘米，体重 1700 克左右。身体和四肢继续长长，身体比例越来越匀称。这一时期，胎儿的皮下脂肪更厚一些了。胎儿脖子很灵活，可以转动，眼睛也能自由地一张一合，他还可以转动脖子跟踪光源呢。这时进行光照胎教可以刺激胎儿的眼部发育，胎教效果也比较好。这周胎儿在子宫里活动的空间更小了，胎动也会有所减少。（见右图③）

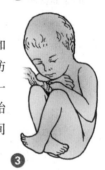

第 32 周

第 32 周，胎儿体重约 2000 克，身长约为 42 厘米。头发更加浓密，生殖器的发育已经接近成熟。各个器官继续发育，肺已具备呼吸能力，肠胃能分泌消化液，膀胱可以将胎儿产生的尿液排泄在羊水中。这时，宝宝个头儿长大了，子宫限制他，让他不能再像以前一样施展拳脚了。（见右图④）

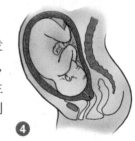

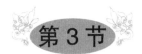

第3节

孕8月如何做胎教

抚摸胎教

研究证明，胎儿是感觉灵敏的动物，他的大脑一直在迅速发育。在子宫中，他不仅对音乐、语言、光照等直接刺激有感觉，对孕妇的情绪感觉也很敏锐。我国古代不少中医曾提出，孕妇发怒，导致气血不调，会使胎儿得胎毒，并使多种器官受损。怀孕中期时，胎儿就有了触觉，而且温柔的抚摸对胎儿还是一种良性刺激，这时进行抚摸胎教对宝宝的运动能力与反应能力都是一种训练。

| 抚摸胎教注意事项 | *1* 准爸妈要心情放松，心中对胎儿充满关爱。准爸妈用手轻轻抚摸腹壁时，胎儿就可以感受到刺激，这可以促进胎儿感觉系统、神经系统及大脑的发育，可以使宝宝出生后更聪明。而且，准爸妈充满爱意的抚摸，会对胎儿起到一种抚慰、镇静的作用，有利于胎儿情绪的健康发展。抚摸的同时，准爸妈还能感受到胎儿对抚摸所做出的回应 | *2* 孕妇可以采取舒适的姿势，或站，或坐，或躺，只要舒适就可以，全身尽量放松，用手轻轻抚摸腹部。抚摸应由头部开始，然后沿背部到臀部至四肢，动作要轻柔，还要注意胎儿的反应。如果胎儿积极回应，说明可以继续进行；如果胎儿一动不动，就说明抚摸没有引起宝宝的注意；如果胎动过于剧烈，就有可能是胎儿觉得不舒服了，这时就要停下来 |

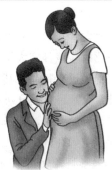

训练宝宝的记忆

胎儿对外界有意识的行为、感知和体验，会长期保留在记忆中，甚至会保留到出生后很长时间，并且会对其以后的智力、能力、个性发展具有很大影响。既然胎儿有记忆，准爸妈不妨与胎儿多多交流，增进亲子感情，并锻炼孩子的记忆力。以前进行过的几种胎教都可以帮助胎儿锻炼记忆力，比如：

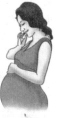

给胎儿唱歌。可以选择一些短小、节奏明快的曲子，轻轻地、充满爱心地哼唱给胎儿听。最好经常反复哼唱同几首歌曲，这样对训练胎儿记忆力更加有效

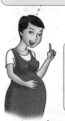

与胎儿对话。准爸妈可以给胎儿起个朗朗上口的乳名，胎儿活动时，就可以边抚摸腹部，边叫宝宝的名字。开始时，胎儿可能会不习惯，但对话的次数多了，他就会将声音和抚摸联系起来，以后一听到准爸妈的声音就会活动起来加以回应

音乐胎教。播放器最好距离孕妇腹壁2～5厘米，声音不要超过65分贝，以免伤害胎儿的听觉神经。每次胎教的时间不要超过10分钟，最好反复播放几首不同的曲子，帮助胎儿形成对声音的条件反射

第 4 节
这阶段还须关注的事

注意饮食

怀孕晚期，孕妇的日常饮食应以清淡为要，控制盐分摄入；少吃油腻、过甜和高热量的食物。牛奶、豆制品、鱼、肉等富含优质蛋白的食物应该适当多吃，注意保持营养的均衡；不要食用含有添加剂、防腐剂的食品，像罐头等腌制食品。

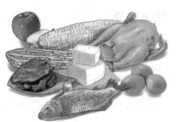
孕妇需多吃的食物

孕晚期进补要慎重

怀孕最后 3 个月，胎儿迅速发育，对营养的需求量也相应增大。很多孕妇认为此时应该补充大量营养才能保证胎儿的需要，于是盲目地进食补品。其实只要孕妇不是体质过于虚弱，日常合理进食完全可以满足胎儿的营养需求，根本无须进补。而且，如果孕妇营养过剩，对母婴健康都不利。孕妇在怀孕期间，体重增加 1000 ～ 1500 克是正常的，如果体重增加过多，有可能导致妊娠期糖尿病或高血压等妊娠并发症。下

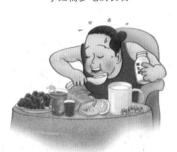
营养过剩，容易产生巨大儿，造成分娩困难，撕裂孕妇产道，产后出血的概率也比较高

面是几种经常被孕妇补"过头"，并认为补得越多越好的食物及营养素：

鱼肝油

其主要成分是维生素 A 和维生素 D，适量服用有利于胎儿发育，又可预防孕妇缺钙造成的小腿抽筋。但是如果长时间大量服用鱼肝油，就会影响胎儿骨骼发育，引起骨骼畸变；还可能造成胎儿血液中钙含量过高，造成大动脉钙化和智力发育迟缓

桂圆、荔枝

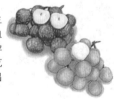

桂圆、荔枝含有丰富的葡萄糖、维生素、蔗糖，营养丰富，有安神补血的功效。但是桂圆、荔枝性热，孕妇阴虚内热，不宜过多食用，多吃会造成大便干燥、血气旺盛，会出现阴道流血、腹痛等先兆流产症状

维生素

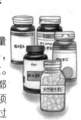

维生素是人体必需的微量元素，虽然需求量不多，但是缺乏症却非常严重。一般说来，这些维生素都可以通过饮食摄取，无须额外补充。而且摄入过多，同样会引发各种不适应症。如过量服用维生素 A，不仅可引起流产，还可能导致胎儿神经和心血管缺损及面部畸形；过量服用维生素 C，可以使体液及尿液酸化，进而造成缺铁性贫血；过量服用维生素 E，会出现疲倦、头痛、恶心和肌无力；维生素 K 过量，会造成血液凝集性过强，增加新生儿胆红素脑病和黄疸的发病率

孕晚期饮食注意事项

优质蛋白

孕晚期，孕妇新陈代谢速度加快，子宫、乳房增大，胎儿继续成长，都需要大量的蛋白质维持正常的生命活动。因此，孕妇每天摄取的蛋白质不应少于80克，也就是在原有基础上每日增加25克。

要多吃一些含蛋白质多的豆制品，如豆腐、豆浆等

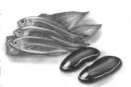

能量

孕8月，应该保持怀孕期间的脂肪、碳水化合物的摄入量，保证为胎儿成长供给足够的能量。但是孕妇也应该稍加注意，避免体重增加过多，胎儿营养过剩，影响分娩

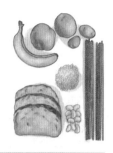

矿物质和维生素

孕晚期，胎儿的肝脏以每日5毫克的速度贮存铁，帮助合成血液中的红细胞，至出生时铁的贮存量可达300～400毫克。这一时期孕妇铁摄入量不足，会使胎儿体内铁含量不足，易患缺铁性贫血。孕晚期，钙的需要量也显著增加，因为这一时期胎儿的牙齿和骨骼加速钙化，需要补充大量的钙质，否则会出现新生儿四肢无力。还要增加维生素D的摄取，保证钙质吸收，可以适当多吃一些含维生素D多的食物，如海鱼、动物肝脏等。孕妇还可以多晒晒太阳，这样也能促进钙质吸收

少食多餐

孕晚期，由于胎儿生长、子宫压迫胃部，孕妇的食量会减少，但是为了能够摄入足够的食物，满足机体及胎儿生长发育对营养的需求，这时，孕妇膳食应选择体积小、营养价值高的食物，如动物性食品等；减少营养价值低而体积大的食物，如马铃薯、甘薯等；对白糖、蜂蜜等甜食宜少吃或不吃，以防影响食欲，减少蛋白质等营养素的摄入。保证营养均衡，以免影响胎儿发育

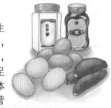

另外，孕晚期不要吃刺激性食物，如辛辣食物或含有咖啡因的食物等，这些刺激性食物会加重便秘症状，还容易使血流加快或使神经兴奋，可能会引发早产。要适当控制盐分的摄入，饮食以清淡为要。要多吃一些能够增强体质和预防感冒的食物，防止感染病毒。

食物缓解孕期水肿

怀孕28周以后，医生就要陆续检查孕妇有否出现水肿。因为孕晚期，子宫已经增大到一定程度，对下腔静脉的压力也很大，很多孕妇，此阶段都会出现水肿，甚至静脉曲张的症状。而且，随着妊娠周期的推进，水肿现象会日益严重。孕期水肿是一种比较普遍的生理现象，经过休息都会缓解或消失。如果休息后没有消失，就是病理性水肿，需要及时就医。

孕妇可以通过饮食预防和缓解孕晚期水肿。比如多吃瓜果蔬菜，少吃含盐量高的食物，有

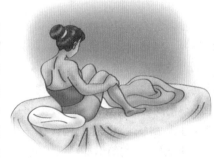

在怀孕晚期，孕妇的手、脚、腿等部位都特别容易出现水肿，程度轻重不一，轻者仅限于脚踝，后来向上发展至小腿，严重的大腿、腹壁，甚至全身都会产生浮肿

助于消肿。无论对于什么因素引起的妊娠水肿，药物治疗都不能彻底解决问题，还可能因为误用药物对胎儿造成影响。只有通过调节饮食，改善营养，增加蛋白质摄入，提高血浆中白蛋白含量，改变胶体渗透压，才能让皮下组织中的水分重回血液和细胞中。

下面是几道有助于孕妇消除水肿、补充营养的菜肴：

冬瓜鲤鱼汤

原料：带皮冬瓜 500 克，鲤鱼 1 条，花生油、葱、姜、料酒、盐适量。

做法：将冬瓜去皮，洗净切片；葱姜洗净，葱切段，姜切片。鲤鱼宰杀后，去鳞、腮、内脏洗净，切块，加料酒、盐腌制 20 分钟。炒锅烧热，加入少许花生油，油热后，放入葱段、姜片炒香，接着放入腌制好的鱼块略煎，至鱼皮发黄。锅内添适量水，放入冬瓜片，大火烧开后，转小火，炖至汤白肉烂。加盐调味，即可食用。

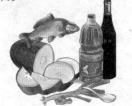

黄花鱼汤

原料：黄花鱼、大蒜、花生油、葱、姜、盐、料酒适量。

做法：将黄花鱼去鳞、腮、内脏，洗净切块，加料酒、盐腌制 20 分钟；大蒜剥皮切片，葱姜洗净切丝。锅烧热，加少许花生油，油热后，放入葱姜丝炒香，再放入腌制好的鱼块略煎，至鱼皮发黄。锅内添适量水，大火烧开后，转小火，炖至汤白，加盐调味即可。

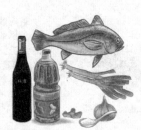

黄花菜炒黄瓜

原料：黄花菜、黄瓜、花生油、葱、姜、盐适量。

做法：黄花菜去梗洗净，黄瓜洗净切片，葱姜洗净切末。炒锅烧热，加入少许花生油，油热后，放入葱姜末炒香，接着倒入黄花菜和黄瓜片炒熟后，加盐调味即可。

多吃鱼肉可预防早产

丹麦研究人员曾经对 8000 多名丹麦妇女怀孕时的饮食进行了调查，认为孕妇多吃鱼可以延长妊娠期，增加孕妇足月分娩的可能性，防止早产，增加婴儿出生时的体重。

鱼肉营养丰富，含大量优质蛋白质，而且脂肪含量少，口感细致嫩滑，是最容易消化吸收的动物食品。孕妇吃鱼越多，怀孕足月的可能性就越大，胎儿出生时也会更健康、更精神。研究还显示，如

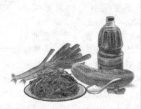

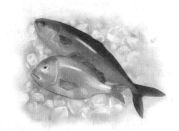

孕妇要避免吃那些在受到污染的水之中生长的鱼类，这种鱼体内含有大量有毒化学物质，比如汞，吃了这类受污染的鱼反而会影响胎儿神经系统的发育

果怀孕期间每周吃一次鱼，发生早产的可能性仅为 1.9%，而从不吃鱼的孕妇早产的可能性为 7.1%。原因是鱼肉含有一种被命名为 $\Omega-3$ 的脂肪酸，这种物质有延长孕期、防止早产之效，可有效减小低体重胎儿的出生率。

腹式呼吸法

腹式呼吸是让横膈膜上下移动。由于吸气时横膈膜会下降，把脏器挤到下方，进行腹式呼吸的人都是肚子膨胀，而非胸部膨胀。为此，吐气时横膈膜将会比平常上升，因而可以进行深度呼吸，吐出较多易停滞在肺底部的二氧化碳。

很多孕妇在怀孕晚期，都会出现呼吸困难和胸闷的感觉。这时要学会腹式呼吸法。腹式呼吸就是呼吸时让横膈膜上下移动的呼吸方法。吸气时，横膈膜下降，使肺部有足够的空间扩张；呼气时，横膈膜上升，胸腔缩小，能帮助肺部排出更多的二氧化碳。

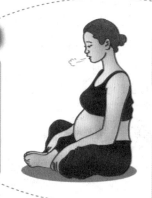

腹式呼吸法的具体做法

放松身体，平静心情。然后背部紧靠椅背或墙壁，保持身体挺直。双手轻轻放在腹部，用鼻子深深吸入一口气，保持胸部不动，腹部鼓起；吐气时稍微将嘴噘起，胸部不动，慢慢地将腹中气体全部吐出，尽可能延长突起的时间

腹式呼吸法的注意事项

不论何时何地都可以进行，并且每天早、中、晚练习3次以上，要持之以恒，练习时尽量放松全身。孕妇练习腹式呼吸法时，最好有专业人士指导，以免方法不当对腹中胎儿造成危害

腹式呼吸法的好处

不仅能镇静神经，消除自己胸闷和呼吸困难等不适，还能给体内的胎儿输送更多的氧气，还可刺激身体分泌少量激素，使自己心情愉悦。孕妇心情愉快是对胎儿的一种良性影响。在分娩和阵痛时，该呼吸方法能缓解紧张和疼痛

腹痛

孕妇在怀孕晚期可能会出现腹痛的情况。一种是生理性腹痛。随着胎儿的长大，孕妇的子宫也在逐渐增大，增大的子宫会刺激肋骨下缘，使她们感到下腹两侧有抽痛；假性宫缩也会引起下腹阵痛，但持续时间不长，也没有规律可循。这种生理性腹痛不会对孕妇及胎儿造成危害，不用太担心。

另一种是病理性疼痛，需引起孕妇高度注意。如果孕妇患有妊娠高血压综合征、慢性高血压等疾病，可能会出现胎盘早剥，下腹撕裂样的疼痛是这种情况的典型症状。腹痛的程度受剥离面积的大小、出血量以及子宫内压强高低和子宫肌肉是否受损等综合因素的影响。情况严重者腹痛难忍，腹部变硬，胎动消失甚至出现休克。孕妇出现这种症状最好马上就医，以免母婴出现危险。

如果孕妇下腹有规则地阵痛，并伴有子宫收缩，就要考虑是否有早产的可能。如果确定是早产前兆，尽量在子宫颈口尚未打开之前到医院就诊，只要找到引发早产的原因，顺利安胎的可能也很大。但宫颈口开到3厘米以上，再想安胎就比较困难了

为母乳喂养做好准备

母乳是婴儿的最佳食物，有着其他乳制品无可比拟的好处。如果没有特殊情况，母乳喂养是最佳的抚育方式。如果决定进行母乳喂养，从现在就要开始做准备了。

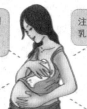

注意营养。孕妇在整个妊娠期和分娩后的哺乳期都需要足够的营养，多吃含丰富蛋白质、维生素和矿物质的食物，为乳汁分泌做好营养准备

定期进行产前检查。发现问题及时纠正，保证健康的身体及顺利分娩，是孕妇产后顺利分泌充足乳汁的重要前提

注意乳头、乳房的保养。怀孕期间要做好乳房、乳头的保养工作，为分娩后顺利哺乳做好准备

学习有关母乳喂养的知识。孕妇如果决定进行母乳喂养，就应该提前学习关于母乳喂养的知识。丈夫和家人也要让孕妇树立母乳喂养的信心

骨盆测量

胎儿从母体中分娩出来，骨盆是必经之地。能否顺利分娩，既与胎儿的大小有关，也与骨盆的大小有关。骨盆的大小，是以骨盆径线大小来表示的。骨盆的大小，由人体发育情况、体形状况、遗传因素等决定。骨盆过于狭窄可能引起难产，因此在孕晚期，医生会对孕妇进行骨盆测量（在孕 29 ～ 32 周或者 37 周后进行）。

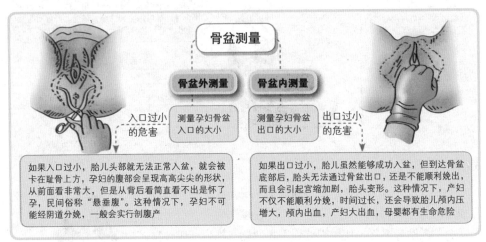

早期检查发现骨盆出入口过窄的孕妇，也不必过于焦虑，因为随着孕周的增加，韧带和肌肉会为适应增大的子宫和分娩而进一步松弛，所以分娩前再次检查骨盆时，出入口大小还有变得正常的可能。

适当卧床休息

传统观点认为，孕妇多吃多睡会引起难产，应当多活动，这样分娩时可以生得快些、顺当些。但实际上，如果孕妇体力活动过多，大量血液被用来满足孕妇活动的需要，可能会造成胎儿营养不良或胎盘供血不足。不过，长期卧床休息会影响血液循环，造成肌肉僵硬麻木，甚至肌肉萎缩，怀孕过程中的妊娠反应也会更加严重，影响孕妇身心健康。长时间卧床休养还会造成肌肉无力、缺钙甚至骨质疏松的状况，导致分娩过程中宫缩无力，分娩不顺利，增加分娩痛苦；还会让孕妇感到与世隔绝，容易产生抑郁、焦虑的情绪。

但有右边所述情况的孕妇，应该听从医生建议，及早卧床静养。

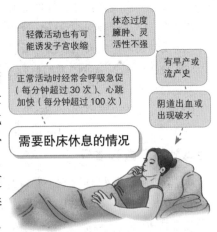

孕妇由于特殊的身体状况，确实应该比一般女性休息时间相对多一些。适当增加卧床休息的时间，减少体力消耗，可以大大降低流产和早产的发生率。即使是身体非常健康的孕妇，在怀孕 32 周以后，也要适当减少工作量，保证充足的睡眠。怀孕 38 周后，必须放下手头的一切工作，卧床休息，专心待产

有选择地做家务

孕妇在怀孕期间做一些适宜的家务劳动，能增强孕妇体质，提高免疫力，有效防止多种疾病发生，还可以舒展筋骨，打发无聊的时光，这不仅有利孕妇的健康，对体内宝宝的发育也有很大好处，还可以促进顺利分娩。孕妇做家务应选择一般的家务劳动，以不感到疲倦、劳累为宜。尤其是到了怀孕晚期，身体行动不便，做家务时一定要注意以下问题：

孕妇做家务劳动要本着安全第一的原则，不要登高，也不搬抬重物。这些动作本身都很危险，有可能造成跌倒或压迫到腹部

不要大幅度弯腰擦地板或桌椅，这样也会压迫腹部

不要长时间接触凉水，以防感冒，或血管受凉收缩，影响血液循环

不要长时间站立，防止过度劳累。最好在 15 ~ 20 分钟家务劳动后，能休息 10 分钟左右

孕晚期性生活

在孕 8 月之后，夫妻间性生活应有节制，以免发生意外。要控制好性生活的频率和时间，动作轻柔，注意体位，最好采用不会压迫腹部的体位。

分娩前 1 个月，必须停止性生活。这一时期胎儿已经成熟。为了便于胎儿娩出，子宫已经下降，宫颈口也逐渐张开。这时进行性生活，很可能导致胎膜早破，羊水感染。这不但会对即将分娩的孕妇造成影响，还会影响胎儿的安全。

有习惯性流产或早产史的孕妇，整个怀孕期间都要避免性生活，千万不要因为一时的冲动造成永久的悔恨。

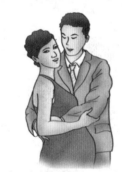

对于丈夫来说，孕 8 月是应该忍耐的时期，夫妻间的恩爱只限于温柔地拥抱和亲吻，避免具有强烈刺激的性行为

孕 8 月的运动

进入孕 8 月，孕妇的身体会变得越来越重，还会出现浮肿、静脉曲张、呼吸困难、心悸等不适。而且，这时子宫会因为过度膨胀，出现宫内压力增高，子宫颈口变软变薄。这时做运动一定要注意安全，本着对分娩有利的原则，但是千万不能过于疲劳。运动时，根据心跳控制运动强度很重要，运动时的心跳不要超过每分钟 140 次。此时运动不宜大量出汗，以免造成脱水。避免让体温在短时间内急剧上升，最好将体温控制在 38℃以下。运动时间以30 ~ 40 分钟为宜，不要久站、久坐或长时间走路。

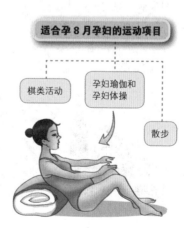

适合孕 8 月孕妇的运动项目

棋类活动　　孕妇瑜伽和孕妇体操　　散步

孕 8 月美食推荐

孕晚期，孕妇的饮食原则以滋阴、补气、养血为要。禽类、肉类和动物肝脏能够补充优质蛋白质和铁，预防妊娠缺铁性贫血；芝麻、花生、核桃等能补充必要的脂肪酸，促进胎儿大脑发育；豆制品能补充钙质。这一时期要限制米、面等富含碳水化合物的食物的摄入量，控制盐分摄入。

麻酱白菜丝

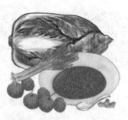

原料：大白菜 500 克，新鲜山楂果、葱、姜、盐、糖、芝麻酱适量。

做法：取大白菜的菜帮，洗净切丝，加盐腌制 15 分钟，沥干腌出的菜汁。山楂果洗净去核，切片；葱姜洗净切丝。芝麻酱用温水调开。将白菜丝、山楂、葱姜丝放在一只碗里，加入适量盐、糖、芝麻酱，拌匀即可。

特点：脆嫩爽口，鲜咸微甜。白菜含有丰富的钙、磷、铁等矿物质，还含有植物纤维、胡萝卜素。山楂含有丰富的有机酸和维生素 C，有助于增进食欲，促进消化。

荷包鲫鱼

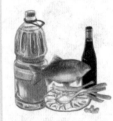

原料：鲫鱼 1 条，五花肉 250 克，料酒、酱油、糖、盐、花生油、葱、姜适量。

做法：将葱姜洗净切末。鲫鱼去腮、鳞、内脏，洗净，用盐、料酒、酱油、葱姜末涂抹鱼身及鱼腹，腌制 30 分钟。五花肉剁成肉馅，加盐、葱姜末、料酒调匀，填入鱼腹。在鱼身上划几刀，以见骨为度。炒锅烧热，加入少许花生油，油热后，放入鲫鱼，煎至两面发黄。倒入适量清水，加料酒、酱油、糖、盐，大火烧开转小火，炖至汤汁变少，肉熟，出锅装盘即可。

特点：色泽深红，鱼肉鲜嫩。鲫鱼含有丰富的不饱和脂肪酸和蛋白质，易被人体吸收，是身体虚弱的孕妇补充营养的最佳选择。

红烧海参

原料：水发海参 500 克，猪瘦肉、冬笋、鲜香菇、葱、酱油、料酒、糖、水淀粉、香油、花生油适量。

做法：将海参洗净切条，猪肉洗净切片，香菇去腿洗净切片，冬笋洗净切片，葱洗净切段。炒锅烧热，加入少许花生油，油热后，放入葱段炒香，放入肉片炒散，肉片五成熟后，倒入海参、冬笋、香菇翻炒。待所有材料都烧熟后，加入适量酱油、料酒、糖、盐和清水。煮开后，倒入适量水淀粉勾芡收汁，出锅前淋入少许香油即可。

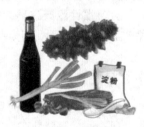

特点：营养丰富，味道鲜美。海参含有丰富的蛋白质、脂肪、碳水化合物、钙、磷、铁等，是一种高蛋白、低脂肪、低胆固醇的食物，具有补血安胎的作用，孕妇经常食用有利分娩。

黑枣猪心汤

原料：猪心 1 只，黑枣 10 枚，料酒、盐、葱、姜、油菜心适量。

做法：将猪心洗净切片；莲子剖开；小青菜洗净，分成一叶一叶的；葱姜洗净切丝。锅中添适量清水，水开后放入莲子、猪心、料酒，大火烧开后，加入黑枣、葱姜丝，转小火，猪心煮熟后，放入小青菜略煮，最后加盐调味。

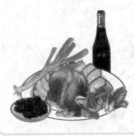

特点：益气安神，镇静补心。猪心含有蛋白质、脂肪和多种不饱和脂肪酸，具有滋阴养血，安神强心的作用；黑枣含有丰富的铁，经常食用对孕妇贫血有奇效。

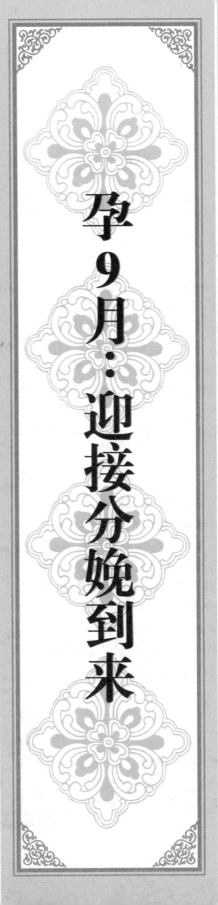

第十章

孕9月：迎接分娩到来

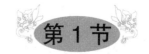

第 1 节

身心上的可能转变

肚子更大，胎动更有力

孕 9 月，是孕妇腹部形状变化最频繁的时段，前两周你可能还觉得自己的肚子隆起又高又大，不久宝宝就下降到骨盆里，肚子的形状也会发生微妙的变化。这月胎儿发育已经基本完成，这时，宝宝的个头儿已经足够大，子宫里已经没有足够的空间让他活动了，所以胎动频率会减小，但力度会增强。你有时会感觉肋骨或骨盆受到有力的撞击，有些孕妇甚至会感觉到胎儿的手脚伸进了阴道，这一切都预示着，很快你们母子就要见面了！

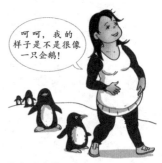

呵呵，我的样子是不是很像一只企鹅！

孕妇现在觉得自己像一个笨拙的企鹅，走起路来一摇一摆的；庞大的肚子压得腹部肌肉很疼痛，胯部和大腿的韧带走路时也很疼。总之，她会觉得拖着这个庞大的身躯做什么都很费力

人也觉得更累了

这个月，很多孕妇比以前更容易感到疲倦。大部分孕妇表示，笨重的身体让她们不堪重负，总是感觉疲倦，睡再久也无法缓解疲劳。还有一些准妈妈则表示，虽然很累，很想睡觉，睡眠质量却总是不高，因而起床后依然昏昏沉沉。这主要是因为孕晚期沉重的身心负担影响了睡眠质量。而且，此时孕妇还会进入一种新的睡眠状态，那就是浅睡，这种睡眠稍有动静就会被打断，势必影响睡眠质量。但是，逐渐习惯这种睡眠，可以使准妈妈分娩后，更好地照顾小宝宝，而且这种睡眠状态有时可能会持续好几年。

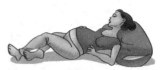

在怀孕的最后一个月，准妈妈可能会发现，自己站也不是，坐也不是，就算以某种舒适的姿势躺在床上，片刻之后也会变得不再舒服。不管怎么样，都觉得不舒服。这时，准妈妈一定要坚持练习放松肌肉的运动，并充分利用时间休息，尽量让自己在分娩前积攒足够的力量

体重减轻

孕 9 月，孕妇体内的宝宝依然在成长，体重也依然在增加，但是准妈妈的体重并没有像以往一样持续增加，只是稍微增加或者维持不变，甚至还有可能减轻。

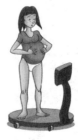

如果准妈妈的体重减轻了，不要担心，这是因为临近分娩，体内的激素开始使你排出体液，并使羊水减少，再加上尿频的影响，机体含水量整体下降了

呼吸和胃部舒服点了

在怀孕中期，孕妇经常会感觉到呼吸困难和胃灼热，这些症状在孕9月时通常会缓和下来。因为这时子宫位置开始下降，胎儿将进入孕妇骨盆，横膈膜上下活动的空间相对来说就会变大，因而呼吸也会变得顺畅。同样因为子宫下降，胃部受到的压迫也变小了，胃酸逆流的情况也会变少。

尾骨或骨盆有刺痛感

这个月，孕妇在走路时或改变姿势时，可能会感觉到尾骨或骨盆中部有剧烈的刺痛，甚至这种疼痛还会扩散到背部或者大腿。产生这种刺痛的主要原因是胎儿下降，进入骨盆，压迫到骨盆及周围的韧带。有时，有些孕妇还会有一阵阵宫颈刺痛。这些孕9月里新增加的疼痛，可能都是由胎儿入盆，造成骨盆附近韧带受到牵拉，变得松弛引起的，它们都在为即将到来的分娩做准备。

孕9月，有些孕妇会觉得自己全身骨骼都变得很僵硬，就像老年人得了关节炎一样。胎儿下降，压迫骨盆周围的神经和血管，还可能会造成大腿抽筋。这也是孕激素使关节韧带松弛引起的。四肢乏力一般认为是由韧带松弛引起的，这让孕妇连一些很轻的东西都无法举起，而且走路时也会觉得很不舒服。但是，不要因为行动不便，就从此卧床不起，活动可以让身体更加健康。如果每天坚持适当的运动，这些疼痛就会逐渐缓解；否则，僵硬的关节和肌肉、全身的血管、呼吸和消化系统都会生病。

有点急切，有点矛盾

孕9月对孕妇来说，已经是最后的关键时期。此时，准妈妈比任何人、任何时候都更加迫切地想要见到宝宝。因此，对孕妇来说，这个月是整个孕期中让她们感觉最漫长的一个月。此时孕妇很容易情绪焦躁，希望能尽快把胎儿生下来。孕妇无法排遣这种焦躁心理，会对体内胎儿的心智发育产生不良影响。

给准妈妈一个建议，有助于缓解焦躁的心情：当亲

这月孕妇会遇到新的问题，下降的子宫会压迫膀胱和肠道，使孕妇尿频的状况更加明显，便秘与腹胀也更加严重。如果遇到这种情况，可采取我们前面介绍的方法进行缓解。不要因为这些身体的不适产生烦恼，要知道一切都是暂时的

孕妇出现尾骨或骨盆的不适时，可通过适当改变姿势来缓解疼痛，还可以做一些慢走等温和运动。如果这些运动也会让你感到疼痛，那你可以通过按摩让骨盆重回平衡状态，不过一定要找一位有经验的脊椎按摩师。怀孕期间的脊椎按摩不但有助于预防和减轻背部疼痛，还可以让你的脊柱和骨盆结构更适应分娩时产生的压力

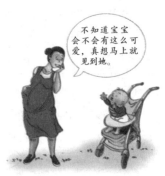

不知道宝宝会不会有这么可爱，真想马上就见到她。

当孕妇看到别人的宝宝时，迫切想要见到宝宝的感觉会更加强烈

153

友们向你询问预产期时，最好把你的预产期稍稍向后延长一点或者是尽量不告知得太精确。否则，超过预产期，你还没有分娩迹象，不仅让你觉得焦躁不安，还会影响到体内的胎儿，也会让亲友们对你和胎儿的情况暗加揣测，增强紧张气氛。当然，对你的丈夫和父母，一定要告诉他们医生推算出的预产期，让他们有足够的时间为新生儿的到来做好准备。

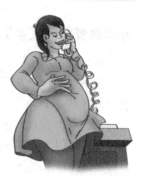

这一时期，有的孕妇心里也会产生一点儿矛盾，并不希望孕期就此结束。因为孕期一旦结束，也就意味着她不会再以孕妇的身份生活了，和宝宝这种独一无二的亲密关系也结束了，宝宝不再是自己专有的了，会有人和你一起来分享他。

孕妇不必将准确的预产期告知亲友们，因为利用这段弹性时间会使孕妇的心情平静下来，避免产生焦躁

比以往任何时候都敏感

孕妇要做好心理准备，这个月你会比以往任何时候都要敏感，会被许多善意的话语和意见搅得心烦意乱。这时孕妇可能变得易怒，一些小事也可能让你火冒三丈，与丈夫和家人吵得不可开交，对待他人也不如以前耐心了。这时候做丈夫的一定要宽容，孕妇也要适当安抚自己的情绪，比如泡个热水澡、看看喜剧片或者向自己的密友发泄一下等。

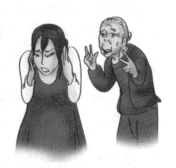

临近预产期，很多有经验的妈妈们的建议，可能让你呼吸不过来，甚至会引发反感，因为你更希望用自己的方式来照料宝宝，不希望别人来干预。这种情绪对孕妇来说是很正常的，也是孕妇们喜欢独处的原因。

孕妇们千万不要为别人的建议心烦，如果你觉得这些建议确实有用，不妨高高兴兴地接受；如果你不接受这些意见或者压根儿就不想被打扰，那就尽量避开，你必须为了宝宝积蓄体力

更忧虑，更害怕

孕9月，孕妇及家人可能已经为分娩做好了充分准备，像宝宝的用品、自己的衣物等都已经准备好了，但是孕妇还是像得了强迫症似的，检查了一遍又一遍，唯恐自己忘记了什么东西，有时晚上偶尔还会睡不着，躺在床上回想准备的东西，有没有什么遗漏的。这种焦虑心理是没有办法消除的，只有这样才能让她们安心入睡。

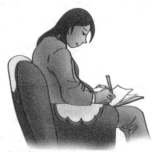

临近预产期，该做的都做了，该准备的东西也都准备得妥妥当当了。但准妈妈还是无法抑制内心的害怕与担心，怕自己受不了分娩的疼痛，担心通过顺产不能成功娩出胎儿。准爸爸要帮助妻子调整情绪，让妻子愉快地度过分娩前的最后一段日子，共同走完孕期最后的时光。

为了做到万无一失，准妈妈往往会把分娩要准备的东西、需要做的事情、需要帮忙的人等，凡是能想到的都写在纸上，以免自己一不小心遗漏了什么。她们可能还会随身携带笔和小本子，以便随时记下想到的事情

第2节
孕9月的胎儿什么样

第33周

第33周，胎儿身长接近45厘米，体重约2200克。呼吸系统和消化系统发育已经接近成熟。这时胎儿的头骨很软，每块头骨之间还有空隙，以便分娩时胎头能够顺利通过产道。胎儿身体其他部位的骨骼已经很结实了，皮肤下面充满了脂肪。胎儿此时眼睑很肿，是为了防护眼睛一直泡在羊水里。（见右图①）

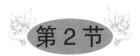

第34周

第34周，胎儿的身长大约为46厘米，体重约2500克。这时胎儿已经入骨盆，并将身体倒转，变成头朝下的姿势，头部已经进入骨盆，紧压着子宫颈口。这周，原本覆盖全身的胎毛逐渐消退，皮下脂肪也在变厚，胎儿看上去更丰满了。胎儿的中枢神经系统仍然在发育。（见右图②）

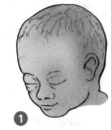

第35周

第35周，胎儿身长大约为50厘米，体重已经达到2700克了。听力已经发育完善，肺部和肾脏发育也已基本完成，如果这时出生，胎儿存活的可能性为99%。此时，宝宝的身体发育已经基本完成了。离预产期还有5周，胎儿的手和脚仍然比足月的新生儿要瘦。（见右图③）

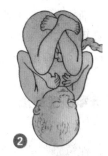

第36周

第36周，你的宝宝就可以称为足月儿了（37～42周）。这周，胎儿身长将近53厘米，体重继续增加到接近2800克。子宫束缚了长大的胎儿，因此胎动明显减少。胎儿的皮肤变得光滑细腻。代谢物将积聚在胎儿的肠道里，直到他出生。这种黑色的混合物，将成为宝宝出生后的第一团粪便。（见右图④）

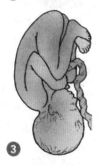

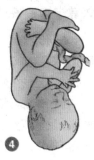

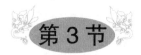

第 3 节

孕 9 月如何做胎教

训练宝宝的听力

有研究者做过实验：在怀孕最后 5～6 周，反复给胎儿讲同一个故事，出生后对胎儿进行吸吮试验。他们发现婴儿听到在子宫内听过的故事时，吸吮频率会升高，听到别的故事时则没有太大变化。当孕妇给胎儿说话或者唱歌时，如果这种声音他比较喜欢，他就会很安静，胎头也会逐渐靠近孕妇的腹壁；如果他不喜欢，胎头就会转开，并且踢打腹壁表示抗拒。孕晚期准爸妈一定要多和宝宝说说话，以训练宝宝的听力，并让宝宝更好地"记住"你们。

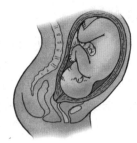

孕 5～7 月时，胎儿的听力已完全形成，不仅能分辨出各种声音，还可以做出相应的反应

母婴情感交流

母亲和胎儿之间不但血脉相连，还心灵相通。母亲的各种情感，都可能传递给胎儿，并对他形成一定的影响。如果母亲受到惊吓，胎儿也会出现恐惧的反应；当母亲心情愉快时，胎儿则表现出安静的状态。这说明，怀孕期间一定要保持积极向上的乐观情绪，这样宝宝出生后才会聪明伶俐。如果孕妇在怀孕期间心理过度紧张或是过度焦虑，总被悲观失望的情绪所笼罩，孩子出生后往往会有多动症，而且容易激动，喜欢哭闹。

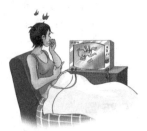

一位孕妇在怀孕 17 周时，进行产检时，被告知羊水异常，这位母亲精神极度紧张，胎儿监测仪显示，胎儿动作由缓慢突然变成吃惊地扭动，甚至出现了轻微的痉挛

培养宝宝良好的生活习惯

有研究证明，人的某些生活习惯在胎儿时期就已形成。我们前面介绍过通过光照和抚摸胎教可帮助胎儿形成自己的生物钟，一旦生物钟形成，就会影响胎儿一生的作息习惯。一般情况下，胎儿会试着适应准妈妈的生活节奏。因此，准妈妈最好在怀孕初期就养成良好的生活习惯，以培养出具有良好习惯的宝宝。

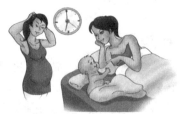

习惯早起的孕妇，所生的孩子也有早起的习惯；而习惯晚睡的孕妇，所生的孩子也有晚睡的习惯

第 4 节
这阶段还须关注的事

提高睡眠质量

随着胎儿的生长发育，孕妇身体发生了巨大变化，沉重的身体加重了腿部肌肉的负担，经常会有抽筋、疼痛的感觉，许多孕妇还会腰背疼痛，这些身体的不适都会影响孕妇的睡眠质量。尤其是临近预产期，她们对分娩信心不足，心理压力增大，有的孕妇甚至难以入睡。有些孕妇则会经常做梦，而且是噩梦。

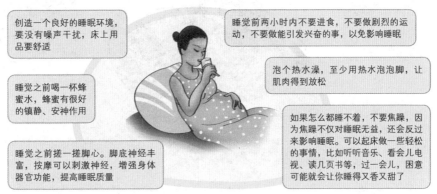

改善睡眠质量的方法

创造一个良好的睡眠环境，要没有噪声干扰，床上用品要舒适

睡觉之前喝一杯蜂蜜水，蜂蜜有很好的镇静、安神作用

睡觉之前搓一搓脚心。脚底神经丰富，按摩可以刺激神经，增强身体器官功能，提高睡眠质量

睡觉前两小时内不要进食，不要做剧烈的运动，不要做能引发兴奋的事，以免影响睡眠

泡个热水澡，至少用热水泡泡脚，让肌肉得到放松

如果怎么都睡不着，不要焦躁，因为焦躁不仅对睡眠无益，还会反过来影响睡眠。可以起床做一些轻松的事情，比如听听音乐、看会儿电视、读几页书等，过一会儿，困意可能就会让你睡得又香又甜了

胎位

胎位是否正常也是决定能否顺利分娩的关键因素。胎儿的胎位是否正常可以通过胎头位置来确定。胎儿的头呈圆球形，比起身体的其他部位来说相对较硬。如果孕妇在产前检查时向医务人员学习过摸胎头的方法，就很容易准确地摸到胎头所在的部位。进入怀孕晚期之前，由于胎儿体积较小，浮在羊水中，并经常活动，胎位会经常发生变化；但进入孕 9 月，胎位的变化就不那么大了。

我们知道，孕 9 月时，胎头已经入盆。因此，这时如果孕妇抚摸腹部时，在下腹部中央，靠近耻骨的地方摸到

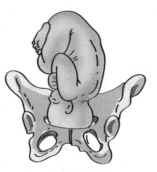

正常胎位示意图

一个圆圆的较硬球状物，那就是胎头，这说明胎位是正常的；如果抚摸到胎头在上腹部靠近肋骨的地方，下腹部则比较柔软，可能胎儿是臀位；如果在腹部侧面摸到胎头，并且摸上去感觉胎儿像是横躺在腹中，可能胎儿是横位。后两种情况是体位异常，如

果出现类似情况，要马上到医院确认；如果属实，要按照医务人员的指导，采取膝胸位纠正胎位。

我们上面说，进入孕9月，胎位变化不大，但并不是说胎位不会变，要经常检测胎位，以防再出现胎位不正的情况。

羊水

羊水是怀孕过程中充斥在羊膜腔内的液体，是维持胎儿生命不可缺少的重要物质。胎儿生活在羊水中，羊水的异常变化会给胎儿带来危险，有时甚至是致命的威胁。常见的异常情况有羊水过多和羊水过少。

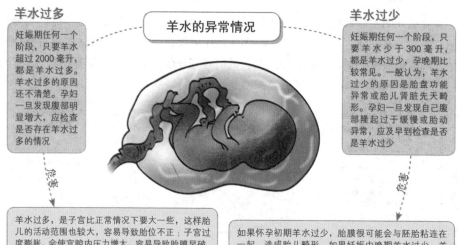

羊水过多

妊娠期任何一个阶段，只要羊水超过2000毫升，都是羊水过多。羊水过多的原因还不清楚。孕妇一旦发现腹部明显增大，应检查是否存在羊水过多的情况

羊水的异常情况

羊水过少

妊娠期任何一个阶段，只要羊水少于300毫升，都是羊水过少，孕晚期比较常见。一般认为，羊水过少的原因是胎盘功能异常或胎儿肾脏先天畸形。孕妇一旦发现自己腹部隆起过于缓慢或胎动异常，应及早到检查是否是羊水过少

羊水过多，是子宫比正常情况下要大一些，这样胎儿的活动范围也较大，容易导致胎位不正；子宫过度膨胀，会使宫腔内压力增大，容易导致胎膜早破，引起早产（临床统计表明，羊水过多的孕妇早产率比普通孕妇高一倍左右）；破膜后，大量羊水一涌而出，宫腔内压力突然降低，可引起脐带随羊水涌出，危及胎儿生命；羊水流出后，子宫体积突然缩小，可能使胎盘发生错位，引起胎盘早剥，引发产后出血；如果再加上血型不合、妊娠期糖尿病等并发症，则羊水过多的孕妇胎儿死亡率高达50%

如果怀孕初期羊水过少，胎膜很可能会与胚胎粘连在一起，造成胎儿畸形。如果妊娠中晚期羊水过少，羊水保护胎儿免受外力作用的缓冲作用就会减弱，宫腔内的压力可以直接作用于胎儿，引起斜颈、曲背等发育畸形；胎儿的胸腔还会受到压迫，影响肺部发育，导致新生儿呼吸窘迫症发病率增高。如果分娩期羊水过少，宫缩时产生的力直接作用于胎儿及脐带，会造成胎儿宫内窘迫，甚至窒息；新生儿吸入混浊的羊水，可能引发肺部炎症或呼吸道受阻，造成新生儿死亡

上面介绍的情况中，如果是轻度羊水过多，胎儿和孕妇都很正常，可以进行保守治疗，减少盐分的摄入，适当使用镇静剂和利尿剂，等到胎儿足月时分娩；如果是重度羊水过多，但胎儿正常，应根据病情具体处理；如果是急性羊水过多，经治疗无效，最好终止妊娠。

孕妇如果确诊为羊水过少，应及时在医生指导下治疗。如果胎儿已经足月，应尽快破膜引产，或实施剖腹产，以免拖延时间，威胁胎儿生命。

羊水正常指标

孕周	羊水量
8 周	5 ~ 10 毫升
20 周	400 毫升
34 ~ 38 周	1000 毫升
足月	800 毫升

B 超下羊水异常的指标

羊水过多	最大羊水深度 > 7 厘米	羊水指数 > 18 厘米
羊水过少	最大羊水深度 ≤ 2 厘米	羊水指数 ≤ 8 厘米

羊水异常指标

羊水过多	> 2000 毫升
羊水过少	< 300 毫升
过期妊娠	羊水量明显减少

过期妊娠

正常的怀孕周期为 38 ～ 40 周。统计数据证明只有 5% 左右的孕妇，正巧在预产期分娩，85% 左右的孕妇在预产期前后两周内分娩，这都是正常的。还有 10% 左右的孕妇怀孕超过 42 周才有分娩迹象，这就是过期妊娠，就不是正常分娩了，会给胎儿带来很多不良影响。有些孕妇及其家人认为怀孕时间越长，胎儿就会越健壮，发育得也越成熟，这是很不科学的观念。

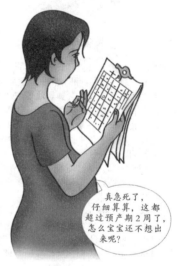

真急死了，仔细算算，这都超过预产期 2 周了，怎么宝宝还不想出来呢？

如果孕妇超过预产期 2 周以上仍未分娩，就要及时看医生，由医生决定，及时采取措施终止妊娠

过期妊娠，胎盘由于工作时间延长，会出现老化的现象，主要表现为胎盘血管梗塞，闭锁不通或不通畅，造成胎盘血流量减少，从而使胎儿生长发育必需的营养物质和氧气供应减少，导致胎儿营养不良或宫内缺氧。如果胎盘功能进一步衰退，临产时的宫缩较强，会引起胎儿明显缺氧，发生宫内窘迫，甚至胎死腹中。过期妊娠的胎儿，由于在母体内生长时间长，颅骨钙化程度大，变得很硬，导致分娩时发生胎儿窘迫，颅骨受压出血，还会增加难产概率，导致产妇产道撕裂，严重威胁母婴生命。如果过期妊娠者，胎盘没有老化，功能正常，胎儿会出生体重偏重，甚至成为巨大儿，分娩时容易引起难产。

孕9月美食推荐

盐水虾

原料：新鲜河虾500克，盐、葱、姜、料酒、花椒适量。

做法：虾剪去须、脚，淘洗干净，加入适量盐和料酒腌制20分钟；葱姜洗净，葱切段，姜切末。锅中添适量清水，加入葱段、姜片、料酒、花椒、盐煮开，水开后将腌制好的虾下入开水锅内，再次烧开后，煮3～5分钟即可。

特点：色泽鲜红，鲜嫩可口。虾肉含有丰富的优质蛋白、维生素、烟酸和多种矿物质，虾皮还含有大量的钙，最易消化吸收。

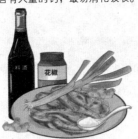

金蛋牛肉煮菠菜

原料：牛肉250克，红油咸鸭蛋1只（生），菠菜、姜、盐、料酒、花生油适量。

做法：将牛肉洗净，逆着纹理切成薄片，加盐、料酒腌制15分钟；将咸蛋打散，将蛋液放入盘中蒸熟，取出待用；菠菜择洗干净；葱姜洗净切末。炒锅烧热，加入少许花生油，油热后，放入葱姜末炒香，再倒入牛肉爆炒，七成熟时，加入少许清水，待牛肉煮熟后，放入菠菜焖熟，出锅装盘，将蒸好的咸蛋放在牛肉上即可。

特点：健胃补血，强筋健骨。牛肉高蛋白低脂肪，含有丰富的钙、磷、铁及维生素；菠菜含有丰富的铁、磷、维生素等，两者搭配，经常食用，可以预防孕妇怀孕晚期的缺铁性贫血。

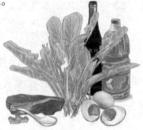

冬瓜海鲜卷

原料：冬瓜500克，虾仁150克，火腿、新鲜香菇、芹菜、胡萝卜、水淀粉、盐、糖、葱、姜、香油适量。

做法：冬瓜去皮，洗净切成薄片，在开水中焯一下，捞出沥干水分；虾仁洗净切末；火腿切末；香菇洗净，去腿切末；芹菜去叶，洗净切末；胡萝卜洗净切末；葱姜洗净切末。将虾仁末、火腿末、香菇末、胡萝卜末、芹菜末、葱姜末放在一起，加适量盐、糖调味，搅拌均匀，用作馅料。冬瓜片内包入适量调好的馅料，卷成卷。蒸锅添适量水，水开后，将冬瓜卷上笼蒸熟，取出装盘。蒸制过程中流出的菜汁用水淀粉勾芡，浇在冬瓜卷上，淋上少许香油即可。

特点：口味清淡，营养丰富。冬瓜含有丰富的蛋白质、碳水化合物、钙、铁、磷及多种维生素，具有清热利尿的作用；虾仁富含优质蛋白，和钙、磷、铁等矿物质，以及多种维生素，营养极易被人体消化吸收。虾仁和冬瓜搭配食用，可以帮助孕妇补充营养，缓解水肿症状。

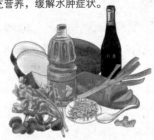

小豆粥

原料：红小豆、红糖、桂花酱、水淀粉适量。

做法：将红小豆淘洗干净，浸泡3个小时。锅中添适量清水，水开后，放入红小豆，大火烧开，转小火，煮至红小豆软烂。粥中加适量水淀粉勾芡，使粥更加黏稠。最后依据个人口味，加入桂花酱和红糖，即可食用。

特点：香甜可口，豆香扑鼻。红小豆含有丰富的优质蛋白、碳水化合物，多种维生素和矿物质，营养丰富，加入红糖食用，还可为孕妇补血。

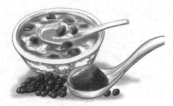

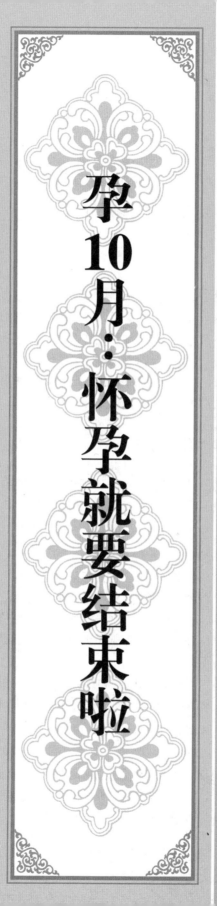

第十一章

孕10月：怀孕就要结束啦

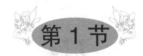

第1节

身心上的可能转变

胎动更有力了

在怀孕的最后一个月，准妈妈会感到胎动次数明显变少了，但是动作更有力了。这个月之前，宝宝的每一次胎动，对你来说都是一种享受，动作也很轻柔，你需要集中精力才能感受到。但是在这个月，宝宝的每一次活动都会伴随着疼痛。你有时可以感觉到宝宝的身体在伸展，还可以感觉到宝宝正在用脚踢你的肋骨。有时甚至觉得宝宝的踢动是故意的，因为他觉得妈妈的子宫太挤了，他想要拓展空间呢。

这时，准妈妈不要把胎动的疼痛当成一种痛苦，可以利用胎动和宝宝做些有趣小游戏，比如可以在肚皮上放一张纸，看着宝宝把他踢掉；或者猜猜胎动时撞击肚皮的是宝宝的小手还是小脚丫。这些有趣的小游戏可以帮助你打发孕期的最后时光。

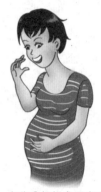

有些准妈妈发现在和宝宝说话时，宝宝就会动起来，这可能是胎儿对声音所做出的反应

肚子变小了

这一时期，有些准妈妈会觉得自己的肚子依然在变大，事实上并不是这样的。孕8月才是肚子最大的时候，那时候你的子宫增大到肋骨下方的位置了，不可能再高了。而这个月宝宝已经下降到骨盆，之所以会觉得肚子好像比以前更大了，主要是因为隆起的位置发生了变化，下移了。

沉重的腹部给你带来了很多麻烦，比如行动不便、脚部肿胀、关节疼痛等等，走路、弯腰这种很普通的事都让你觉得很困难。

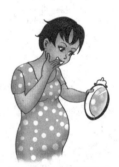

这月如果孕妇用镜子观察自己的侧面，就会发现这时的"大肚子"和原来不一样了

夜间频频醒来

怀孕晚期，准妈妈夜间会比往常更加频繁地醒来，这是因为：经常做梦，以及怀孕期间养成的睡眠习惯，让你更加适应这种浅睡状态，一有动静就会醒来；同时子宫变大，压迫膀胱，让你夜间频繁上厕所；再有就是腹中的小宝宝，他可不管你是不是在睡觉，随时都会"练拳脚"，很容易就把你吵醒了。

以下是争取睡眠的好办法，准妈妈们不妨试一试：

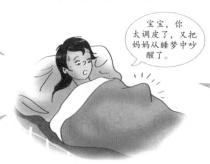

白天或任何可以睡着的时候，尽量找机会小睡一会儿，以保证充足的睡眠

宝宝，你太调皮了，又把妈妈从睡梦中吵醒了。

看看是什么因素导致你经常惊醒，如果是腿部抽筋，可以睡前按摩一下腿部；如果是消化不良或是呼吸困难，可以用枕头抬高上半身

尽量早睡，早点躺到床上，可能就会早一些睡着，睡眠时间可能也会相对长一些

对宝宝的各种想象

随着预产期临近，孕妇对宝宝的各种想象也越来越真实，过去脑子中的虚幻影像马上就要实现了。你会想象宝宝的模样，想象和宝宝在一起玩耍的场景。在这一阶段，除了想象宝宝的长相外，还会猜测宝宝的脾气和性格。这些想象通常是由胎动引发的，宝宝的活动越频繁、越强烈，准妈妈的想象越是天马行空。

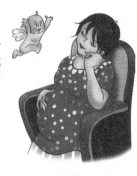

孕妇可能会对宝宝产生一系列的想象，比如想象宝宝第一次叫妈妈时的样子、宝宝蹒跚学步的样子、宝宝上学时的样子，甚至还会想宝宝长大成人之后的样子等

除此之外，你可能还会想象家人和朋友对待宝宝的态度。

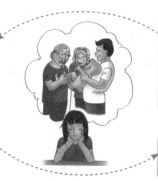

可能还会想象宝宝和外公外婆、爷爷奶奶在一起的情景。如果他们中有人已经过世，你可能会很想念他们，为他们没能见到宝宝而遗憾

大多数的孕妇最先想象的是丈夫会是一位怎样的父亲。如果丈夫在怀孕期间对你非常关心、体贴，那么在你的想象中，他一定是一位合格的好爸爸；反之，你可能就会担心他会对宝宝非常冷漠，甚至不喜欢宝宝。准妈妈们不要为此担心，表面上看起来不是很关心你的准爸爸，其实还是热切盼望着宝宝的诞生的。而且一旦怀抱着宝宝，真切体会到做父亲的感觉，他们多半会改变自己以前的态度，变得温柔、体贴、充满爱心

有过生育史的孕妇，还会想象自己的其他孩子与宝宝相处时的情形，想象这些小哥哥小姐姐会有多疼爱这个小宝宝，甚至想象他们煞有介事帮忙换尿片的情景

梦到分娩

日有所思，夜有所梦。分娩日期临近，孕妇的梦境通常和分娩有关。这时，准妈妈可能会梦到阵痛或者分娩时的情景，也有可能梦到和宝宝在一起的情景。还有的孕妇梦到自己根本没有怀孕，隆起的肚子里没有小宝宝的踪影了。对于妈妈来说，即将到来的分娩充满了未知数，她们既期待又恐慌，这种压力造成了这种特殊的梦境。

准妈妈只要放松心情，多出去走走或者多和朋友们聊聊天，让自己的心情放松下来，一切都会好起来的。

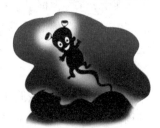

有些孕妇的梦境比较诡异，比如有的孕妇会梦到生下来的宝宝像个外星人或者根本就是其他的一种动物

第 2 节
孕 10 月的胎儿什么样

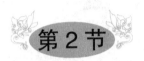

第 37 周

过了第 36 周，胎儿就是足月儿了，这意味着胎儿随时都可能出生。第 37 周，胎儿身长约为 53 厘米，体重约 3000 克。胎儿的头部现在已经完全进入骨盆，这样胎儿就有更多的空间伸展四肢了。此时，大多数胎儿的头发已经长得又长又密了，身体发育基本完成，随时准备与辛苦的妈妈见面了。（见右图①）

第 38 周

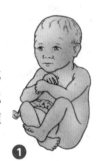

第 38 周，胎儿身长增加不多，体重大约 3200 克。胎儿的各个器官已经发育成熟，并已经开始运作。你还会发现，胎儿身上覆盖的那层细细的绒毛和白色的胎脂已经脱落得差不多了，这时的胎儿看起来更像我们看到的小婴儿了。现在胎儿的指甲已经长长了，到了指尖的位置，而且相当坚硬了。（见右图②）

第 39 周

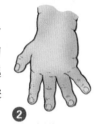

第 39 周，胎儿体重大概为 3400 克，有的胎儿体重可以达到 3800 克以上。通常男孩出生时体重会比女孩重一些。本周胎儿活动减少，这是因为胎儿头部已经下降并被固定在骨盆中，胎儿的体积也已经非常大了，占据了子宫所有的空间，因而活动变得非常困难。这时随着胎儿头部的下降，胎儿随时都会来到这个世界上。（见右图③）

第 40 周

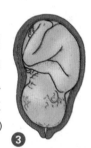

第 40 周，大多数胎儿都会在本周出生，但是如果提前或延迟两周，也都是正常的。如果超过预产期两周孕妇还没有分娩的迹象，就要及时就医，否则过期妊娠也会对胎儿和孕妇造成危险。到 40 周时，胎儿的头部已经进入骨盆。（见右图④）

第3节

做好分娩前的准备

孕10月注意事项

临近分娩，孕妇的心情既紧张又喜悦。为了使分娩更加顺利，孕妇仍然要坚持每周的产前检查；由于胎儿随时都会降生，一切准备都要提前做好，并经常查漏补缺，以便分娩来临时更加从容；准妈妈要在分娩前尽可能多地了解分娩征兆，以免分娩来临时措手不及；咨询医生何时住院待产及分娩及产后的相关知识。

孕10月时，孕妇随时都可能分娩，所以应尽量避免独自外出，最好能在家专心待产。注意营养，保证充足的睡眠，勤换内衣裤，保持个人卫生。但是如果发生了破水或者阴道出血等分娩征兆，就不要再沐浴了。

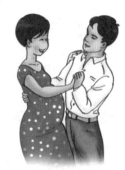

这月适当的运动仍不可缺少，但运动时最好能有人陪同，也要注意控制运动量，以免消耗太多体力，妨碍分娩

制订分娩计划

分娩计划不仅能清楚反映产妇对分娩的期望，还能提醒医务人员注意孕妇的需求，以便双方交流。分娩计划不需要太详细，因为分娩过程不一定按孕妇所期望的进行。制订分娩计划时要与丈夫和分娩医生充分沟通，并考虑多种情况下的后备计划，在情况有变时也能从容地拿出第二套分娩方案。

分娩计划应包括右边的内容。

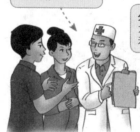

分娩陪伴者：希望谁在整个分娩过程中陪伴你

分娩姿势：希望采取哪种姿势完成分娩

分娩方式：希望采取哪种方式，是自然分娩，还是无痛分娩或者水中分娩

麻醉方式：希望采用哪种麻醉方式

检测：希望胎儿在分娩时接受哪种检测

胎盘娩出：胎儿娩出后，通过何种方式娩出胎盘，是自然娩出，还是借助药物加速娩出

分娩辅助工具：是否需要辅助分娩，更多地取决于孕妇的分娩进程和胎儿的位置

熟悉产房环境

在分娩前，应该到产房熟悉一下分娩的环境，这样在分娩时就不会那么紧张了。而且，现在很多医院都有提前参观产房的服务，参观产房时，除了熟悉产房环境外，还要了解产房中的医疗设备和他们在分娩过程中将会起到的作用。这些分娩设备是保

证顺利分娩和母子生命安全的重要工具。产房的必要设施如下面图解所示：

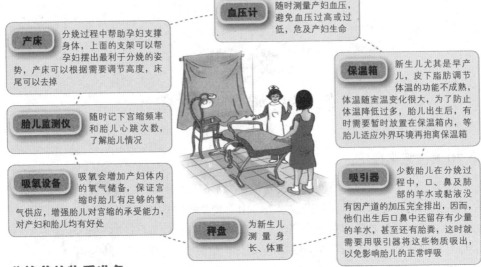

血压计 随时测量产妇血压，避免血压过高或过低，危及产妇生命

产床 分娩过程中帮助孕妇支撑身体，上面的支架可以帮孕妇摆出最利于分娩的姿势，产床可以根据需要调节高度，床尾可以去掉

保温箱 新生儿尤其是早产儿，皮下脂肪调节体温的功能不成熟，体温随室温变化很大，为了防止体温降低过多，胎儿出生后，有时需要暂时放置在保温箱内，等胎儿适应外界环境再抱离保温箱

胎儿监测仪 随时记下宫缩频率和胎儿心跳次数，了解胎儿情况

吸氧设备 吸氧会增加产妇体内的氧气储备，保证宫缩时胎儿有足够的氧气供应，增强胎儿对宫缩的承受能力，对产妇和胎儿均有好处

吸引器 少数胎儿在分娩过程中，口、鼻及肺部的羊水或黏液没有因产道的加压完全排出，因而，他们出生后口鼻中还留存有少量的羊水，甚至还有胎粪，这时就需要用吸引器将这些物质吸出，以免影响胎儿的正常呼吸

秤盘 为新生儿测量身长、体重

分娩前的物质准备

准爸妈要充分利用分娩前的几个月，将分娩时以及产后准妈妈和宝宝需要的物品尽可能地准备好，宁多毋缺，因为分娩时的慌乱和宝宝降生后的忙碌，让你分身乏术，没有机会去采购这些必备品。因此，至少要提前一个月，甚至几个月就开始准备分娩和产后物品，并随时查漏补缺，努力做到万无一失。准备好的东西要集中放在一起，并告诉家人放置的位置，以便出现紧急情况时能够迅速拿取。

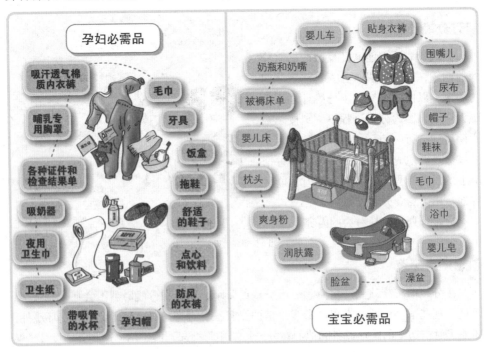

孕妇必需品

吸汗透气棉质内衣裤
毛巾
牙具
饭盒
拖鞋
哺乳专用胸罩
各种证件和检查结果单
吸奶器
夜用卫生巾
卫生纸
舒适的鞋子
点心和饮料
防风的衣裤
带吸管的水杯
孕妇帽

宝宝必需品

婴儿车
贴身衣裤
围嘴儿
尿布
帽子
鞋袜
毛巾
浴巾
婴儿皂
奶瓶和奶嘴
被褥床单
婴儿床
枕头
爽身粉
润肤露
脸盆
澡盆

分娩前准妈妈的工作

准妈妈的思想准备

越是临近分娩，孕妇的情绪可能就越不稳定。尤其是那些第一次分娩的准妈妈，没有什么经验，有些紧张也在所难免。孕妇要调整好心态，想想自己马上就要做妈妈了，这是多么令人兴奋的事呀。分娩虽有一定的痛苦，但这是女性的正常生理过程，绝大多数孕妇都能够顺利分娩。孕妇可以向妈妈、婆婆、有经验的朋友或是医务人员多请教，消除对分娩不必要的担心，以轻松的心情迎接宝宝的到来。丈夫要关心、体贴孕妇，周围的亲友也要给孕妇支持和帮助，使孕妇克服恐惧和不安的心理。实践证明，孕妇的思想准备越充分，分娩也就越顺利

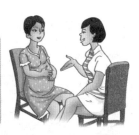

准妈妈的身体准备

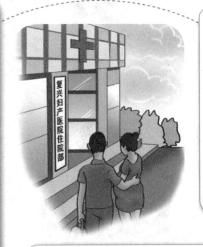

预产期前两周，孕妇随时都可能出现分娩迹象。比如经常会受到假性宫缩的困扰，这种不规则的子宫收缩，卧床休息后往往会消失。这段时间，孕妇要保证充足的睡眠，吃些有营养易消化的食物，如牛奶、鸡蛋等，为分娩积蓄充足的体力。分娩时体力消耗较大，分娩前必须保证充分的睡眠时间；由于随时会分娩，尽量不要外出，但也不要整天窝在床上，适当的运动对顺利分娩很有帮助，但是运动时最好有人陪同。临产前要杜绝性生活，避免引起胎膜早破和羊水感染；由于分娩后不能马上洗澡，产前要勤洗澡，保持身体清洁，洗澡时要注意安全，防止滑倒，引发早产

住院待产

选择医院

现在绝大多数孕妇还是会选择医院分娩，选择一家合适的医院就显得尤为重要。一般来说，选择让产妇及其家人信任的医院需要考虑以下几个条件：

医疗和服务条件

对于产妇来说，医院环境的舒适度、医疗水平的高低、服务的好坏，都是选择医院时的重要参考依据。这具体包括产检是否需要排队等候；产房、产检室、交费处、待产室是否在同一楼层，是否需要楼上楼下奔波才能往返其间；医院办事效率如何，是否会因往返于不同科室之间而延误时间；产房条件如何；能否自主选择分娩方法；相关的新生儿服务是否完善；住院期间费用明细情况；高危产妇是否可以提前住院待产等方面

产妇的自身条件

选择医院时，产妇还要考虑自身的实际情况。比如患有妊高征、妊娠期糖尿病，或出现过胎膜早破、胎位不正等异常情况的产妇最好选择妇产专科医院；患有肾病、心脏病等内科疾病的产妇可以选择综合医院产科分娩；患有妊娠急性脂肪肝、急性重症肝炎，以及梅毒、艾滋病等传染病的产妇，适合选择传染病医院分娩

交通条件

路途远近和交通是否便利也是选择医院时必须考虑的。如果距离太远，或者交通不便，即使医疗条件非常好，也要慎重选择。因为，交通上的不便，可能会导致在发生突发情况时无法将孕妇及时送到医院，产后家人照顾也会非常不便

住院待产应提前告知医生的事情

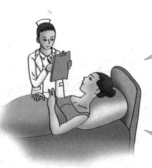

宫缩情况。宫缩开始的时间、每次间隔和持续的时间，当前宫缩间隔和持续的时间

自我感觉。产妇是否有头痛、呕吐、心悸、气喘等状况

是否"见红"。如果"见红"，时间、血量、颜色如何，有无血块

是否有疾病史。如高血压、糖尿病、生殖器官发育异常、肝脏功能异常等

是否破膜。如果破膜，破膜的时间、羊水的颜色，以及变化情况如何

分娩的征兆

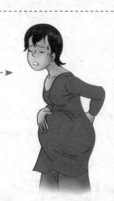

临近分娩的征兆

假性宫缩。间隔时间有时几小时，有时十几分钟，没有什么规律，和真正的产前宫缩有很大的区别，是临近分娩的重要症状之一

胎动减少。此时胎头已经入盆，位置固定，胎儿撑满子宫，子宫中没有多余的活动空间，再加上宫缩使胎儿活动不便，胎动会减少

腰腿酸痛。胎儿头部压迫到骨盆内的神经，造成腰腿酸痛，行动不便

子宫底下降。孕妇会感到上腹部轻松，呼吸顺畅，一些不适症状减轻

阴道分泌物增多。怀孕期间黏稠的分泌物会累积在子宫颈口，由于子宫颈闭合，再加上这些分泌物比较黏稠，流出的分泌物并不多。而临产时，子宫颈口张开，分泌物就会大量流出来，这些分泌物呈白色黏稠状。为防止细菌滋生，要勤换内衣，清洗外阴

大小便增多。胎儿下降到骨盆，压迫膀胱，使膀胱容量减小，排尿次数增多。分娩激素作用于肠道，可能会增加排便次数，这是在排空肠道，便于胎儿通过狭窄的产道

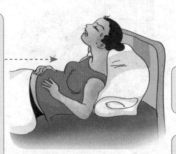

即将分娩的征兆

有规律的宫缩，是临产的标志。子宫收缩后，子宫肌纤维都不会恢复到原来的长度，这样就使子宫体积越来越小，迫使胎儿娩出。最初可能10～15分钟一次，每次持续几十分钟。随着产程推进，宫缩间隔和持续时间会变短，而且收缩的强度会变大。两次宫缩之间的间隔为5～6分钟，持续时间为30秒左右。分娩过程中，宫缩间隔和持续的时间还会越来越短。这个时候，如果你还没有住院，最好带着准备好的东西赶紧去医院，以保证安全

见红。阴道流出带有血色的黏液，一般情况下，大多数孕妇会在见红后24小时之内分娩

破水。随着子宫有力的收缩，胎儿下降，引起胎膜破裂，羊水流出，这表示胎儿很快就要出生了。羊水和小便是有区别的，羊水外流无法控制，味道微甜，呈透明状或乳白色，其中还有少量的红血或絮状物

阵痛。子宫收缩伴随着阵痛，和宫缩一样，开始时间隔时间长，随后会越来越频繁。出现每10分钟1次规则的疼痛时，分娩就要开始了

自然分娩的优缺点

自然分娩的优点

自然分娩时，胎儿受到产力和产道的挤压，身体发生了一系列变化，尤其是适应功能方面更是有了很大提高。胎头经过挤压会出现轻微的变形、充血，血液中二氧化碳含量上升，使胎儿暂时处于缺氧状态，因此呼吸中枢兴奋性增强；胎儿胸腔受到宫缩及产道挤压，可以帮助排出吸入呼吸道中的羊水、胎粪等异物；同时，通过产道时，胎儿血液中的促肾上腺皮质素、促肾上腺激素和生长激素水平都会提高，这可以使胎儿更好地适应外界环境。以上因素可以促进新生儿迅速开始独立呼吸。此外，自然分娩对母体伤害小，母体恢复比较快。一般产后可以立即进食，观察24小时后就可出院，产后并发症少。

自然分娩的缺点

自然分娩的产程不受控制，因此可能比其他分娩方式需要的时间长。分娩过程中，阴道，尤其是会阴肌肉可能会受到损伤，甚至会引发感染；也可能会出现难产或产妇产力不足的情况，需要用产钳或真空吸引器助产，这样可能会造成胎头受伤及产道出口损伤；还有可能会因子宫收缩不好发生大出血。如果无法止血，可能需要剖腹处理，严重者甚至可能要切除子宫。如果发生难产，产程延长，胎儿会在羊水中排出胎便，导致新生儿吸入式肺炎。而且，无法避免脐带绕颈或打结的意外发生。同时，自然分娩的产妇，产后易感染产褥热，尤其是胎膜早破或产程较长的孕妇。巨大儿采用自然方式分娩，容易造成难产，或导致新生儿损伤。

分娩疼痛的原因

分娩时的疼痛，让很多想做妈妈的人打了退堂鼓。很多孕妇在分娩时宁愿采取剖腹产挨上一刀（当然是注射过麻醉药的情况下），也不想忍受自然分娩的疼痛。对分娩时疼痛的恐惧，导致了目前的剖腹产率不断上升，改变了人类繁衍的自然方式，给妈妈和宝宝都带来了很多不良影响。

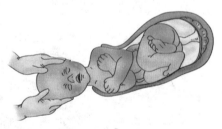

出现分娩疼痛的真正原因并不是我们通常认为的子宫收缩，而是胎儿通过狭窄的宫颈、产道时周围组织被牵拉

要把像篮球一样大的胎儿从窄窄的子宫颈口推出来，子宫颈口需要很多推挤和拉扯的准备工作，而由此产生的肌肉收缩、肌纤维伸展则会通过疼痛来告知身体，帮助完成扩张宫颈口的工作。分娩过程中，子宫收缩是为了把宫颈肌肉往两边拉开，使宫颈口扩张，让胎儿顺利通过。骨盆肌肉和韧带处的神经末梢接收器接收到这种压力和疼痛，由此使你感到全身疼痛。

孕妇在分娩前要认真学习分娩时身体肌肉是如何运作完成分娩的，这样可以通过缓解肌肉疲劳，放松肌肉来减轻疼痛。

疼痛对分娩是有帮助的。如果疼痛能够忍受，就表示子宫及产道都各尽其职，胎儿能够顺利娩出。但是，在分娩过程中，如果疼痛无法忍受，就是不正常的。

无痛分娩

通常所说的"无痛分娩"，在医学上叫作"分娩镇痛"。目前使用的分娩镇痛方法不外乎两种：一种是药物镇痛，即通过麻醉药或止痛药来达到镇痛的目的，是一般人所理解的无痛分娩；另一种是非药物镇痛，没有药物干预，主要是通过产前训练增强肌肉弹性，练习宫缩时正确的呼吸方法，或使用穴位按摩或针灸来减轻疼痛。下面我们介绍几种常用的无痛分娩方法：

精神无痛分娩法

通过分娩课程的学习，提高对分娩的认识。孕8月左右，准妈妈可以选择分娩课程，听专业医生讲解分娩过程及如何正确对待分娩疼痛。只有充分掌握了分娩知识，孕妇才能增强自然分娩的信心，消除对疼痛的恐惧。另外，亲人尤其是丈夫的陪伴和精神支持，能帮助孕妇减轻分娩时的心理压力，心情放松对缓解分娩疼痛和促进产程推进都是很有帮助的

消除焦虑和恐惧心理。焦虑或恐惧会使产妇的疼痛敏感度增加。产妇要克服恐惧心理，增强顺利分娩的信心，以增强对分娩疼痛的忍耐力

分散注意力。产妇看电视或听音乐，分散自己的注意力，来缓解疼痛；在宫缩过强过频时，准爸爸可以让产妇想象宝宝的模样，想象一家三口在一起的美好生活以分散其注意力

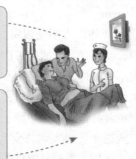

呼吸镇痛法

在分娩的不同阶段，采用正确的呼吸方法可以有效减轻疼痛。分娩刚开始时，孕妇可以采用胸式呼吸，深吸气，慢吐气，以减轻宫缩时的疼痛；宫缩开始和结束时，用鼻子深吸气，用嘴吐气，宫缩间歇时恢复正常的呼吸方法。在子宫颈口全开后，遵从医务人员的指示，深吸气后憋气，这种呼吸方法有助于积攒力量，有效减少分娩时的疲劳和疼痛；胎头娩出后，呼气、吸气都要变得短促，不要憋气用力，通过呼吸放松肌肉，减轻痛苦

腹式深呼吸具有稳定情绪的作用，分娩时采取这种呼吸方式可以减轻宫缩引发的强烈阵痛，为胎儿提供充足的氧气，帮助放松产道周围的肌肉，促进宫颈口扩张。一般分娩刚开始时产妇容易焦躁不安，这时采取腹式深呼吸是很必要的

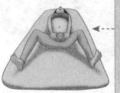

腹式深呼吸的方法。如果产妇是仰卧着的，两腿张开，膝盖稍微弯曲；十指伸开，拇指张开，其余四指并拢，轻放在下腹部上，拇指尖和示指尖围成三角形。两手拇指位于肚脐正下方。深吸气时，下腹部鼓起；吐气时，恢复原状。如果孕妇是侧卧着的，两膝弯曲，靠近床的手肘弯曲，手掌放在头侧，另一只手臂，轻轻揽住下腹部。深呼吸的方法与仰卧时相同

笑气镇痛法

笑气即一氧化二氮，具有轻微的麻醉效用，是一种吸入式麻醉剂。孕妇分娩时，将笑气与氧气按一定比例混合，吸入后可以帮助减轻疼痛。这种气体对呼吸、循环没有明显的抑制作用，对子宫和胎儿也没有不良影响，而且产妇吸入的笑气中混合有一定比例的氧气，可以提高产妇血液中血红蛋白的携氧量，还可以缩短产程

在吸入后几十秒钟，笑气就会产生镇痛作用，停止吸入后数分钟麻醉作用消失。但在临床上，笑气的止痛效果并不是很好，可能会出现镇痛不全的情况，还可能会使产妇产生不适感

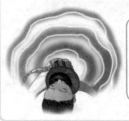

剖腹产的优缺点

剖腹产的优点

有效缩短产程，尤其是在胎儿发生宫内缺氧、胎儿巨大或产妇骨盆狭窄时，剖腹产更能显示出它的优越性。由于某种原因，不能实现自然分娩，实施剖腹产可以挽救母婴生命。若产妇腹腔内有其他疾病，在施行剖腹产的同时可一并解除。如果产妇出现子宫严重感染、子宫破裂、子宫肌瘤等症状，需要摘除子宫，医生可以在娩出胎儿后直接摘除。剖腹产手术可以避免产妇受阵痛之苦。产妇产后做结扎手术很方便

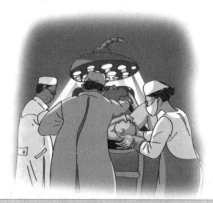

剖腹产的缺点

剖腹产手术对产妇的精神和肉体都会造成严重的创伤。手术过程中必需的麻醉，有可能发生意外，影响孕妇及胎儿中枢神经系统。手术时可能出现大出血，损伤腹内其他器官；手术后泌尿、心血管、呼吸等系统可能会产生并发症。剖腹产产妇身体恢复比自然分娩的产妇慢。剖腹产手术后，伤口容易感染发炎，出现发热、腹胀、伤口疼痛、切口愈合不良的现象，甚至可能发生伤口开裂、血栓性静脉炎、产后子宫弛缓性出血等症状。剖腹产女性两年内再次怀孕有子宫破裂的危险，如果原切口愈合状况不好，再次分娩时还要采取剖腹产，使子宫旧伤未愈，又添新伤。剖腹产女性如意外怀孕，人工流产时易发生子宫穿孔。剖腹产胎儿出生时未经产道挤压，对外界环境适应能力不强，新生儿容易出现呼吸困难、吸入式肺炎、发绀、呕吐、肺透明膜病等剖腹产儿综合征

臀位分娩

怀孕晚期，大部分胎儿所保持的头朝下的姿势，称为"头位"，是正常胎位，也是分娩最安全的胎位。但大约4%的胎儿无法由其他姿势转变到头位，就产生了臀位分娩。臀位有多种形式，比如全臀位（胎儿蹲着，屁股和腿先出来）、单臀位（胎儿的腿伸直贴着脸，屁股先出来）、膝位（胎儿跪着，膝盖先出来）、不全足位（胎儿站着，一条腿上举，另一条腿出来）、全足位（胎儿站立，双脚先出来）。按此顺序，分娩过程一个比一个复杂。

导致胎儿臀位的因素

1. 早产。如果胎儿在怀孕37周之前娩出，胎儿可能没有足够的时间转变胎位

2. 多胞胎。如果孕妇怀的是多胞胎，子宫中可能会没有足够的空间让两个或者更多的胎儿完成胎位转变

3. 胎儿发育异常。胎儿如果心脏、消化道或者大脑发育异常，可能会无法正常地转变胎位

4. 羊水异常、子宫异常等，都可能导致胎儿臀位

胎儿臀位的产前纠正

孕妇仰卧，膝关节弯曲，用腿部力量抬起臀部

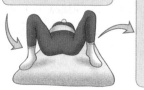

创造一个与地面呈12°～18°的斜面，孕妇跪在斜面上，抬高臀部，头部朝向斜面低的一边

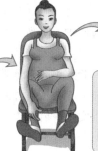

孕妇端正地坐着，弯曲膝盖，使大腿压迫腹部

这些动作经常练习，每次15分钟左右，对纠正胎位特别有效。在胃部空虚，对子宫没有压迫的时候做尤其有效。但是在做这些动作时，孕妇一定要注意安全，最好有人陪同，以防跌倒

如果矫正动作不能帮助胎儿转变胎位，可能需要重新考虑分娩方式的问题。为了避免胎儿形成臀位，孕妇应该坚持产前检查，注意营养均衡。

辅助分娩

自然分娩过程中，可能会出现产妇阵痛减弱、宫缩无力，或者胎头过大、胎儿心跳减弱，或者胎头迟迟没有下降到骨盆底部，这些时候都要采用辅助分娩，也就是我们通常所说的儿体牵引术，帮助胎儿快速娩出，以免发生胎儿宫内窘迫。辅助分娩的工具可以是产钳、真空吸引器，也可以是医务人员的手。

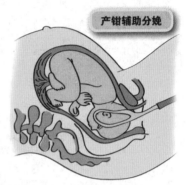

产钳放在胎头上，在宫缩时医生会进行牵拉。使用产钳比较安全，但是可能引起胎宝宝头部的暂时青肿

产钳助产：医生首先要将导尿管插入膀胱，帮助排空尿液，然后将产妇双腿固定，并实施会阴切开术以扩大阴道口，防止撕裂。然后将产钳伸入产妇产道，夹住胎头，小心地将其拉出孕妇体外。

胎头吸引：将真空吸引器的吸盘经产妇阴道置于胎头上，再利用真空发生器形成的抽吸力，制造负压，吸住胎头，然后配合宫缩，牵拉与吸引器相连接的把手，帮助胎儿娩出。如果胎儿过大或者胎位不正，吸引器有可能从胎头滑落，这时还需要重新固定。

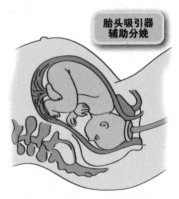

这是放在宝宝头部的一种吸力装置。在产妇宫缩用力时，医生会进行牵拉。胎头吸引器很安全，但是会造成胎头变形，不过通常在几天内就能恢复

此外，医务人员还可以用自己的手牵引胎儿，有经验的医生最好在手部消毒后，将手经产妇阴道伸入，轻轻抓住胎儿，慢慢将其牵引出来。

辅助分娩存在一定的危险性，除非在产妇和胎儿生命受到威胁，需要迅速结束分娩的情况下，一般不采用。

辅助分娩对产妇的影响：大多数情况下辅助分娩都很顺利，但是会对产妇造成一定的影响。多数产妇的阴道会出现擦伤，可能出现排尿困难、尿失禁或者便秘。偶尔还会出现肛门或直肠撕裂，需要手术修补，为了促进伤口愈合，还需要使用通便剂防止便秘。这种损伤多数是可以自行愈合的，但是有些损伤是不可能恢复的。

辅助分娩对胎儿的影响。胎儿头部或面部可能会出现瘀青或形变，但经过一段时间就会消失。使用产钳有时会引起胎儿颅内出血，导致胎儿死亡，还有可能引起大脑受损，导致大脑功能障碍，或发生手足麻痹等，现在一般不再使用。辅助分娩时一般都会有儿科专家在场。

第 4 节
了解分娩全过程

生出宝宝

准妈妈该怎么做

尽量用自己的方式用力。在分娩过程中如果产妇有用力的欲望，就用力，不要等医务人员喊用力时才用力，这样比较符合生理法则。

以平和的方式支持产妇。参与分娩的人员喜欢用一些鼓励的话来激励产妇，但是这可能会增大产妇的压力，扰乱她们自身的用力节奏。如果出现了这种情况，一定要告诉医生。但多数情况下，医生的激励都是有用的，比如疼痛让意识不清的时候，或者是用力的冲动被药物掩盖的时候，护士会通过电子胎儿监护仪来提醒产妇什么时候需要用力。

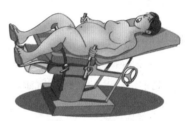

正确的用力。产妇双脚蹬在产床上，膝盖弯曲，后脚跟尽量靠近臀部。两手握紧产床把手，宫缩来临时深吸一口气，然后屏气，同时向下用力，力气用尽后再慢慢吐气。用力时要保持手、身体和脚原位不动，否则达不到预想的效果。宫缩结束时，放松肌肉，做几次深呼吸，为下次用力做准备

产妇在用力时不要在意姿势是否好看，一定要按照医生的指示，配合宫缩用力，否则不但会浪费体力，还有可能影响产程。很多研究显示产妇受本能驱使的用力，不但可以节省体力，输送充足的血液到子宫，促进宫缩，还可以给胎儿输送更多氧气。其实，大多数产妇都不需要别人的帮助，就能恰到好处地用力。

采用最佳的用力方式。采用蹲姿，不仅可以扩大骨盆，还可以利用地心引力，促使胎儿下降。另外，产妇半躺着，也可以扩大骨盆，但和采用蹲姿相比，地心引力没能发挥最大的作用。如果宫缩使胎儿下降的速度过快，也可以采用侧躺的姿势，但需要医护人员用热敷布支撑会阴组织，并帮你抬高上面的一条腿。

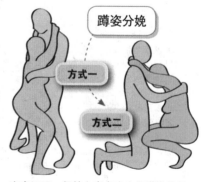

事实证明，保持上半身直立的蹲姿是最省力的用力方式，而平躺时，等于要推胎儿上坡。如果产妇下背部靠在某处，被抬高了，胎儿通过时，就会受到阻碍，使产程减慢，疼痛增加

不要心急，慢慢来。通常产妇会尽量用力，希望这一阶段早一点结束。但是，研究显示，用力过猛、过久，会导致胎儿缺氧。分娩过程持续时间

的长短不会影响胎儿。如果胎儿心跳在宫缩时变慢，不要太担心，等到宫缩结束，胎儿的心跳就会恢复正常了。下次宫缩时，胎儿的心跳又会减慢。

保护会阴。当胎头将要娩出时，产妇一定要配合医务人员，不要再屏气用力，避免造成会阴严重撕裂。

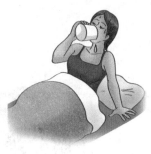

很多第一次分娩的产妇都不会利用宫缩间歇休息，补充体力。宫缩结束时，应该调整到一个自己感觉最舒服的睡姿，吃点容易消化、高能量的食物，喝点水，放松一下紧张的肌肉，使体力得到恢复，迎接下一次宫缩

准爸爸应该做的

准爸爸要随时提醒产妇放松，同时想尽一切办法帮助她放轻松。可以帮她擦汗，递上她想吃的东西，按摩她紧绷的肌肉，提醒她深呼吸，即使产程进展很缓慢，也要不时激励她。

娩出胎盘

胎儿娩出后，产妇会有一种虚脱的感觉，但是宝宝的出生让人很有成就感，所以还是非常兴奋。这时分娩还没有结束，医务人员会帮助娩出胎盘，结束分娩。子宫继续收缩，以娩出胎盘，不过强度已经很小了。这时产妇会有一种类似抽筋的感觉，或是阴道有轻微的排出东西的感觉。如果分娩过程中，会阴部有撕裂或是做了会阴切开术，这时医生还要对产妇的会阴部做一些必要的缝合工作。缝合时会实施局部麻醉，减轻疼痛，以有利于缝合。这时，产妇已经感觉不到不适感了，因为这种轻微的不适已经完全被怀抱宝宝的幸福感淹没了。

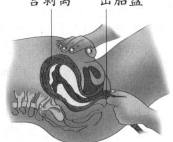

胎盘已经从子宫剥离　助产士轻轻牵拉脐带娩出胎盘

脐带变长意味着胎盘已经从子宫剥离。助产士会轻轻牵拉脐带促使胎盘娩出，通常这个过程很快也很顺利

准妈妈该怎么做

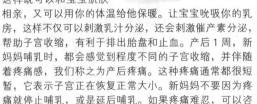

胎盘娩出后，在医务人员做最后处理时，新妈妈就可以充分享受宝宝诞生带来的幸福感了。让宝宝趴在你的肚皮上，这样既可以和宝宝肌肤相亲，又可以用你的体温给他保暖。让宝宝吮吸你的乳房，这样不仅可以刺激乳汁分泌，还会刺激催产素分泌，帮助子宫收缩，有利于排出胎盘和止血。产后1周，新妈妈哺乳时，都会感觉到程度不同的子宫收缩，并伴随着疼痛感，我们称之为产后疼痛。这种疼痛通常都很短暂，它表示子宫正在恢复正常大小。新妈妈不要因为疼痛就停止哺乳，或是延后哺乳。如果疼痛难忍，可以咨询医生是否可以服用止痛药

准爸爸应该做的

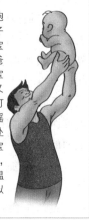

这时候新爸爸一定要抱抱小宝宝，最好是父子肌肤直接接触。如果宝宝需要例行检查，爸爸最好也一起去。如果宝宝一直哭闹，护士又没有时间照看，爸爸可以把宝宝抱起来轻轻摇晃，等到护士有时间处理为止。千万不要把宝宝一个人留在婴儿室，对宝宝来说待在一个温暖、熟悉的地方，可以让他具有安全感

第5节

这阶段还需关注的事

分娩自助法

多学点分娩常识

分娩前，孕妇除了要学会与分娩有关的知识外，还要了解一下分娩时可能会用到的药物和仪器。药物和仪器通常可以促进分娩进行，帮助产妇节省体力。但需要提醒孕妇的是，凡是将你固定在床上的仪器都会限制你的活动，可能会使产程延长。在选择仪器时，最好选择那些不会限制活动的设备。例如如果需要静脉注射，一定要使用肝素帽；如果需要接受胎儿监护，尽量使用遥感监护设备。这样就不会妨碍产妇的正常活动，又能使其得到安全监护。

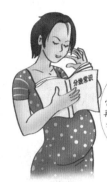

学习好了分娩常识后，我再也不会对分娩产生困扰了。

孕妇在分娩课程中会学到很多与分娩有关的知识，如子宫是如何通过收缩完成分娩的，胎儿在弯曲的产道中是如何前进的，怎样配合宫缩用力，怎样缓解疼痛等

注意营养补充

分娩需要耗费大量的体力，产妇要有充足的营养为子宫和周围的肌肉提供能量。过去医生都不太希望产妇在分娩时进食或者喝饮料，因为如果产妇临时需要实施剖腹手术，全身麻醉会导致呕吐，把肠胃里的东西吸入肺中。现在产妇可以选择无痛分娩，分娩过程中就没有必要保持空腹了。但是，偶尔还会出现需要全身麻醉的情况，因此医生一般建议产妇尽量少进食。

右侧是分娩时保持营养均衡的办法：

尽量选择在分娩初期进食，并做到少食多餐

多食用一些高热量的食物，如面食、蜂蜜、果汁、水果等

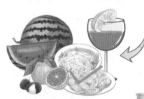

多吃易消化的食物，不要吃含脂肪太多或油炸、容易产生胀气的食物，如薯类、碳酸饮料等

及时排便。膀胱太满会影响子宫收缩和胎头下降，所以产妇应及时排空大小便。尤其是临产前，这种做法更有必要。如果便秘造成排便困难，请医务人员用肥皂水灌肠，可以促进排便，刺激宫缩，推动产程，还可以避免不必要的污染

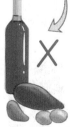

多喝水。在分娩初期，利用宫缩间歇的时间，补充水分，每小时补充的水分不应少于240毫升。产妇摄入大量的水分，会刺激上厕所的欲望。走动、下蹲的动作，能够促进产程推进。分娩过程中也要及时补充水分，防止脱水

静脉输液。如果此时恶心和阵痛让你无法进食和饮水，那么医生会建议你通过静脉输液补充能量，促进分娩的进行

孕 10 月美食推荐

孕 10 月，孕妇饮食不仅要有足够的营养保证胎儿的继续发育，还要为孕妇分娩储备营养和体力。这时如果营养缺乏，对孕妇和胎儿都有不利，甚至会造成难产。本月饮食仍应坚持少食多餐，多吃易于消化的食物，增加铁、钙的摄入。

海带粥

原料：糯米 100 克，海带 50 克，陈皮 1 片，糖适量。

做法：糯米淘洗干净；海带泡发，洗去泥沙杂质，切成细丝；陈皮泡软切丝。锅内添适量清水，水开后加入糯米、陈皮丝、海带丝，大火烧开后，转小火，煮至糯米、海带软烂，即成。食用时根据个人口味加糖调味。

特点：鲜味十足，香甜可口。糯米具有补气养胃的功效，海带含有大量的矿物质，孕妇经常食用有助于增进食欲，缓解腹胀。临产食用，有助于积蓄体力。

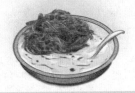

清汤鳗鱼丸

原料：鳗鱼 500 克，鸡蛋 1 个，豆苗、葱、姜、料酒、盐、香油适量。

做法：鳗鱼宰杀后，去内脏、鱼头、鱼尾，洗净，剔去鱼骨，斩成鱼茸；葱姜洗净切末；豆苗洗净备用。鱼茸放入碗中，加入鸡蛋、料酒、葱姜末、盐，搅拌均匀。锅中添适量清水，水开后，将拌好的鱼茸挤成拇指肚大小的丸子，放入锅中，大火烧开，加入豆苗，丸子漂起后，加盐调味，淋入香油，即可食用。

特点：鱼丸软嫩，汤汁鲜美。鳗鱼肉含有丰富的蛋白质、脂肪和钙、磷、铁等矿物质，此款菜肴营养流失少，是孕妇临产期补充营养的佳肴。

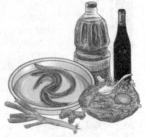

羊肉红枣汤

原料：新鲜羊肉 250 克，红枣 10 枚，葱、姜、盐适量。

做法：羊肉洗净切块，在开水中焯一下，去除血水。捞出沥干水分，加盐、料酒腌制 20 分钟。红枣洗净去核，葱姜洗净，葱切段，姜切片。锅内添适量清水，水开后，放入腌制好的羊肉、红枣、葱段、姜片，大火烧开后，转小火，炖至肉烂汤白，加盐调味即可。

特点：镇静安神，补铁益血。羊肉性温和，红枣可以补血，临产前经常食用，可以增加孕妇体力，防止产后贫血。

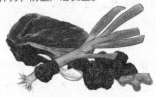

莲藕干贝排骨汤

原料：鲜藕 500 克，排骨 1000 克，干贝 250 克，盐、葱、姜适量。

做法：干贝洗净，温水泡发，泡干贝的水留用；鲜藕削皮，洗净切片；排骨洗净，斩块；葱姜洗净，葱切段，姜切片。锅中添入泡干贝的水，水开后，放入排骨、藕片、干贝、葱段、姜末，大火烧开后，转小火，炖两个小时，加盐调味。

特点：肉香浓郁，汤味醇厚。干贝含有丰富的蛋白质、脂肪、碳水化合物，以及维生素 A、钙、钾、铁、镁、硒等营养元素；熟莲藕性温和，具有益脾健脾、养血补气的功效；排骨所含有的大量骨胶原和钙质，有助于孕妇产后恢复。

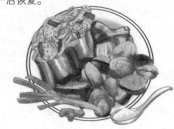

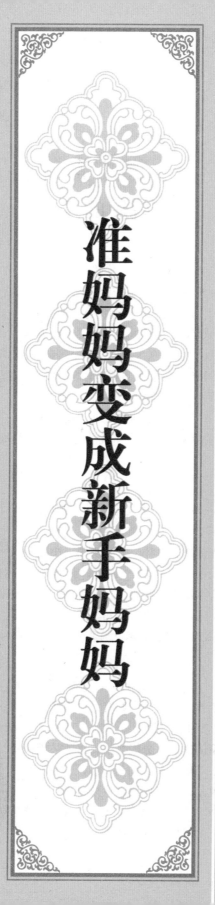

准妈妈变成新手妈妈

第十二章

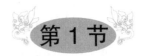

第 1 节

分娩后的身体

一点力气都没有了

分娩是一件非常辛苦的事情，为了生宝宝，女人不得不使尽全身力气，动用全身每一寸肌肉，每一个关节，甚至每一个细胞来完成这件事，这真是一件世界上最艰难的事情，因此女人在生产之后，全身上下，甚至脚趾头，都是非常难受的。如果生产过程不太顺利，分娩时间长，对产妇的身体危害还会更大，产妇的不适感会更严重。若想减轻这种不适感，产妇除了多休息之外，还要注意减轻心理压力，应先调养好自己，使身体及早恢复体力。

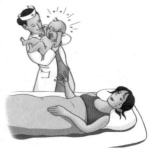

分娩是一个十分损耗元气的过程，很多产妇会因元气大伤而变得身体虚弱

产后虚弱症

产后虚弱是一种综合病症。产妇在怀孕、生产期间，会消耗掉过多的能量和营养，容易导致身体功能低下，免疫力降低，进而出现体虚、多汗、头晕眼黑、小便不利、大便不畅等症，身体极度虚弱。还有一部分产妇，分娩之后会有头痛、食欲不振、恶心、发冷等症，这也是气血不足的表现。总之，生产之后最初几天，产妇不要急着从床上下来，一定要多休息，多吃营养品。

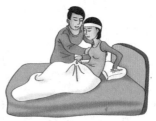

在产后最初几天，产妇的坐、卧、行等一举一动都要小心翼翼的，最好请人帮忙搀扶着，不要轻易下床，以防发生意外

出大量的汗

分娩之后的第一个月内，很多产妇有大量出汗的情况，这属于分娩之后正常的生理现象。

产妇的体内有大量的体液，分娩之后，这些体液需要及时排出。排出的方式有两种：一种是通过阴道排出，这就是恶露；另一种就是汗液，要通过皮肤排出，这在医学上称为"褥汗"。所以第一个月产妇的皮肤排泄功能会比较旺盛，出汗很多，尤其是睡后和初醒时。

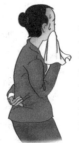

产后大量出汗有助于排出体内多余积液，对恢复产妇体形也有一定的帮助，所以产妇所在室内要适当通风，并注意调节室温

因此，产妇要多穿棉质的衣服，这样有助于吸汗，不至于受凉感冒。在睡觉的时候，最好在枕头和床头上垫一个毛巾，作用也是吸汗，避免出汗时毛孔张开而致寒邪入侵。由于出汗的频繁，产妇在这段时间内还要勤换内衣，注意卫生，避免感染。

产妇如果生产一周后仍然大量出汗，就要及时调理，否则容易感冒，久而久之还会影响脾胃及其他脏腑功能，不利于健康。

乳房发胀，痛感明显

通常，在产后第二天或第三天，新手妈妈的乳房会变得很大，而且很硬。还有的新手妈妈的乳房是突然之间胀起来的，胀痛感明显，甚至可以看见乳房表面充盈的静脉。这就是乳房肿胀了，说明你的乳房开始分泌奶水了。

乳房在几天之内突然发生这么大的变化，加上哺乳经验不足，一般产妇会对这种状况难以适应。为了缓解这种肿胀的不适感，也为了及早教会宝宝学会科学吃奶，新手妈妈要做到以下几点：

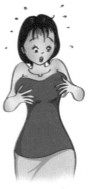

乳房发胀是一个产妇自然的生理过程，这是激素作用使然。产后，女人体内的黄体酮和雌激素会明显减少，取而代之的是泌乳激素。随着泌乳激素的不断增多，乳房会慢慢地膨胀

1 在乳房还处于柔软状态，没有肿胀时，产妇就应该教会宝宝怎样正确含住乳头。宝宝的正确姿势，应该是双唇和双龈完全罩住乳晕，他的整个嘴巴应该都含住乳房。如果宝宝不能做到这点，产妇可以用手帮宝宝张大嘴巴，使他的下唇往外翘，而不要使宝宝只含住乳头，否则会出现乳头疼痛的情况

4 如果乳房肿胀得严重，宝宝吃奶之后仍然很不舒服，可以用冷敷的方法来缓解乳房坚硬、胀痛的问题，不要用热毛巾敷在乳房上，否则肿胀感会加剧

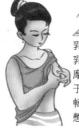

2 哺乳前，用手从乳房的四周向乳头方向按摩，这样有助于促进乳汁通畅，改善奶水憋、胀的情况

5 当然，解决乳房肿胀的最好办法，就是让宝宝多吃奶，让多余的奶水转移到宝宝的肚子里去。不用担心这样会撑着宝宝，这样可以刺激奶水的分泌，满足宝宝之后发育的需求。所以，如果宝宝一次睡觉时间比较长，可以将他唤醒喂奶

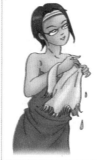

3 哺乳的时候，尽量避免宝宝只含住乳头的情况，否则宝宝会因为无法获得更多的奶水而更用力地吸，进一步刺激乳房，使肿胀现象更严重。这时产妇可用手挤掉一些奶水，让自己的乳晕变得更柔软，这样就有助于宝宝的双唇和双龈完全罩住乳晕

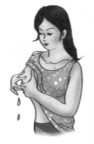
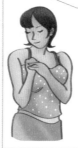

6 佩戴合适的胸罩。一些产妇为了哺乳的方便，去掉了乳罩，这样不利于乳房的健康。而佩戴大小合适的胸罩，就有助于乳房的血液循环，可减轻肿胀和疼痛感

腹部很痛，像痛经一样

很多产妇生完孩子之后会感到腹部很痛，像痛经一样，这就是俗称的"产后痛"，学名为产后子宫痉挛。

产后痛原理与生产时候的疼痛感是一样的，都是催产素引起的。催产素是生产过程中常用的药物，其作用是缩小子宫并减少出血，有止血作用，而且可以将子宫内部残留的血块及时排出，促进子宫的尽快恢复。有的医生还会在生产之后再开些帮助子宫收缩的药物，这样子宫的收缩就会加剧，产妇最初的疼痛感也会更强一些。产妇生第二胎或者更多胎的时候，由于子宫肌肉的力量较差，难以持续收缩，疼痛感会更强一些。另外，有的产妇在给宝宝喂奶的时候，宝宝吸吮的过程还会刺激出一种荷尔蒙，会引起子宫的进一步收缩，这时产妇也会有明显的疼痛感。

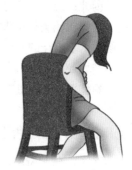

产后疼痛是一种正常的生理现象，有促进子宫恢复的作用，这种疼痛感一般会在产后持续两三天。但若疼痛异常或者持续时间较长，产后一个月甚至更久都没有得到缓解，就要寻求医生的帮忙了

会阴疼痛、肿胀

女人在产后，会阴部会出现疼痛、肿胀的不适感，如果生产过程不顺利，疼痛感还会加剧，在阴道与肛门之间甚至会出现麻木的感觉，这是因为生产的过程损害了会阴，造成了会阴部位张力失调，没有弹性。

产后会阴的疼痛会随着时间的推移而逐渐减轻，若疼痛感比较强，或者持续时间较长，可请医生视情况开止痛片。另外，产后还要多做骨盆底肌肉练习，这样可促进会阴部的血液循环，不但可帮助会阴及早恢复，还可恢复骨盆底的弹性和控制力。

具体到护理上，产妇要尤其注意以下三点：

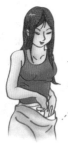

1 尽量避免接触到有损伤的地方，日常勤换卫生巾，换的时候注意吸收，以防感染。若疼痛感稍轻，小便之后记得用温水洗一下会阴部，并用干净的毛巾轻轻擦干

3 坚持热敷和冷敷。即用热毛巾或冰敷袋敷会阴部一会儿，热敷（或者泡热水澡）有助于增加血流量，促进伤口的复原；冷敷可以麻痹疼痛，减轻会阴部位的肿胀感。这两种方法虽然看起来矛盾，但却都有助于帮助会阴恢复，减少疼痛感

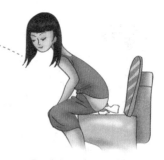

2 大便完毕，在擦拭的时候，要从前往后，不要从后向前，否则容易把直肠内的细菌带到会阴部位，容易造成感染

阴道出血

分娩之后的几天甚至几周内，产妇的阴道会排出一定量的血块，中医上将这种出血状况称作"恶露"。正常的出血，应当与月经最初几天的量差不多，里面还会有高尔夫球大小或者葡萄大小的血块。一周左右，出血的状况会有所缓解，出血量比较小，颜色也由鲜红色变成红褐色或更淡的颜色。

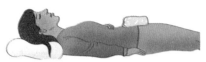

有的产妇在出血的同时还伴随有腹部疼痛也是正常的，可以平躺，在子宫上敷冰袋缓解

在此后的数周，这种淡淡的血色会逐渐变得更淡，直至变成接近无色的颜色。如果过了一周之后，出血量仍然很大，卫生巾上仍然沾满鲜血，就要及时告知医生，排除脏腑有其他疾病的可能。

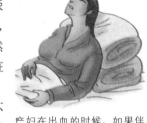

最令人担心的是产后出血。发生产后出血的产妇，不但出血量大，而且同时有头晕、嗜睡、食欲不振、腹泻、浮肿、畏寒等症，严重时甚至会出现休克。这种情况通常发生在胎儿出生后两个小时之内，医生会做好检查的。为了避免这种情况的发生，分娩的时候不要有太大的思想包袱，高度紧张容易导致子宫收缩力不好，导致血管不闭合，发生大出

产妇在出血的时候，如果伴有发冷、出冷汗、脸色苍白、心跳加速等症，要及时就医。出现这种情况，可能是子宫收缩不良、感染、胎盘碎片残留等症造成的，待医生检查之后看是否正常

血。另外，患有血液病、肝炎的女人，在分娩后也容易出血，病人要提前做好准备。

排尿困难，有灼热感

女人分娩之后，还会有排尿困难的麻烦，即不想小便，或者想小便的时候便不出来，在排尿的时候阴部还会有灼热感。这种现象叫作"尿潴留"，通常发生在分娩之后的两天之内，也是常见的产后并发症之一，一般第一胎或者分娩过程比较长的产妇容易出现这种状况。导致产妇出现尿潴留的因素，不外乎以下三方面：

1. 在分娩的时候，胎儿的头部经过产道时会对四周造成挤压，当挤压尿道的时候，尿道会发生一定的变化，因而产妇在第一次排尿的时候，会因为尿道的改变而觉得排尿困难

2. 在胎儿出生的时候，子宫已经非常大了，会严重挤压膀胱，使膀胱肌肉的张力降低。在生产的过程中，胎儿的头部又长时间地压迫膀胱，容易导致膀胱充血水肿。诸多因素导致膀胱肌肉张力下降，收缩功能降低，无力将里面的尿液排出来，造成了排尿困难

3. 产道太小，婴儿的身体相对过大，所以在分娩的过程中，产妇的会阴部会遭到极大的拉伤，疼痛感很强。一部分产妇排尿困难的原因，就是会阴部伤口很痛，尿液经过时不但疼痛加剧，而且会有灼热感，因而拒绝排尿。由于这种情况而出现的排尿困难，只有等阴部损伤稍微减轻一点时才会缓解

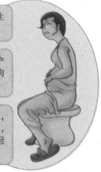

无论源于哪种原因，尿潴留都是不能小觑的。尿液长时间滞留体内，产妇会觉得很胀，不舒服，而且还容易导致膀胱炎。所以，产妇不要因为怕疼而忍着不排尿，分娩之后要多喝流质，促进尿液的快速排出。

压力性尿失禁

　　漏尿即尿液不受约束地"漏"了，有的人在大笑、打喷嚏、咳嗽，甚至提重物、走路快的时候，尿液会不知不觉地出来。这是一种病理行为，女人分娩之后很容易有这种病症。但这种情况只是暂时的，等到产妇的膀胱和骨盆器官恢复正常之后，这种尿失禁的现象就会消失。

　　产妇如果想尽早改善尿漏，平常要常做提肛运动，每天抽出一定的时间来紧缩肛门和阴道，从而锻炼臀部的肌肉，增强肛门的收缩能力，这样漏尿状况会得到有效的缓解。若产妇体质比较虚弱，产后还要注意休息，日常多吃新鲜水果，尽快修复盆底肌肉筋膜，恢复膀胱的收缩能力。如此也有助于泌尿系统恢复。

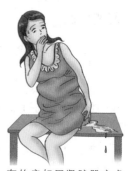

有的产妇因肾脏器官虚弱，或者生产时骨盆受损严重，漏尿状况没得到改善，但又不好意思告诉医生，只是用卫生巾垫着，不及时治疗，因而烦恼不断

体重减轻，体形改变

　　产妇虽然分娩之后的体重会减少 5 千克左右，但与怀孕之前相比，体形却发生了很大的变化。

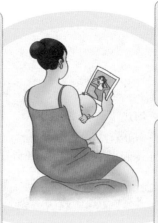

首先是腹部仍旧隆起。正常来说，胎儿出生之后，妈妈的肚子应该瘪下去，但所有的新手妈妈都会发现，自己仍然是一幅大腹便便的样子。这是因为，宝宝虽然生出来了，但整个孕期增加的体重，并非胎儿这一部分，还有羊水、胎盘、体液等物质，而且子宫仍旧处于膨胀状态，不能马上收缩到正常大小，生产一个月后子宫才会接近怀孕前的大小。加之怀孕期间皮肤的过度伸展和肌肉张力的丧失引起的皮肤的松弛下垂，以及怀孕时不断补充营养物质造成的脂肪多余等，产妇分娩结束之后，形体依然会很臃肿。不过，一般坐月子完毕，产妇的身体会逐渐恢复到怀孕前的样子，只是腰部仍然比生育之前粗一些，这点就要通过适量的运动来改善了

其次是乳房的变化。一个新母亲，不仅体态臃肿，而且乳房也跟着"臃肿"，变得很大，这也是身体的自发行为。宝宝出生之后，首先要解决的是吃饭问题，因此妈妈的乳房要及时做好哺乳准备，在乳房内储存乳汁，将自己体内过多的营养物质透过乳汁输送到宝宝的口中

最后，无论是怀孕期，还是哺乳期，母体都需要吸收很多营养物质来帮助宝宝的生长，所以一般新手妈妈与怀孕前相比总会胖一些，脂肪多一些。这也是一个比较明显的体形改变。至少要等哺乳期结束之后，或者孩子可以自己能吃饭之后，母亲才能酌情减肥，不宜生产之后就减肥，否则会影响奶水的质量，直接影响宝宝的生长发育

　　总之，生产之后孕妇体形会发生很大的变化。这是一个产后母亲正常的样子，谁都无法避免，只要产后多多运动，消耗体内过多的脂肪和糖分，即可有效改善体形。

背部疼痛厉害

　　很多女人在生完孩子之后几周，甚至此后相当长一段时间之内，都会有背部疼痛的毛病。

　　造成产后背痛的因素是多方面的。

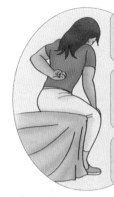

首先，怀孕这件事本身就容易引起背痛。在怀孕期间，孕妇的肚子高高隆起，为了保持身体的平衡，孕妇不得不挺直甚至扬起腰板，可以说整个婴儿的体重、羊水等物质都是由背部承受着，容易导致耻骨松弛，使得韧带和关节变松，进而导致背部受伤

其次，分娩的过程也会引起背部疼痛。分娩是一个长时间的痛苦过程，这个过程会伤害身体各个部位。如果生产过程不太顺利，需要在腰部注射麻醉剂，背部的疼痛感会加剧。很多女人产后抱起孩子和放下孩子的时候，或者长时间坐着给孩子喂奶的时候，麻醉造成的背痛尤其明显

最后，在坐月子时，没有注意保暖，致使风湿寒气进入体内，也会引起产后背痛。分娩是件非常损耗元气的活动，极易导致产妇体质下降，免疫力降低，吹风、吹空调、受凉、洗澡、出汗、过夫妻生活等行为都可能导致风湿寒气的入侵，引发产后风湿，造成腰酸背痛

产后背痛，在中医中属于"月子病"的一种，相对来说难以根治，所以最好在生产后就注意休息，尽可能地多平躺，为脊椎四周支撑身体直立的肌肉减少负担，同时在进补的过程中加入一些具有疏经活血、增加血液循环功效的食物或药品。另外，不要过分劳累，避免腰背肌肉进一步受刺激，否则会引起血管及肌肉的收缩，不但疼痛感会加剧，而且会形成经常性疼痛，难以治愈。

恢复月经周期

分娩之后，新手妈妈会发现，自己的月经发生了很大的变化。由于每个人生产情况不同，体质不同，各人的月经情况也有所不同。如果新手妈妈没有喂奶，通常产后后6～8周内月经会来，两三个月内就逐渐恢复正常。而哺乳期的妈妈，排卵时间会晚一些，调查显示，25%的妈妈会在产后12周左右恢复排卵，大部分则在18周之后才完全恢复排卵功能，此后月经逐渐正常。这是因为女人在哺乳期内，血液中会分泌出泌乳激素，这种激素会引起脑下视丘的性腺激素分泌素分泌减少或

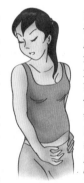

当月经来潮时，乳母的乳量一般会有所减少，乳汁的质量也会有所降低，如蛋白质的含量偏高些，脂肪的含量偏低些，这些可能会导致宝宝消化不良。这种情况也不必太在意，月经过后，奶水质量就会恢复正常

停止，因而造成没有排卵周期，不能排卵。当血液中泌乳激素过多时，就会出现所谓的"高泌乳激素血症"，抑制排卵，导致月经不能如期而至。

震惊、兴奋又自豪

虽然每一个女人都可能会畅想未来宝宝的样子，想象自己有个孩子时的生活，但如果这一天真的来了，你真的亲眼看着一个小生命从自己的身体中孕育出来，这个过程绝对是非常新奇的，之前你那些美好的想象可能远远不及孩子的哇哇啼哭带给你的震撼大。

女人一旦当了妈妈，不管之前受了多大的委屈和痛

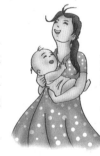

当了妈妈的女人，会激动得难以入眠，满脑都是宝宝的影子，甚至他的啼哭都会让你感到兴奋

苦，首先产生的情绪，就是兴奋、自豪，因为这个生命是你创造的。你充满了成就感，从今天开始，你就成为一个真正的妈妈了。你一定会雄心勃勃地制订出一系列照顾孩子的方法，孩子不但是家庭的玩偶，更是你的未来！

还会有一丝落寞

在照顾孩子的时候，除了忙碌和紧张，你慢慢地还会有一丝落寞。

首先 新生命并没有你想象的那么好玩。新手妈妈会发现，小宝宝根本一点儿也不懂事，完全不理会你是否劳累，是否开心，只会哇哇地大哭，只会为你添乱。不要说他是你的希望了，目前的他对你来说根本就是一个麻烦。希望与现实的距离真是太遥远了，最初的成就感可能就要被消磨殆尽了

最后 孩子出生之前，你可能还会想象他的模样，这个过程也是非常甜蜜的。孩子出生之后，很可能你已经没有了孕期的兴奋。虽然孩子的到来总体来说是让你高兴的，但"生孩子"这个目标毕竟已经完成，你会有怅然若失的感觉

其次 新手妈妈很快就会发现，自己从家庭的一等公民降为了二等甚至三等公民。生孩子之前，你是整个家庭的女王，可是生完孩子之后，家庭中心就从你身上转移到宝宝身上。尽管你不会跟宝宝吃醋，但这种变化总会对你的情绪产生影响。更可怕的是，有的家庭只看重孩子，认为你理所应当为孩子劳累，孩子哭了、闹了，都是你的责任，有的家庭成员可能还会指责你。这些都是你先前所没遇到过的，情绪上难免无法接受

产后抑郁症

由于生理的变化和生活角色的转变，女人在生产后的情绪会发生很大的变化，很多女人都会有情绪不好、爱哭、小事爱计较、烦躁、焦虑、易怒、睡眠不好、性欲减退，甚至自杀或杀婴倾向等一系列症状的表现。这就是产后抑郁症，若不注意调节，不但影响产妇的健康，还影响家庭的和谐，更会抑制婴儿的发育。

调查发现，妇女产后 3 个月内发生精神障碍及抑郁症比正常人群发病率高很多，产后 3 ～ 7 天更是发生精神障碍的高峰期，所以产妇在生产之后除了需要充分享受到身体上的呵护外，还要得到精神上的安慰。

女人在生产之后，除了照顾孩子比较劳累外，还会考虑到宝宝为什么又哭了、孩子怎样照顾最健康、自己和婆婆谁带比较好等，加重心理负担。若与其他家庭成员沟通不良好，很容易产生抑郁性的心理障碍。

此外，产后抑郁症会造成母婴连接障碍，即母亲不良的精神状况会通过母婴之间的情绪纽带，如母婴之间的躯体接触、婴儿的行为和母亲的情绪性反应传导出来，对孩子造成不利影响。

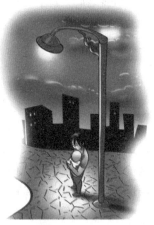

产后抑郁严重的女人，可能会不愿意照顾孩子，使孩子遭受各种损伤，有的妈妈甚至会做出伤害、杀害自己孩子的行为。即使没有这些过激行为，在这种状况下长大的婴儿由于缺乏母亲的关爱，会变得精神紧张，缺少满足感，容易疲劳，语言发育迟缓，活跃能力低下，睡眠质量不高，还可能会导致动作发育不良。还有数据显示，母亲的抑郁还会影响婴儿认识和语言发育至少 4 ～ 5 年

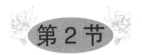

第 2 节

新妈妈产后护理

产后第一天的生活安排

产后的第一周是产妇最虚弱的时候，为了做好产后保养工作，产妇每天的起居都应该有一个明确具体的安排，尤其是产后第一天的生活安排。

根据事情的轻重缓急，产妇要特别注意以下几个方面：

注意休息

分娩是一个很耗体力的过程，产妇在分娩之后一定要加强休息，除了给宝宝哺乳之外，其余时间应尽可能地休息，不要看书报、看电视，不要做任何需要费神费力的事

保证足够的营养

生产之后的第一天，尽管产妇可能没胃口或没力气吃饭，至少也要喝点比较有营养的粥。如果胃口很好，吃些脂肪含量高的食物也没关系。必要的情况下可以注射营养点滴

其他活动

产妇第一天需要"处理"的事有很多，如要多喝水尽快排第一次小便，给宝宝喂初乳，学习哺乳等，这些都是新妈妈在休息充分的前提下必须做的事，家人要注意协助

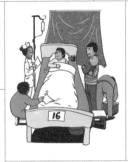

观察恶露

羊水过多、巨大儿、前置胎盘、产程过长、产妇合并有血液系统的疾病等因素都可能会引起产后出血，所以产妇第一天要做的事，就是通过观察卫生垫情况来了解恶露的量、色，谨防产后出血。同时，为了防止细菌感染，产妇还要注意保持自己外阴的清洁

适当活动

只要产妇身体没有异常，分娩后 8 个小时，就可以下床稍稍走动走动，也可以做一些骨盆肌肉锻炼，不要一直躺在床上。当然，如果是采用剖腹产分娩的产妇或者其他分娩不顺利的产妇，术后 24 小时之内一定要卧床休息，不要乱动，即使是翻身，也要请家人或护士帮忙

产后第二天的生活安排

产后第二天，产妇的精神通常会好很多。这一天的注意事项，除了营养充足、休息充分之外，就是做好通乳、哺乳的工作，开始着手产后塑身锻炼。

除了母婴身体健康状况异常之时，一般产妇从第二天开始就要准备哺乳了。有的产妇在分娩之后半个小时就有奶水分泌，也有很多产妇的乳房只有憋、胀感，尚无奶水分泌，这就要学习通乳，为哺乳做好一切准备。通乳要从两方面入手：

1. 多吃催乳的食物，如牛奶、鸡蛋、鱼肉、猪蹄、花生等，同时还要补充一些黄绿色蔬菜，多吃维生素含量大又热量低的食物。家人还可参照本书"新妈妈催乳菜谱"相关章节的菜谱说明，为产妇烹调更多催乳食物

2. 多做促进母乳分泌的按摩。产后第二天到一周，是新手妈妈的乳房最容易产生胀痛的时候，所以从产后第二天开始，新手妈妈要对自己的乳房进行按摩

若有需要对乳房进行按摩，可参照下面的图解进行：

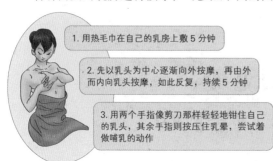

1. 用热毛巾在自己的乳房上敷 5 分钟

2. 先以乳头为中心逐渐向外按摩，再由外而内向乳头按摩，如此反复，持续 5 分钟

3. 用两个手指像剪刀那样轻轻地钳住自己的乳头，其余手指则按压住乳晕，尝试着做哺乳的动作

这样的按摩动作，新手妈妈只要有机会，就可以做一会儿。注意在按摩的时候心情要自然放松，不要焦虑、紧张或有其他消极的想法，否则不利于奶水的分泌。

一般地，生产过程正常的话，第二天就可以下床活动活动了，这对产妇身体的恢复有好处，可有效增强产妇全身肌肉的力量，对于产后腹部肌肤的松弛有较好的矫正作用，为重新塑身打下良好的基础。

除了以上基本护理，产妇还要注意观察自己的大小便情况，注意做好尿失禁和便秘的预防工作。

产后第三天的生活安排

产后第三天对产妇来说是比较关键的一天，要做好预防发热、感染、便秘等的工作，防止产后各种不适症的产生。同时，仍然要注意营养丰盛，休息充足，适当做些运动。

到了第三天，要注意观察是否有感染迹象。如果产妇从生产至今都没有排便，就

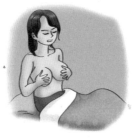

有时候产妇乳汁不通会引起发热，如果不是病理性的发热，产妇要经常按摩乳房，多给宝宝喂奶，甚至用吸奶器人工哺乳，这样有助于使产妇的体温有所下降

发生了产后便秘了，一般医院会建议立即灌肠。这种情况，产妇可通过如下方式来避免。

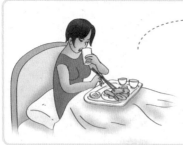

多吃青菜多喝水

做一些提肛运动。提肛运动就是有规律地往上提收肛门，然后再放松，可以改善局部血液循环，预防痔疮。产妇在起床前或者临睡前做几分钟提肛运动可有效防治便秘。在具体操作时，可在吸气的时候用力紧缩肛门，在呼气的时候自然放松肛门

还可以做一些动作轻微的缩腹运动

产后第四天的生活安排

产后第四天，产妇可以试着下地活动了，也可以做做胳膊和腿以外的运动，如缩肛运动等。这一天，产妇的汗、尿液增加，恶露也有所增多。可以多吃些蔬菜、水果，以利补充营养，代谢废物。产妇还要注意解决以下两大问题。

问题一，预防乳房疼痛、乳腺炎

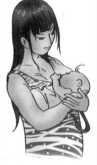

很多产妇在生完孩子之后有乳房疼痛或者乳腺炎的问题，这些问题通常会在第四天被首次发现。对于哺乳期的产妇来说，乳房胀痛是很正常的现象，可给宝宝多喂奶来疏通，将乳房内充溢的乳汁都转移到宝宝身体上。由于最初哺乳时妈妈的乳房太大太硬，宝宝通常难以含住乳头，妈妈在给宝宝喂奶的时候，可以适当地将乳房往前推，使乳头突出来，让宝宝含住乳晕，待宝宝自动吸奶的时候，妈妈乳房的胀痛感就会慢慢消失。乳腺炎的起因比较复杂，产妇只要处理好乳房疼痛的问题，平常注意清洁，喂奶之后记得排空乳房，一般不会有乳腺炎的隐患

问题二，伤口的愈合及恶露的处理

如果产妇在分娩过程中做了会阴侧切手术，第四天一般就是拆线的日子。产妇要注意配合医生，拆线之前不要自行活动。拆线完毕之后，产妇还要动手清洗自己的恶露，并根据恶露

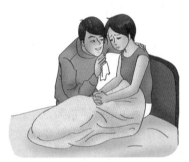

的量、色来推断自己的身体状况，一旦发现恶露突然增多或者出现红色血迹，要立刻求助医生。拆线完毕的产妇就可以自由活动了，所以第四天产妇除了可以坚持做前三天的活动，还可增添一些更有助于恢复健康的运动，如倾斜骨盆的运动、绷紧骨盆肌肉的运动等。这些运动动作舒缓，在床上就可以完成，产妇可以轻轻松松地就达到锻炼肌肉的目的

产后第五天的生活安排

研究表明，产后第五天是产妇情绪最低落的一天，若不及时调整，很可能会出现产后抑郁。如果产妇及其家人没意识到第五天对产妇的重要性，产妇的情绪可能会日复一日地低落，稍微遇到什么不如意的事就会沮丧、食欲不振，甚至会有伤心落泪的不理智举动，严重时甚至会讨厌自己的宝宝，后悔生下他，个别的产妇甚至有杀死自己孩子的冲动。为了避免这种情况的发生，产后第五天，家人要多帮着产妇照顾孩子，不要让她过度操劳。凡事谦让一点，不要让产妇有任何心理上的不快。但家人要注意，在整个产褥期都要对产妇多多体谅，让她心情愉悦地度过这段生理、心理都比较特殊的时期。

产妇的身体会在生产前后发生很大的变化。在生产之后3～4天之内，雌性激素会突然降低很多，与此相应的是，脑中的单胺氧化酶A含量会急剧增加，并且在第五天增加到高峰，这一天就是产妇情绪最低落的一天

除了情绪的问题，在第五天，产妇同样要注意下身的出血及胸部疼痛情况，剖腹产产妇还要注意伤口的愈合情况，注意饮食和休息，一旦发现自己和宝宝身体出现异常，立刻咨询医生。

产后第六天的生活安排

产妇身体没有任何异常的话，一般到第六天，产妇和宝宝就要出院回家了，家人要在不妨碍产妇和宝宝正常活动的前提下做好出院安排。

出院之前，无论自己和宝宝目前多么健康，产妇都有必要详细咨询医生一些出院

后的注意事项，了解自己和宝宝目前的身体状况，以后可能会出现什么问题，以及怎样应对的问题。每个产妇和宝宝的情况都是不同的，为了便于医生做出准确的判断，产妇还要将产前的身体情况如实禀告医生。总之，出院之前，产妇和丈夫应该把所有能想到的问题都记下来，然后一一向医生问清楚，有必要的话最好将医生的嘱托记录下来，以备将来不时之需。

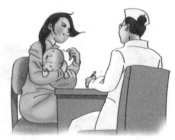

出院前，应将医生和护士的联系方式记下来，便于以后有问题及时咨询

产后第七天的生活安排

产后第七天，如果没有任何不顺，产妇和新生儿的配合已经十分默契了。产妇乳房胀痛感将会大大减轻，宝宝的吸吮能力也会越来越强，产妇的身体进入平稳恢复期，宝宝的体重开始稳步增长。

为了宝宝的发育，也为了产妇身体的恢复，从今天开始，在饮食方面，家人需要下一番苦功了。另外，由于产妇和宝宝所需的能量比较多，可能需要加餐，家中还要有一个人专门负责产妇和宝宝的吃饭问题，不要让任何一个人挨饿。

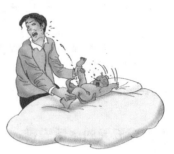

产后第七天，家人要替产妇做好协助工作，丈夫要学会做除了哺乳之外一切产妇能做的事情，如换尿布、给宝宝增减衣物、哄宝宝睡觉、懂得宝宝想要干什么等，一个降生了新生宝宝的家庭将慢慢步入正轨

至于产妇自己，除了照顾孩子，就是多吃多休息，不要想其他的事，为更好地照顾宝宝保存体力。对于自己和宝宝的身体状况，产妇仍然要注意观察恶露的量、色，伤口的愈合，宝宝是否有其他异常等。关键是要注意宝宝脐带的脱落情况，一般宝宝的脐带会在这两天脱落，妈妈要为宝宝做好洗澡的准备。

一周后的生活安排

分娩一周后，无论是对于宝宝还是对于产妇，生活都已经步入正轨，家人除了依旧注意加强产妇营养外，更应该做的事就是帮助产妇带孩子，避免产妇劳累。

很多产妇生完孩子之后之所以会瘦，不仅仅是因为孩子带走了产妇一部分能量，还是因为产妇为了照顾孩子操心太多，累瘦了。家人若不注意及时帮产妇分担一些劳动，就容易使产妇疲劳过度，这样不但会损害产妇的身体健康，而且也不利于宝宝的发育。

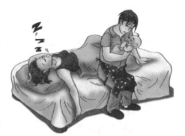

在保证母婴营养充足的前提条件之下，家庭中的每一个成员，都要积极帮产妇分担家务，保证产妇休息充分，体质健康不受到影响

从第二周开始，丈夫要全身心地投入到育儿的伟大事业中去，做力所能及的所有家务活，负责除哺乳之外宝宝吃喝拉撒睡各方面的所有大小事宜，不要让妻子分心，而要让她毫无牵挂地将所有精力都放在宝宝身上。

产褥期的注意事项

俗话说，女人在月子里得了病最难治。产褥期是女人身体恢复的阶段，如果女人的身体器官在这段时间没有恢复好，她下半生的健康都可能会受到影响。为了避免各种各样的月子病，产褥期产妇要注意以下几方面的问题：

注意保暖，避免寒凉

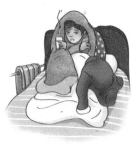

在产褥期，产妇最好不要接触凉水，不能吃寒凉性食物，如果需要洗头和洗澡，要及时擦干，避免着凉。家人要为产妇和宝宝创造出安静、温暖、舒适的环境，室温以25～26℃为宜

饮食营养全面

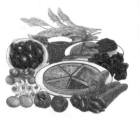

由于胎儿持续生长的原因，产妇在分娩之后所需的能量不但没有降低，反而会随着哺乳而不断增加，身为哺乳期的女人更应该加强营养。而且，由于生产过程中的能量和体力损耗，女人需要更多的能量来恢复体力，增强体质。鉴于这两个重要原因，家人一定不能忽略产褥期女人对营养的需求，应当像照顾妊娠期女人的饮食一样照顾产褥期的女人

注意休息，劳逸结合

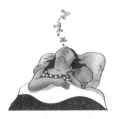

在整个产褥期，产妇必须多卧床休息，尽量避免看书、看电视等伤害视力的活动。劳逸结合是指产妇可以适当做一些活动，如扭一扭腰部，伸伸胳膊，活动活动双腿，收缩一下腹部肌肉等动作比较舒缓的运动，这对于体内恶露的排出、筋骨的强壮、肌肉力量的加强及体型的恢复都有很大的帮助

注意清洁卫生

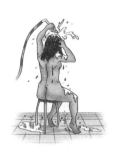

产妇在坐月子期间，下身会产生很多分泌物，很容易引起感染。同理，产妇的头发也会滋生很多有害菌，不利于自己和宝宝的健康。所以月子里的女人完全有必要勤洗澡、洗头发，以保持清洁，避免受到感染

产褥期四大护理误区

误区一：产妇不能洗澡、洗头发

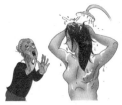

由于体内恶露的不断排出，产妇生殖器官里容易生成致病菌，如果产妇不注意产后卫生，一个月不洗澡、不洗头，就容易发生感染。孕妇在注意保护措施的情况下是可以洗澡洗头的

误区二：不能给宝宝吃初乳

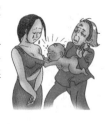

初乳有非常高的营养价值，宝宝吃后能增强身体免疫力，而且产妇还可借此机会排空乳房，避免乳房疾病

误区四：产妇越晚下床对身体越好

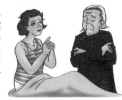

有些传统观点认为产妇生产之后越晚下床越好。实际上，产妇在生完孩子后只要身体允许，应该每天都下床走走，偶尔还可以做一些简单的运动

误区三：坐月子期间多吃鸡蛋好

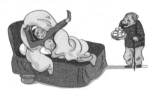

产妇每天吃2～3个就足够了，吃多了不但容易发胖，而且会造成心脏负担

剖腹产术后九大护理要点

剖腹产产妇在产褥期期间除了要注意一般产妇要注意的问题，还要注意以下九个方面的问题：

1. 产后少用止痛药

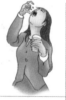

剖腹产手术后几小时，麻醉药的作用逐渐消失，产妇的疼痛感会逐渐加剧，不少产妇为了止痛总是忍不住使用止痛药，但这会使胃肠功能处于"麻醉"状态，长期服用容易加重产后便秘

2. 术后采取半卧姿势

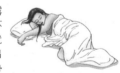

做了剖腹产的产妇，恶露排出得要慢一些，而且不像顺产产妇一样第二天就可以下床，恶露因此排出得更慢。采取半卧的姿势则有利于产后恶露的排出，也利于腹部切口的愈合

3. 产后要多翻身

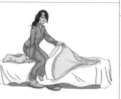

麻醉药几乎对人体所有器官都有麻醉作用，肠胃受到麻醉之后活力将大大降低，容易导致产妇腹胀、便秘。产妇在产后常翻翻身，可以有效促进肠胃功能的恢复

4. 产后注意排尿

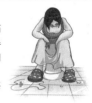

在产后一两天之内，因为麻醉药的作用，产妇膀胱肌肉的功能得不到恢复，影响排尿。因此产妇只要有尿意，就应立刻努力排尿，不要总想借助导尿管的作用，否则容易引起尿道感染

5. 尽早下床活动

在伤口愈合得差不多时，产妇要偶尔下床走动走动，这样可以促进大肠的蠕动，有利于子宫及早复位，对于预防肠粘连、血栓性静脉炎也有一定的帮助

6. 不要吃胀气的食物

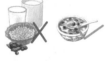

剖腹产产妇在术后不要吃豆浆、牛奶等胀气食物，因为肠胃功能在麻醉药的刺激下恢复得很慢，容易腹胀。家人可为产妇准备一些稀饭、馄饨等易消化的流质食物

7. 适当运动

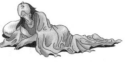

与顺产的产妇相比，剖腹产产妇的身体恢复得更慢一些，适当运动不但可以促进产妇身体的恢复，还有助于及早恢复产妇体型，让健康美好的生活来得更早一些

8. 坚决不能过夫妻生活

剖腹产的产妇在产褥期期间绝对不能过性生活，否则会对子宫造成极大的伤害，如穿孔、破裂等。在术后100天后，且医生检查伤口愈合良好、产妇阴道不再出血的情况下，产妇才能恢复性生活

9. 注意保持阴部、腹部的清洁

剖腹产产妇的阴部、腹部在生产时都会受到损伤，所以产妇平常在洗澡的时候最好采取擦浴的方式，避免洗澡水进入阴道和腹部切口，否则容易出现感染

产后性生活

在产妇子宫恢复正常大小、子宫内膜恢复正常之前，产妇最好不要过性生活，否则会将男性生殖器和产妇会阴部的细菌带入阴道，引起各种炎症，严重时甚至会令产妇得败血症，危及产妇身体健康。所以，在夫妻双方过性生活之前，产妇应检查一下恶露是否已完全排出，阴部是否还有疼痛或不适感，只有恶露完全排出、阴部无任何不适时，才可以进行性生活。

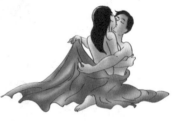

很多产妇在可以恢复性生活的时候，仍然没有月经，但这并不说明卵巢没有排卵。所以夫妻双方在过性生活之前还要采取一定的避孕措施，避免怀孕

第3节
分娩后的健康饮食

生完孩子当天吃什么

分娩是一项严重损耗体力的活动，因此产妇急需能量来补充营养。但产妇又不能马上吃蛋、鱼、肉等营养价值高的食物，因为她的肠胃功能还很弱，尤其是做了剖腹产的产妇，只能吃一些易消化的食物。此外，主要应该注意以下几方面：

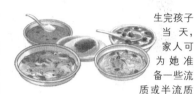

生完孩子当天，家人可为她准备一些流质或半流质食物，如糖水煮荷包蛋、蛋花汤、藕粉、羊肉枸杞粥、花生粥、红小豆粥、桂圆粥等

1. 产妇在分娩的过程中还会流失大量血液和津液，所以生完孩子还可以多喝一些红糖水，以补血补津。但要注意产后一周之后，产妇就不要喝红糖水了，红糖水有活血作用，会使恶露的血量增多，造成产妇不知不觉中失血

2. 产妇若想吃点口感比较好的食物，可以在粥汤中加入少量麻油。麻油中有大量不饱和脂肪酸，一方面可以预防血管硬化，另一方面可以促进子宫的收缩，有助于产妇身体的及早康复

3. 经历了剖腹产的产妇，在术后还可以适当喝点萝卜汤。因为萝卜有排气的作用，产妇因麻醉作用没消除而出现的胀气可以得到改善，而且肠道越早开始排气，产妇就能越早开始进食，这可以间接促进产妇身体器官的恢复

产褥期的饮食原则

鉴于产褥期女人身体的特殊性，产妇的饮食必须遵循这些原则：

多吃流质，均衡营养

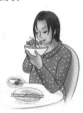

女人在产褥期要多吃流质和半流质食物，喝一些营养滋补汤，如牛肉汤、排骨汤、猪蹄汤等或者各种粥，这些食物口感好，有助于增强产妇的食欲，而且可以促进乳汁的分泌和预防产后便秘。产妇在喝汤的时候一定要将肉也吃了，因为汤的营养价值远远不及肉的营养价值高。此外，产褥期的饮食一定要全面，既要多吃肉、蛋、奶、动物肝脏等营养价值高的食物，又要吃蔬菜、水果之类维生素含量大的食物，还应适当吃些粗粮杂粮以帮助肠胃的蠕动。这样无论是对产妇还是对嗷嗷待哺的宝宝，都是必需的

适当吃些催乳的食物

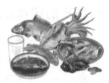

产后头几天，常给产妇吃催乳的食物不但可以增加乳汁的分泌，满足宝宝的需要，还能减轻产妇乳房的胀痛感，避免乳腺炎。具有催乳作用的食物有牛奶、豆浆、小米粥、鸡汤、肉汤、鱼汤、虾肉、猪蹄、花生、黄豆、黄花菜、鲤鱼、鲫鱼、墨鱼等，家人可配合菜谱每天给产妇做一些吃

忌食温燥、生冷、酸涩的食物

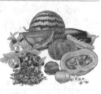

温燥食物有辣椒、洋葱、韭菜、大蒜、胡椒、茴香等，这些食物有助内热的作用，产妇吃之后容易上火，加重大便燥结的症状，而且会影响母乳质量。生冷食物有梨、西瓜、黄瓜、茄子等，这类食物不易消化，容易损伤产妇脾胃，间接影响乳汁的分泌。生冷食物还容易影响血液循环，致使瘀血滞留，使产妇产生腹痛，不利于恶露的排出。酸涩收敛食物有南瓜、莲子、柿子、芡实、乌梅等，这类食物容易阻滞血行，不利于产妇恶露的排出

产后营养需要注意的问题

众所皆知，产妇总的饮食原则是"滋补"，但也要注意一些细节问题，避免出现一些不必要的麻烦。

首先，产妇要避免滋补过量，不要天天鸡鸭鱼肉不离口，水果罐头不离手，这样大补特补的做法不仅造成了浪费，而且容易导致肥胖，为高血压、糖尿病等代谢病提供机会。更糟的是，肥胖妈妈的奶水脂肪含量极高，容易使宝宝出现长期慢性腹泻或婴儿肥胖，不利于宝宝的健康发育

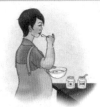

其次，注意食盐和红糖的摄入量。众所皆知，食盐摄入不宜过多，否则会加重肾脏负担，产妇摄入过量食盐可能会导致血压升高。但让产妇只吃很少的食盐或者干脆不吃盐，则不但不利产妇的健康，也会影响宝宝的发育。红糖具有益气补血的作用，产妇产后适当吃些红糖可以增加排尿，促进子宫收缩。但分娩一周之后，产妇最好就不要再吃红糖了，因为红糖还有另一大作用：活血化瘀。食用过多红糖会引起恶露的增多，造成继发性失血

再次，家人尽量少给产妇炖母鸡。鸡汤具有滋补作用，但经常喝老母鸡汤的产妇会发现有奶水不足的情况。母鸡的卵巢和蛋衣中含有一定量的雌激素，产妇喝过之后，血液中的雌激素浓度将会大大增加，相对而言，乳激素的含量就会有所下降，促进乳汁分泌的作用也会随之减弱，影响奶水的分泌，因而导致产妇乳汁不足，严重时甚至会出现回奶的迹象。家人若想让产妇喝鸡汤，可以给她炖公鸡汤喝。公鸡的雄激素会对雌激素产生抑制作用，乳激素的含量相对就会增加，有促进乳汁分泌的作用

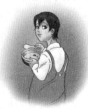

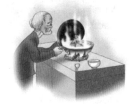

最后，不要听信老观念，如多吃红枣、桂圆能补血；汤比肉有营养，在炖肉汤时要多喝汤少吃肉；坐月子时不能吃水果等。这些都是传统坐月子时的做法，有一定的道理，但更多的是不符合科学的。如说红枣、桂圆能补血是不错的，但刚刚分娩之后的产妇却不宜食用它们，因为它们同时又具有活血作用，分娩之后立刻食用还会增加出血量，所以产妇至少要等两周之后才能食用。其他说法，也都各有利弊，不要照单全收

剖腹产的饮食注意事项

与顺产的产妇相比，剖腹产产妇经历了深度麻醉、开腹等治疗程序，身体受到的损伤更大，因此对食物的营养需求也更高，要注意的事项也更多。所以，产妇在保证营养丰富、营养均衡的前提下，还要注意以下细节问题：

1. 剖腹产之后 6 个小时之内，产妇应当平卧，不吃任何东西。因为此时麻醉药仍然抑制着胃肠的蠕动，勉强进食只会导致腹胀。产妇若感到饿，可以给他注射营养点滴，也可以让她先喝点有助于促进肠胃蠕动的萝卜汤。6 个小时之后，产妇可以喝少量的流质食物，如粥、汤等，但不能吃牛奶和豆浆等胀气类食物

2. 剖腹产第二天，产妇通常已经排过气了，可以进食了，但由于肠胃功能仍然没有完全恢复，仍然不能吃鱼、肉、蛋等营养丰富的食物，只能吃一些稀粥，下一些薄面条，或者吃一些肝泥、肉末，喝点蛋羹，主食仍然应该是流质食物或半流质食物。为了保证充分的营养，产妇可以采取少吃多餐的形式，每天进餐四五次

3. 剖腹产第三天及以后，麻醉药的作用已经完全消除，产妇可以像正常产妇一样进食了，就可以按照一般产妇的饮食原则开始进食了，应全面补充，均衡营养。为了促进腹部伤口的愈合，产妇还可多吃一些蛋、肉、鱼汤等高蛋白质的食物。也可吃一些花生、猪蹄、鲤鱼等具有催乳作用的食物。家人在炖汤的时候注意，汤水不能太油腻，否则不利于产妇的消化

新妈妈催乳菜谱

　　母乳是否充足、奶水质量是否高是每一个新生宝宝能否健康发育的决定因素，每个女人晋升为新妈妈之后都会关心母乳分泌的问题。解决母乳不足的方法，除了平息产妇情绪，适当按摩乳房，最常见的就是让产妇喝各种各样的催乳汤。常用催乳通乳的粥汤有以下几种：

山药鲫鱼汤

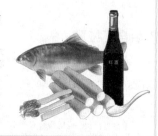

原料：鲫鱼1条，山药100克，大米适量，葱、盐、鸡精、料酒等适量。

做法：鲫鱼去鳞、去鳃、去内脏，清洗干净，撒少许盐腌一会儿。山药去皮，洗净，切片。葱择洗干净，切碎。糯米淘洗干净，多放些水，熬粥，取汤。油锅置火上，烧至七成热，放入鲫鱼稍稍煎炸。

功效：山药鲫鱼汤运用了山药和鲫鱼的双重滋补作用，可补充人体所需的多种影响成分，常食可改善体质。大米若做成汤粥，其营养成分恰好为人体所吸收，也可起到健脾胃的作用。

丝瓜豆腐瘦肉汤

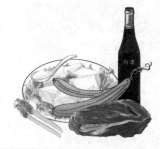

原料：丝瓜2根，豆腐300克，猪瘦肉适量。盐、鸡精、白糖、料酒、淀粉、葱等各适量。

做法：丝瓜去皮洗净切片，豆腐洗净切块，葱洗净切碎。猪肉洗净切丝，用料酒、盐、鸡精、白糖腌至入味，滚上淀粉上浆。水锅置火上烧热，先下入豆腐煮沸，再放入丝瓜、肉片煮熟。熄火加入葱花、鸡精调味即可。

功效：丝瓜豆腐瘦肉汤滋补功效是多重的。女人多吃丝瓜，既可滋阴润燥，又可改善月经不调及产后乳汁不通的症状。

鲤鱼鸭血汤

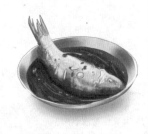

原料：鲤鱼1条，鸭血300克，红枣、枸杞子适量。盐、葱、姜、鸡精等适量。

做法：鲤鱼清理、清洗干净，用盐稍腌。鸭血洗净，切块。红枣用温水洗净，去核。葱择洗干净切碎，姜洗净切片。枸杞子稍洗。油锅放火上烧热，放入鲤鱼稍煎，铲出。炖锅置火上，放入上述所有材料，大火烧开后转小火炖，直至鲤鱼熟透，加入盐和鸡精调味即可。

功效：此汤为滋补汤，产妇常饮可提升正气，赶走虚劳，对于血虚体质者还有改善脾胃及一定的补血功效，并能有效促进乳汁的分泌。

清炖猪蹄

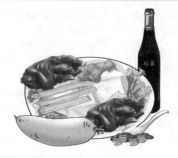

原料：猪蹄500克，白萝卜200克，豆腐200克，花生100克。盐、鸡精、酱油、料酒、葱、姜、枸杞等各适量。

做法：猪蹄洗净剁块，放入水中稍煮以除去血污和异味。葱洗净切碎，姜洗净切片，枸杞子洗净备用。白萝卜去皮洗净切条，豆腐洗净切块。花生洗净备用。炖锅置上，放入猪蹄、萝卜、豆腐、花生、姜片、葱、料酒、枸杞子及适量清水，中火炖3小时，加入盐、鸡精焖5分钟即可。

功效：强身健体，营养美味。

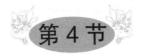

第4节
产后的身材恢复

产后自我按摩

产后第二天，新手妈妈就可以进行自我按摩来刺激子宫肌肉的收缩，促进体内恶露的排出。

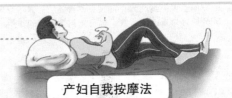

第一步，新手妈妈仰卧在床上，找出肚脐下三寸处的腹壁和子宫底部，然后伸出拇指做顺时针画圈按摩1分钟，然后在同样的位置做逆时针画圈按摩1分钟，如此反复交替

产妇自我按摩法

第二步，是在腹部两侧及中下部做按摩推拿，按摩的方向为结肠环走向。此按摩与腹壁和子宫底部的按摩结合起来做，每次做5～10分钟，每天按摩一次

这套动作有助于刺激子宫肌肉收缩，通过肌肉的收缩来刺激宫内的恶露，并促使它顺利排出。由于这是一种按摩内脏的方式，它还可增加产妇腹部肌肉的张力，这对于刺激胃肠蠕动、预防内脏下垂及预防静脉血液的滞留都有积极意义

产后保健操

产妇能下床之后，就可以开始做保健操了。整套保健操步骤及动作要领如下：

第一步：深呼吸运动。其目的是运动脏腑器官，并紧缩腹部肌肉。
动作要领：产妇仰卧在床，双臂伸直放在身体两侧。深深吸气，同时使腹壁下陷，然后再缓缓呼气，如此反复交替做4次

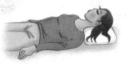

第二步：缩肛运动。其目的是锻炼盆底肌肉，缓解便秘。
动作要领：产妇仰卧在床，双膝自然分开，然后用力向内合拢，同时用力收缩肛门。再放开双膝，同时放松肛门，如此反复交替做4次

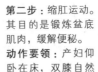

第三步：伸腿动作。其目的是增加腹部肌肉和大腿肌肉的力量。
动作要领：产妇仰卧在床，双臂伸直放在身体两侧。先举起左腿，与身体成直角，然后以同样的方式再举起右腿，双腿在空中停留一会儿，然后放下，如此反复做4次

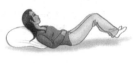

第四步：腰背运动。其目的是增加臀部肌肉力量，纠正弯曲的脊柱。
动作要领：产妇仰卧在床，髋和腿自然放松，然后努力抬高自己的臀部和背部，努力让身体离开床面，最后再缓缓放下，如此反复做4次

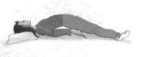

第五步：仰卧起坐。可增加腰部力量，并锻炼腹部肌肉。

动作要领：产妇仰卧在床，然后两手叉腰坐起，注意在此过程中双腿不要完全保持伸直状态，如此反复做 4 次

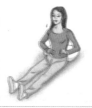

第六步：腰部运动。可加速腰部血液循环，缓解产后腰痛。

动作要领：产妇跪倒在床，双膝自然分开，肩肘保持垂直，双手放在床面上，然后左右旋转自己的腰部，如此反复做 4 次

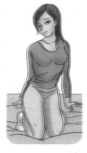

第七步：全身运动。其目的是锻炼全身，促进全身血液循环，促进恶露的排出。

动作要领：产妇跪倒在床，双臂支撑在床上，左右腿轮流向背后高举，如此反复做 4 次

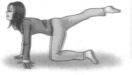

产后恢复局部曲线的运动

恢复局部曲线的运动其实是一种全身运动，这种运动可以让产妇在妊娠期间受到损伤的部位得到最大可能的复原。锻炼方式及动作要领如下：

美胸运动

扩胸：产妇仰卧在床，双手放在身体两侧，然后将双手向前举起，双臂向左右伸直平放，再向上举起双臂使双掌接触，接着将双臂向下甚至平放，恢复预备动作，接着再做几遍

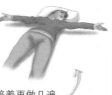

美臀运动

1. 举腿：产妇仰卧在床，双手平放，深吸气时伸直脚尖将腿向上举，呼气时伸直脚尖将脚往下放

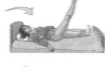

2. 爬行：产妇趴在床上，以手撑其上身，同时像擦地一样屈膝

3. 美臀：产妇仰卧在床，双手抱住左膝并将它努力靠向自己的腹部，然后抱住右膝做同样的运动，接着双手抱着双膝做同样的运动

2. 小腿：产妇自然站立，双手放在脑后，弯曲一条腿，另一条腿伸直，再换腿做同样的运动。然后躺在床上，双手叉腰，举起双腿向空中做蹬的运动，坚持 2 分钟

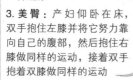

美腹运动

1. 呼吸：产妇仰卧在床，双膝自然弯曲，双脚张平放在床上，双手放在腹部，进行腹式呼吸

2. 踢腿：产妇仰卧在床，双手抱住后脑勺，然后用力抬起自己的胸腹，同时两腿伸直做上下运动。运动频率及幅度可由慢至快、由小到大

3. 抬腿：产妇仰卧在床，双手抓住床的两边，双腿同时向上直立翘起，使双腿与身体垂直并在空中停留一会儿，然后再缓慢地落下来

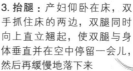

4. 俯卧撑：产妇双手支撑着床，双脚向后撤，努力让身体呈一条直线，然后弯曲双臂，身体向下压，接着再伸直，努力抬起身体，如此反复进行

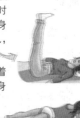

美腿运动

1. 大腿：产妇自然站立，脚尖向外，双腿叉开与肩同宽，双手放在大腿上。然后将一只腿向前伸并下压，同时注意让脚尖向上，再换另一条腿做同样的运动。接着握拳向前，蹲下，上身保持挺直，这个姿势保持 5 分钟。最后双手叉腰，弯曲一条腿，使另一条伸直做由下至上括起运动，再换另一条腿做同样的运动

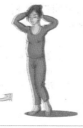

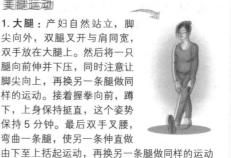

剖腹产妈妈的复原操

由于腹部有伤口的缘故，与顺产的产妇相比，剖腹产产妇在前三个月不能做太剧烈的运动，只能先深呼吸，再稍微伸展一下肢体，做简单的锻炼。其详细动作要领如下：

第一步：深呼吸

动作要领：产妇仰卧在床上，双手放在大腿两侧，并使手掌紧靠大腿。先缓缓地吐气，然后略略张开双臂用力吸气。接着，一边吸气，一边慢慢抬起手臂，直至手臂与肩膀呈一条直线。双臂继续缓缓向上抬，直至头顶，然后合掌，屏住呼吸数秒。再慢慢吐气，并将手放到脸部上方做膜拜的动作。最后将双手向下滑，在此过程中双掌仍然互相接触，同时缓缓吐气，放松，恢复准备动作。如此反复做 5 次，每天至少坚持练习一次

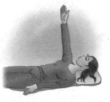

第二步：锻炼腹部、腰部

动作要领：产妇仰卧在床，丈夫在旁边准备协助。丈夫先用左手扶住妻子的颈部下方，缓缓抬起她的头部，在此过程中，妻子要暂时闭气一会儿，再缓缓吐气。接着丈夫继续扶住妻子，并用力将她的上半身扶离床，妻子在此过程中始终保持吐气。最后妻子上半身完全坐直之后，缓缓吐气，休息一会儿，然后再一边吸气，一边躺下，恢复预备动作。如此反复做 5 次，每天至少坚持练习 3 次

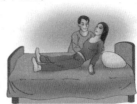

第三步：伸展下半身

动作要领：产妇仰卧在床，两手手掌相扣放在胸上。伸直左腿，尽可能地向上抬，然后换右腿，同样努力上抬，如此双腿轮流交替做 5 次

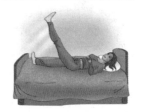

产后锻炼注意事项

产妇体质的特殊性决定了她不能像其他正常人一样锻炼，为了安全起见，产妇在锻炼时要注意下面的事项：

1. 运动量不宜太大

产妇急于恢复体型的心情是可以理解的，但在锻炼的时候一定不能做超出自己能力范围的事，锻炼应让自己感到舒适，不能让自己太过疲劳。一旦发现下身出血量增多，要立刻停止锻炼，并在恢复之后听过医生的建议之后再决定是否运动

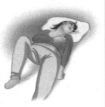

3. 锻炼时要穿合适的衣服和鞋子

与怀孕前相比，产妇的衣服和鞋子尺码都应该更大一号，衣服应当宽松，以不影响四肢伸展为宜。所穿的胸罩应当更有支撑力，并且在运动的过程中不会使胸罩与乳房相互摩擦。总之，只有衣服和鞋子都舒适了，才能保证运动时全身血液循环的畅通无阻，才能真正发挥锻炼的作用

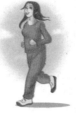

2. 运动要循序渐进

即使身体条件已经允许运动了，产妇也不要急于求成，应从最简单、最舒缓的动作开始，运动量则慢慢由少增加到多，循序渐进，逐渐让身体承受一定的拉力或张力。切不可开始就急于做高难度的动作，产后前六周应尽量避免趴着、膝盖和胸部着地的姿势，避免发生意外。高难度的动作，如全身大幅度地运动，至少要等产妇恶露排干净之后才能进行

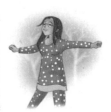

4. 锻炼前做好准备

锻炼前一个小时，最好吃点高蛋白食物和碳水化合物类食物，避免太过疲劳；锻炼前先上个厕所，排出膀胱内的水，并做下热身运动适应一下，同时检查身体是否有不适感，若觉得不舒服，要立即中止锻炼

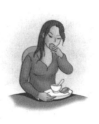

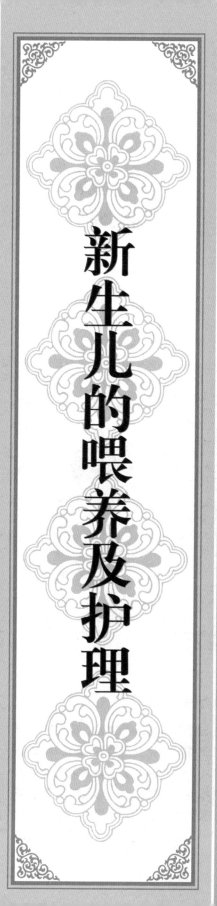

第十三章

新生儿的喂养及护理

第 1 节

哺乳常识

母乳喂养好处多

尽管现代文明发达，人类已经能生产出更多、对人类更有益的婴儿奶粉，营养学家仍旧呼吁使用母乳喂养。这是因为，母乳喂养无论在科学上，还是在生活实践上，都有着奶粉喂养无法比拟的好处，如：

1 母乳喂养可以提高新生儿的抗病能力，增强新生儿的体质。因为母乳含有较多的溶菌素，可以杀死很多有害病菌，而新生儿的机体比较脆弱，对环境的适应能力较弱，容易受到病菌的滋扰，采用母乳喂养则降低了这种可能。新生儿出生后若立即哺乳，初乳中丰富的 IgA 还可增强婴儿呼吸道的抗病能力，对预防各种呼吸道疾病有一定的积极意义

2 母乳中的优质蛋白质含量较高，尤其是乳蛋白和酪蛋白。这两种蛋白能保证氨基酸完全代谢，有助于促进新生儿的新陈代谢，对孩子的健康和发育有好处。早产儿若坚持母乳喂养，则此后的发育与正常生产的婴儿没有区别

3 母乳中的半胱氨酸和氨基牛磺酸也比一般奶粉中的高，这两种物质有助于促进婴儿的智力发育，有助于促进婴儿的脑部发育

4 母乳中还有大量易吸收的不饱和脂肪酸、糖类、微量元素，这些物质不但有助于促进婴儿身体发育，还可增强体质，预防各种新生儿疾病

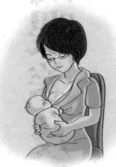

8 母乳喂养方式与其他喂养方式相比更便捷、卫生。如用奶粉喂养，还要考虑烧开水、开水的适宜温度、奶瓶是否干净无菌等因素，在操作时很不方便

7 母乳喂养对产妇的健康也有积极作用。现代医学认为，产妇的哺乳行为有刺激子宫的作用，可减少产后出血，排出子宫恶露，有效降低卵巢恶性肿瘤的发生概率

6 坚持母乳喂养，还可增强与孩子的心灵交流，使孩子对外界更有安全感，有助于培养其优良的脾性，甚至可以提高其社交技能，对成年后人脉关系的扩展意义深远

5 坚持母乳喂养对孩子未来的健康也有深远的影响。研究表明，以母乳喂养的孩子在成年后，比不用母乳喂养的孩子，心血管疾病、糖尿病等疾病发病率更低

人工喂养与母乳喂养结合

母乳喂养虽然能为孩子提供更多的营养，但在特殊情况下，如妈妈需要出外工作时，生病需要吃药时，或者奶水不够时，母乳喂养就不能实现了，必须借助人工喂养的方式。只是宝宝从母乳喂养转化到人工与母乳综合喂养需要一个过程，妈妈要让宝宝逐渐适应，不要一出去工作就对孩子立刻采取人工喂养的方式。因为乳头和奶瓶毕竟是

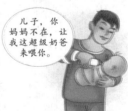

儿子，你妈妈不在，让我这超级奶爸来喂你。

有些婴儿宁愿挨饿也不接受奶瓶里的乳汁，这时妈妈可离开，让其他家庭成员用奶瓶给孩子喂奶，这样宝宝会容易接受些

不一样的，宝宝要重新学一套吸吮动作，妈妈要给他学习的时间。为了促进学习，妈妈可以在宝宝喂奶之前将自己乳房内的乳汁排空，这样宝宝饿的时候吸吮不到奶，便会无条件地接受奶粉喂养。

为了化解宝宝对奶瓶的抗拒，在人工喂养之前，家里还要注意给宝宝选择合适的奶瓶，另外还要确保第一次人工喂养时方式要正确，避免宝宝因为不舒服而对人工喂养产生恐惧心理。在宝宝吃奶的时候，家人还可在他周围放一些能发出声响的玩具，转移宝宝的注意力，从而使宝宝放弃对妈妈乳房的专注。

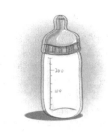

在挑选奶瓶时，尽量选择与乳房乳汁流出方式相接近的奶瓶，同时选择比较柔软，接近妈妈乳房且流量比母乳流量大的乳头状奶嘴

人工与母乳综合喂养的宗旨是二者互相穿插，而非突然停掉母乳。即使宝宝已经能接受奶粉喂养，妈妈也不要马上就中断母乳的喂养，不能让宝宝在 24 小时之内都吃不到母乳。这样既能让宝宝体内及时接收到优质乳汁，又能避免妈妈乳房涨奶的情况。

关于排乳反射

排乳反射是乳汁分泌的重要过程，排乳反射不顺利的产妇，乳房容易胀痛。排乳反射的强弱不同，乳母的感觉也不一样。

在哺乳初期，多数乳母有乳房胀痛的情况，这可能就是乳腺不通、乳汁积聚造成的。要想缓解这种情况，除了热敷、冷敷刺激之外，还可通过按摩来刺激排乳反射，促进乳汁的流动和流出。

有的产妇排乳反射比较激烈，奶水容易流出，乳

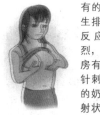

有的妈妈在发生排乳反射时反应比较强烈，会感觉乳房有种强烈的针刺感，她们的奶水会呈喷射状排出。有的产妇排乳反射比较和缓，她们在喂奶时候没有什么特别的感觉。有的产妇排乳反射较弱，喂奶的时她们会有麻酥酥的感觉，在喂奶的时候乳汁呈滴状流出

母就要在乳罩里放一个乳垫。为了避免经常出现这种现象，在婴儿不需要喂奶的时候，妈妈可以用手掌后部紧紧按住自己的乳头，减少乳汁的流出。

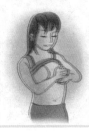

缓解排乳反射的方法

产妇可以用一只手拖着乳房，速度由慢到快地使它产生振动。当振动幅度比较大的时候，另一只手由乳晕部向乳头方向来回轻轻按摩即可。如果乳晕周围感觉到有硬结，说明这里的排乳反射受到阻碍了，就要根据乳腺管的放射路线来回对它进行按摩。如果产妇同时还有乳头短、平、凹陷的问题，在按摩的同时，最好对乳头进行按、捏

第一种乳汁——初乳

初乳是女人在产后分泌出的第一种乳汁，乳汁比较稠，为浓黄色，最大特点是营养价值高。并且，初乳有以下几方面的好处：

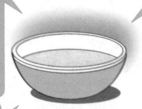

与其他乳汁相比，初乳的蛋白质、矿物质含量是最高的，脂肪和糖的成分又是最少的。对宝宝来说，初乳中的蛋白质是极有价值的，不但比正常奶汁含量高，而且包括了免疫球蛋白、乳铁蛋白、生长因子、巨噬细胞、中性粒细胞和淋巴细胞等多种珍贵蛋白，这些物质可有效防止新生宝宝感染各种疾病，有助于帮助宝宝建立起强大的免疫系统

研究发现，初乳还有缓泄剂的作用。宝宝来到人世间之后，体内仍然滞留有胎便。胎便中有大量胆红素，它会被宝宝的肠道吸收，容易引起新生儿黄疸，所以胎便要及时排出，给宝宝吃初乳就有助于清除宝宝场内的胎便

初乳还含有多种抗体，喂母乳的孩子在出生后半年以内很少生病，主要原因就在于接受了母乳中的抗体，尤其是初乳中的抗体。除此之外，初乳中磷脂、钠、维生素 A、维生素 E 等成分的含量也比较高，可满足婴儿出生后对所有营养物质的需求

初乳中还有大量的生长因子，这些生长因子可以促进宝宝各项器官的健康发育，有助于促进肝脏及其他组织的上皮细胞迅速发育，对于促进宝宝快速适应这个世界有较强的作用

因此，即使是以后不打算以母乳喂养的母亲，至少也要在最初几天给宝宝吃初乳。

过渡乳、成熟乳、晚乳

过渡乳、成熟乳、晚乳，主要是根据哺乳时间的变化来划分的，与初乳相比，它们的营养价值有所降低。

一般在产后 13 ~ 30 天，产妇的乳汁由原来初乳的浓黄逐渐变得稀而白，由于这种乳汁产生在初乳之后，成熟乳之前，且营养价值处于二者之间，我们将这段时间内分泌的乳汁叫作"过渡乳"。

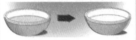

过渡乳、成熟乳、晚乳的区分

过渡乳为初乳和成熟乳的混合物。与初乳相比，过度乳的蛋白质含量逐渐降低，脂肪和乳糖含量逐渐增加。产妇的乳房逐渐有胀满感，产妇能隐隐约约感到，大规模的乳汁就要真正来到

成熟乳在过渡乳之后。成熟乳的到来意味着妈妈的母乳各种成分，尤其是蛋白质含量逐渐稳定，将会在此后较长一段时间内维持一个大体恒定的水平。在成熟乳时期，婴儿的消化系统正在逐渐完善，宝宝身体所需的各种营养元素都能在乳汁中找到，因此此后宝宝将健康快速地成长，这也正是母乳喂养的优点所在

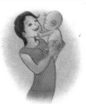

晚乳，顾名思义，分泌时间比较晚的乳汁，在母亲分娩之后 10 个月内产生。在晚乳时期，母乳内的蛋白质、脂肪、矿物质都逐渐减少，因此营养价值远远低于其他几种乳汁。为了避免宝宝体内营养元素的不足，很多家庭这时候开始采用母乳喂养和人工喂养相结合的方式，在宝宝吃母乳的同时，让他吃配方奶、饭菜，以确保宝宝正常的生长发育

什么时候开始哺乳好

世界卫生组织（WTO）在母乳喂养条例中明确规定：婴儿出生后，应立即放到妈妈怀里进行哺乳至少 30 分钟——产妇患有疾病者除外。中国也有类似的规定。现代

医学研究也表明，出生后立即进行哺乳的新生儿，比没有立即哺乳的新生儿，更容易学会科学地进食。具体说来，出生后立即进行哺乳的好处有以下几方面：

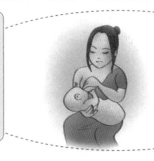

立即对新生儿哺乳不但可以促进宝宝发育，对妈妈的健康也有一定的促进作用。研究表明，新生儿的吸吮行为有刺激子宫，加快子宫收缩的作用，对于孕妇产后出血有一定的预防作用。此外，尽早让新生儿吸吮，对产妇还有一定的催乳作用，对母子的健康都有一定的积极意义

立即对新生儿进行哺乳，不仅仅是进食的需要，也是建立母子感情的重要途径。现代医学认为，婴儿一生下来就与妈妈进行亲密接触，不但可增进母子感情，还可以促进新生儿的智力发育呢

一部分刚出生的婴儿容易出现低血糖而导致脑缺氧的现象，立即进行哺乳可降低低血糖的发生率

多长时间喂一次奶才科学

分娩之后的最初几周，对妈妈来说，喂奶是一个大问题，很多的新手妈妈都有"多长时间喂一次奶才科学"这样的困惑。其实喂奶可分为按时喂奶和按需喂奶两种。

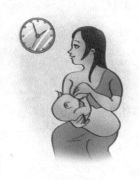

按时喂奶

正常来说，宝宝应该养成定时的吃奶习惯，妈妈也要养成在固定时间内给宝宝喂奶的习惯。科学的时间间隔，应该是每 3 ~ 4 小时喂奶一次，这与宝宝一般睡眠习惯（一次睡眠长度不超过 4 小时）有关。也有的宝宝身体比较健康，而且不容易哭闹，妈妈可以每 4 小时左右试着引诱孩子吃奶，当然也可适当延长喂奶的时间——但要注意增加每次喂奶的量。如果两次喂奶时间比较长，在此之间要给孩子喂一些水

按需喂奶

宝宝饿的时候，或者妈妈奶水胀的时候，自然就应该给宝宝喂奶，这叫作按需喂养。妈妈不必担心奶汁太多撑着宝宝，因为奶水的分泌是根据宝宝的需要而来的。有饥饿感时，一般宝宝会哭闹，口中做出吸吮的动作，如果将手或乳头探到他的脸部，他会左右寻找。不过宝宝如果正在睡觉，妈妈涨奶了，最好不要给宝宝喂奶。如果妈妈觉得难受，可以将奶水挤出来

按时喂奶与按需喂奶各有优劣，前者利于养成宝宝作息规律，但比较不近人情；后者更容易增进母婴感情，但不利于养成好习惯。一般刚生下来不久的小宝宝，最好采取按需喂养，当宝宝饿时，不要拖延喂奶的时间，否则会不利于宝宝消化系统的发育。

另外，哺乳应以少食多餐为原则，第一周之内一般需要每隔 2 ~ 3 小时就喂奶一次，白天次数要更多一些，一般需要 8 次左右。婴儿三个月之后，则可适当延长喂奶时间，以每隔 4 小时喂一次为宜，白天需要喂奶 3 ~ 4 次。

喂多少最合适

除了喂奶频率的问题，新手妈妈一般还有一次喂奶量的问题。不同年龄段的宝宝喂奶量是不同的。宝宝在不足四个月的时候，喂奶量是不定的，一次吃多少全由胃口和食欲决定，所以妈妈要尽量让宝宝吃饱。

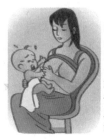

婴儿吃奶吃多少是没有严格限制的。他什么时候饿了，就什么时候给他吃，妈妈乳房涨了也可以给他喂奶

新手妈妈若担心自己奶水不够孩子吃饱，可以参考一些数据。若宝宝不足两个月，宝宝吃奶的量应为体重的 1/5 ； 2～4 个月时，吃奶的量应为体重的 1/6 ； 6 个月时，吃奶量约为体重的 1/7 ； 0.5～1 岁时，喂奶量应约为体重的 1/8。

如果采取人工喂养的方式，则最好按照配方奶的说明喂养。

需要给新生宝宝喂水吗

宝宝对水的需求，远不如对奶的需要大，除非情况特殊，一般是不需要给他喂水的。无论是母乳喂养，还是奶粉喂养，奶水中的水分对宝宝的身体需要来说都是足够的，哪怕是炎热的夏季。妈妈若以成年人的眼光来看，勉强给宝宝喂水，宝宝是无法承受的，因为他的胃中已经充盈了，喂水只会影响他的食欲。而且宝宝已经形成奶头是传输奶水的思维惯性，水的口感会让他感到奇怪，进而影响正常进食规律。

但在两种情况下，婴儿是准许被喂水的。

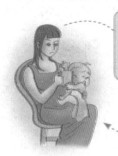

1 刚出生后。婴儿在出生后要拉墨绿色的胎便，只有胎便拉完之后才可以吃奶，在此之前只能让他喝水。婴儿的胎便含有较多的胆红素，这种物质会增加肝脏代谢的负担，使婴儿出生后易得新生儿黄疸。喝水则可增进新陈代谢，加快胎便的排泄，吃奶则会影响排便

2 天气炎热潮湿致使婴儿脱水或发热时。奶水可以满足宝宝的正常生理需求，但是当天气特殊和婴儿体质发生变化时，婴儿体内的水分已不足以满足代谢和蒸腾的需要，充足的水分也会变成婴儿的必需品，新手妈妈可以适量给宝宝喂水

需要指出的是，即使允许给宝宝喂水，也不宜喂得太多，不宜太频繁，否则会影响宝宝的胃口，而且宝宝所喝的水，最好是凉开水，冬天则以宝宝喝了之后不冷为宜。

婴儿吐奶很正常

婴儿之所以会吐奶，是因为他们的胃部和喉部尚没有发育成熟。宝宝吃的奶水，通过食管进入胃内。胃有两个门，入口叫作贲门，与食管直接相连；出口叫作幽门，与肠道相连。宝宝的食管肌肉张力小，容易扩张，同时肠道蠕动慢，一方面导致贲门关闭不紧，易被奶汁冲开，另一方面又导致幽门关闭较紧，奶水难以下去，当胃内的奶水过多的时候，就会造成反冲，贲门被打开，奶水倒流回食管，从口腔里出来，形成吐奶。这是正常的生理反应，偶尔吐一次奶无关大碍。

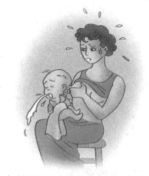

宝宝的胃呈水平姿态放置，不像成年人那样垂向下方，因而会造成胃容量小，难以存放更多的食物，也容易造成奶水反冲贲门，造成吐奶

一旦宝宝发生了吐奶，妈妈要尽量避免宝宝将奶水吸进气管，形成呛奶，否则会堵塞气管，影响呼吸，严重时宝宝还会因为缺氧而患吸入性肺炎，甚至窒息。所以在宝宝吐奶时，妈妈还要学会紧急处理。有效的吐奶处理方法有以下几种：

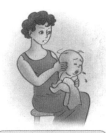 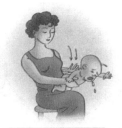 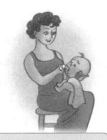 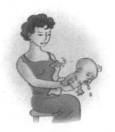

方法一：迅速将宝宝的脸侧向一边，防止奶水被吸入气管

方法二：使宝宝俯卧，用力拍打其背部，使他将吸入的东西咳出

方法三：用手帕包着手指伸进宝宝的口腔内，及时将口腔内的奶水清理出来

方法四：用力捏宝宝的脚底板，促使宝宝因为疼痛而呼吸，避免肺部缺氧

要注意保证母乳的卫生

母乳既是为孩子提供营养的"粮食供应站"，又是提高孩子防病抗病能力的"保健品"，因此妈妈的职责不仅仅是科学地喂养孩子，还包括做好母乳的"卫兵"，时刻注意保护母乳的健康和卫生。具体来说，尤其要注意以下四方面的问题。

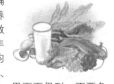

新妈妈要确保自己营养的充足，做到营养丰盛、营养均衡，做到肉、蛋、奶、鱼、果面面俱到，不要急于恢复身材而缩食，这样才能为孩子提供优质的奶水

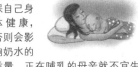

妈妈要确保自己身体健康，否则会影响奶水的质量。正在哺乳的母亲就不宜生气，否则体内会产生毒素，这种毒素会随着奶水被孩子吸收，影响其健康

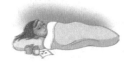

新妈妈一旦生病，切莫自己拿药，要让医生开一些不影响母乳质量的药物

妈妈每天至少要喝1200～1600毫升（约8杯）的白开水，确保自己没有口渴的感觉，这样母体内才有足够多的水分来"制造"奶水。妈妈一旦发现自己排尿少且颜色发黄，就要想到体内水分不足了，可能会影响婴儿对水分的需求，应立即喝水补水

喂奶，增进母婴交流的过程

无论采用母乳喂养，还是采用人工喂养，喂奶的过程都不仅仅是一个纯粹给宝宝体内输入营养的过程，更是一个增进母婴沟通的过程。有的母亲可能会以为只有与宝宝有肌肤之亲，只有用母乳喂养才能促进与宝宝的交流，在用奶瓶喂养的时候忽略了宝宝的这种情感需求，长此下去不利于宝宝性格的培养。

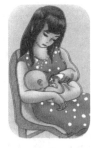

对于人工喂养的宝宝，妈妈可在温度适宜的条件下，穿着少一些，如只穿着短袖，或者掀开一部分上衣，让宝宝的身体与自己身体有接触的机会，及早让宝宝熟悉自己的身体，对自己产生亲近感

因此，即使是人工喂养，妈妈或其他家庭成员在为宝宝喂奶的时候，都要让宝宝感受到爱意，在喂宝宝的同时，多给予宝宝眼神上或者其他肢体语言上的抚慰，如轻轻摸摸孩子的额头，帮他梳理一下头发等。这样可促进母婴感情的培养。

哺乳期用药需谨慎

在哺乳期如果妈妈生病，需要用药了，需要考虑的不仅仅是药效是否好的问题，更重要的是考虑药品是否会对宝宝造成影响。因为药物会通过乳汁进入宝宝体内，药物的副作用会对宝宝的身体产生很大的影响，不利于宝宝的健康发育。所以，新手妈妈最好掌握一些常识问题，如哺乳期应该注意什么事项，怎样解决喂奶和吃药的冲突，哪些药物可以吃，哪些药物是完全禁忌的等。

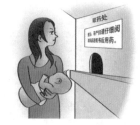

妈妈不可能大事小事都跑去咨询医生，自己掌握些基本的用药安全知识会为生活带来很多便利

一般注意事项

为了宝宝的健康，哺乳期的妈妈一旦生病了，就要注意以下几方面的问题：

不要滥用中药

通常认为，中药对人体的副作用较小，因而有的乳母生病之后想当然地认为服用中药对宝宝就没有伤害了，其实不然。伤害小不等于没有伤害，所谓是药三分毒，中药中的一些物质通过母乳进入宝宝体内之后依然会对宝宝身体产生不利影响，况且中药还会引起母乳口感的改变，使婴儿不再喜欢母乳

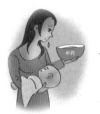

自己不要随便拿药

日常生活中很多人都有自己去药店拿药的习惯，但哺乳期的女人却不可以这样做。因为药性可以通过母乳进入宝宝体内，妈妈乱拿药用的话，会对宝宝的生长发育构成威胁。所以，正在哺乳的妈妈生病之后一定要看医生，在医生叮嘱下用药，不能自己乱服药

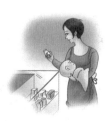

不应随意中断哺乳

有些妈妈意识到药物会通过乳汁进入宝宝体内，为了避免损害宝宝，干脆直接为宝宝暂时戒奶。这样虽然可以降低宝宝对药物的吸收量，但却容易打乱宝宝的生活规律，吃惯了母乳的宝宝很可能宁愿挨饿也不吃奶粉，长期不进食必然会影响宝宝的健康

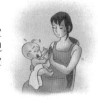

吃药可以不影响喂奶

哺乳期间妈妈生病时，完全可以采用一些巧妙的方法调和吃药和喂奶之间的矛盾，做到吃药和喂奶两不误。以下这几种方法就能解决这种矛盾。

方法一：服药的剂量尽可能小，一般以药物剂量的底线为宜。因为一些药物在乳汁中的排泄量是很小的，一般不会损害宝宝的身体，这种情况下不应中断哺乳

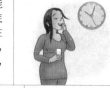

方法二：为了尽可能地减少宝宝对药物的吸收，妈妈还可错开吃药与喂奶的时间，在喂奶之后立即服药，然后再推迟下次哺乳时间，这样下次哺乳时乳汁中的药物浓度就会降低很多

方法三：如果有必要，在每次吃药之前，先将乳房里的奶水挤出来冷藏，待宝宝饿的时候再解冻。这种方法虽然比较麻烦，但可以为孩子争取到更多的健康奶水

方法四：选择不容易进入母乳的药物，少用口服类药物。可以选用一些外用药，避免药物进入母亲体内，如妈妈皮肤感染时可用外用药膏来治疗。还可选择吸入式药剂，治疗支气管炎、哮喘等症就不必使用口服药物

第一次成功哺乳

第一次成功哺乳意义深远，能增进母婴之间的沟通，使宝宝很快爱上母乳，为之后的喂养提供便利。若想使自己和宝宝尽快建立良好关系，妈妈要从以下方面做起。

一定要自信

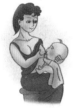

很多新妈妈哺乳之前都会紧张，担心宝宝不会吃，担心自己的奶水不够，搞得自己很紧张。其实，不论女性乳房的大小如何，每个妈妈都能制造出足够的奶水。吃奶是人类最大的本能，宝宝练习几天自然就学会了

要让宝宝勤吸吮

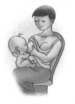

让宝宝经常吸吮乳房也能起到刺激乳房分泌的作用，妈妈和宝宝也能在这个过程中学习到更多的经验。所以分娩之后，妈妈要让宝宝频繁地吸吮，做到早吸吮、早开奶、按需哺乳

妈妈要保证充足的睡眠

由于宝宝夜里经常需要妈妈的照顾，难免会造成睡眠不足，从而减少奶水的分泌量，新妈妈应抓紧时间休息，有机会就让家人帮忙带一下孩子

母体内要保证水分的充足

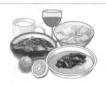

多喝豆浆、杏仁粉茶、果汁、原味蔬菜汤、猪蹄黄豆汤、鲫鱼汤等。新手妈妈在喂奶的时候通常会感觉到口渴，这是因为体内的水分通过母乳转移到了宝宝体内的缘故。所以，妈妈要比普通人喝更多的水来满足宝宝的需求

常用喂奶姿势

妈妈喂奶的方式也应该是多种多样的。常用的喂奶姿势有以下几种：

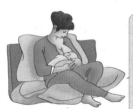

侧抱式

动作要领：妈妈坐下，将宝宝放到自己胳膊下方，使他面朝自己，双脚向妈妈背后的方向伸。然后妈妈一只手托起宝宝的肩、颈和头部，一只手托住乳房，将乳头和部分乳晕送到宝宝口中。为了避免宝宝向后仰头，妈妈最好用前臂撑住宝宝的上背部

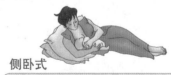

侧卧式

动作要领：妈妈在床上半坐半卧，身体一侧放上枕头，垫到适宜的高度，卧着的一侧抱住宝宝，使宝宝的下肢朝向妈妈身后，小屁股放到枕头上，胸部紧贴着妈妈的胸部，嘴巴和下颌贴住妈妈的乳房

交叉式

动作要领：妈妈若让孩子吸吮左侧乳房，就用左手支撑着乳房，用右手支撑着宝宝的身体，使宝宝的头靠在左前臂上。若让宝宝吸吮右侧的乳房，则用右手支撑着乳房，用左手支撑着宝宝的脖子，使宝宝的头靠在妈妈的右前臂上

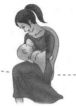

坐式

动作要领：妈妈坐好，将宝宝放到自己腿上，用自己的手腕托着宝宝后背，让宝宝的头枕着妈妈胳膊的内侧。妈妈一手托着乳房，将乳头和乳晕送到宝宝嘴里

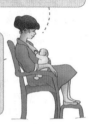

让宝宝有技巧地衔奶

很多第一次生孩子的妈妈，在给宝宝喂奶的时候会害羞，总希望宝宝主动凑过来吸吮，而非自己主动将宝宝抱到怀中吸奶，这样就容易让宝宝养成不正确吸奶的习惯。

让宝宝正确地衔奶主要有两个技巧：

1 使宝宝含住整个乳头和大部分乳晕，不至于咬伤乳头。要做到这一点，妈妈可试着用涂抹了乳汁的乳头逗弄宝宝的嘴巴，等他像打哈欠一样张大嘴巴时，快速将乳头和一部分乳晕塞到他嘴里，确保乳头被送到宝宝口腔的较深处，同时迅速将他抱过来，使他的身体贴近自己的胸部

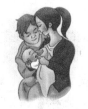

2 含住乳晕的正常方法，请另一个人帮忙按压自己的乳房，妈妈则用示指压住宝宝的下巴，促使他的嘴唇往外翘，使得宝宝的上下嘴唇在吃奶的时候保持外翻的状态。如果宝宝不肯配合，妈妈还可将示指轻轻地插入宝宝上下牙床之间，中止喂奶，重新一次正确的衔奶方式，反复练习，直到宝宝彻底学会

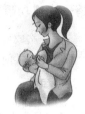

如何缓解涨奶

宝宝会吃奶之后，妈妈就会经常体会涨奶的痛苦，那种充盈、肿胀、变硬、疼痛的感觉，会令女人坐卧不安，无法解脱。若这种情况迟迟得不到缓解，涨奶还会导致乳房发炎。所以，乳母很有必要学一些缓解涨奶的手段，其手段如下：

勤哺乳

涨奶是一种乳房内充满了奶水的现象，经常给宝宝喂奶就是排解奶汁的好方法，宝宝将乳房吸空了，涨奶现象自然就消失了

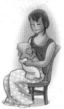

常洗热水澡

热敷只是促进乳房的血液循环，乳母还可用洗热水澡的方式，通过促进全身血液循环的方式来减轻乳房的胀痛感

按摩

对胀痛的乳房进行按摩，也可促进乳房的血液循环，驱散乳房中的硬块。按摩的方式有很多，如用双手拖住乳房，缓缓地从乳房底部按摩至乳头，乳汁就被挤出来了

用吸奶器

妈妈可以借助吸奶器的作用将过多的乳汁挤出来。在使用吸奶器的时候，将漏斗部紧扣在乳头上，来回抽动吸管的手柄，奶汁就被吸出来了

如何刺激乳汁分泌

宝宝刚出生的时候，吸吮能力还比较弱，不能较好地刺激乳房以促进乳汁分泌，妈妈要想办法帮他解决这个问题。常用的方式有以下几种：

换边喂

妈妈喂奶时，最好轮流着让宝宝吸吮两边的乳房，每只乳房让他吃七八分钟，然后换边喂，每次吃奶都换两三次，这样有助于促进乳汁的分泌

戒除不利奶水分泌的生活习惯

哺乳期间，妈妈的饮食宜清淡，不宜吃辛辣、刺激、油炸、脂肪高的食物，也不能吃韭菜、麦芽水、人参等抑制乳汁分泌的食物，熬夜、吸烟、喝酒的坏习惯更不能沾染。这些都会抑制奶水的产生

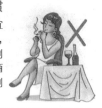

保持必要的营养

哺乳期间，妈妈必须摄取足够的蛋白，保持营养均衡，这样才能保证奶水的质量，满足宝宝对各种营养的需要

充分休息与放松

妈妈在产后半年之内最好不要急着工作，因为工作的压力会影响乳汁的分泌

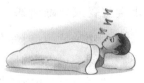

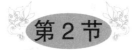

第2节
宝宝的出生后护理

出生当天的婴儿

出生当天的婴儿，身体健康无碍的话，一般会有这些特征：

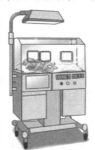

1. 皮肤鲜嫩呈粉红色

2. 大声啼哭，四肢能够自由活动

3. 一天之内排出砖红色的尿液

4. 一天之内排出墨绿色的胎便

5. 宝宝的头呈明显的椭圆形

6. 如果天冷，宝宝可能出现手指或脚趾发紫的情况

7. 男宝宝的生殖器可能有些奇怪，偶尔包皮会包住部分阴茎

8. 出生后 1 小时，宝宝的体温可能下降 2℃，然后逐渐回升并稳定在 36 ~ 37℃之间

9. 体重 3 ~ 3.5 千克

10. 身高 50 厘米左右

这些特征，是初为父母者肉眼能看见的。为了进一步了解宝宝的健康状况，医生通常还会对宝宝做一个全身检查，健康的宝宝通常有这些生理特征：

项目	特征
呼吸	每分钟 40 ~ 50 次
脉搏	每分钟 120 ~ 140 次
视觉	对光照有反应，满月之后目光会追随吸引物
听觉	暂时没有听觉，出生后 3 ~ 7 天听觉有反应，听到响动会眨眼睛
触觉	对冷热感觉明显，痛觉较轻，一般被妈妈捏一下不会哭
活动情况	刚出生后不久就有吸吮、伸舌、觅食、拥抱等活动
血液	红细胞数：（5.0 ~ 7.0）×10^{12}/升。 血红蛋白量：150 ~ 230g/升。 白细胞数：（10 ~ 20）×10^{9}/升。 血小板数：$150×10^{9}$ ~ $250×10^{9}$/升。 血容量：约占体重的 10%，平均 300 毫升

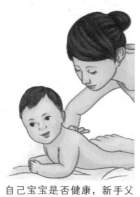

自己宝宝是否健康，新手父母根据左边的各个特征逐一对照，一旦发现异常，立刻咨询医务人员

1 周新生宝宝护理要点

在宝宝出生后的第一周，新手妈妈要学会正确处理以下四件大事，帮助宝宝顺利度过人生第一周。

1. 帮助宝宝吃奶

第一周，新手妈妈可以什么事都不做，但一定要掌握好哺乳的正确方法。哺乳的正确方法，详见本书"成功哺乳"相关章节

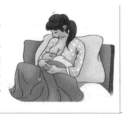

2. 护理好脐带

新生儿的脐带，一般在出生后4～7天内脱落，在此期间，新手妈妈要帮宝宝做好清洁工作，防止感染。脐带的具体护理措施，详见本书相关章节

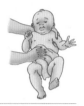

3. 及时给宝宝换洗尿布

宝宝每天都吃很多奶，所以每天大小便次数可能很多，新手父母要记得经常给宝宝更换尿布，避免宝宝得尿布疹

4. 注意新生儿黄疸

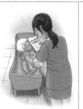

很多宝宝出生后两三天就会得新生儿黄疸，全身发黄，一般一周之后会消除，新手父母要注意观察是否有精神萎靡、嗜睡、吮乳困难、惊惕不安、两目斜视、四肢强直或抽搐等症，密切配合医生的指示，观察宝宝心率、心音、贫血程度及肝脏大小变化。一旦发现有异常，立刻咨询医生，避免出现重症黄疸或病理性黄疸

2 周新生宝宝护理要点

从整体上来看，就护理要点这方面来说，第二周宝宝与第一周宝宝的区别并不大，因为这两周的新生宝宝生命活动是相似的。但此时的宝宝毕竟长大了一些，父母要学会更多的护理技能。

技能一，脐带护理仍然是这周重点。多数宝宝的脐带可能已经自然脱落，但也有一部分宝宝可能还没有，正处于脐带脱落的关键时机，新手妈妈要按照正确的处理方法，帮助宝宝渡过这一难关 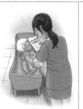	技能二，对于脐带已经脱落的宝宝，新手父母就可以着手给宝宝洗澡了。父母在给他洗澡的时候，动作一定要快，且不要让宝宝感到不适，逐渐让他养成洗澡的习惯，避免出现各种皮肤问题，否则会影响宝宝的吃奶和休息，进而影响生长发育 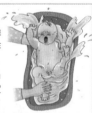
技能三，洗澡完毕，新手妈妈还要注意检查宝宝的指甲，因为新生儿的指甲很长，在乱动乱踢的过程中很容易抓伤自己。妈妈除了要学会避免宝宝抓伤自己，还要有技巧地帮宝宝修剪一下指甲 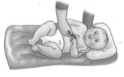	技能四，如果宝宝这时候已经出院回家，父母记得不要让宝宝一个人睡觉；也不要让宝宝跟爸爸妈妈一起睡在大人的床上。因为这时候的新生儿还不会自己翻身，很容易发生呼吸不畅、窒息等危险情况。为了避免意外，从第二周到宝宝自己会翻身，父母在宝宝睡觉的时候都要加强护理 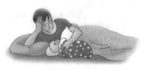

3 周新生宝宝护理要点

第三周的宝宝已经呈现出自己的性格特点，所以从这周开始，父母护理工作的重心，已不仅仅在于宝宝身体，还包括关心宝宝的精神生活，内容主要有三方面。

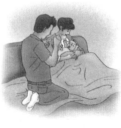

1 任何时候都不要让宝宝觉察到你的不良情绪。因为，这时候的宝宝虽还不能表达，但已经具备了感知能力，他已经模模糊糊地知道通过父母的一言一行来判断外界的情况。为了增强宝宝的安全感，父母只有尽可能多地给予他爱心，增强他对成人的依赖感

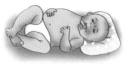

2 从这一周开始，宝宝已经可以使用安慰奶嘴了。安慰奶嘴的作用，一方面是满足宝宝吸吮的需要，另一方面则是避免危险的发生。为了检查宝宝是否有吸吮的爱好，妈妈可将他自己的手指放到嘴边，观察宝宝的反应，然后决定是否给宝宝准备安慰奶嘴

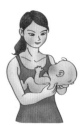

3 第三周的宝宝，因为亲子沟通的需要，会经常被大人抱在怀中。父母在抱的时候要注意安全，一定要拖住他的颈部和腰部肌肉，避免发生意外，并且这种抱的方式要一直持续使用到宝宝能完全运用肌肉的力量支撑起自己的身体

4周新生宝宝护理要点

宝宝长到4周大的时候，已经没有什么特别要护理的了，基本的护理方式父母已经在前三周学会，以后只要正确坚持就行了。只有一点需要特别注意：宝宝虽然已经长大了一点，但调节自身体温的能力还不强，外界过于寒冷或者闷热时，宝宝仍然无法将自己的体温与周围的温度协调起来，因此容易受凉或发热。当天凉的时候，父母要及时将宝宝的手脚盖好；天热的时候，自觉给宝宝除去衣物。

从这一周开始，父母已经不必特别注意吃、喝、拉、撒、睡这些基本的护理了，而要将重心转移到培养和锻炼孩子能力方面，如拿一些能发出悦耳声响的小玩具在他旁边晃动，鼓励宝宝去探寻或者去拿，训练宝宝的反应能力。父母还可锻炼宝宝的抓握能力，将玩具或自己的手指放到宝宝手中，当他紧紧抓起的时候要及时给予表扬，这样不但可以锻炼宝宝手臂肌肉的能力，还可增强亲子沟通，为进一步的教育打下基础。

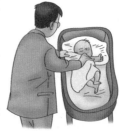

父母可以根据宝宝哭时的具体表现来判断宝宝的冷热。一般宝宝冷的时候，他的身体会不喜欢动，手有些凉，哭声也比较低沉；相反，如果他热了，他会大声地哭，四肢乱动好像要蹬走身上的衣物，神情也很不安，妈妈若用手摸一下他的脖子，可能会发现宝宝出汗了，需要及时减少其衣被

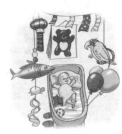

为了锻炼宝宝的视觉，可在他视力范围之内放一些颜色鲜明、图案简单的图画，然后温柔地告诉他那是什么

新生儿正常的大便什么样

一般新生儿出生后12小时之内就开始排便。这是宝宝来到人世间第一次排便，称为胎便。如果24小时之后新生儿依旧没有排便，家长立刻告知医生并让宝宝做一个检查，看他是否有先天性肛门闭锁症状或先天性巨结肠症。正常的胎便，应为墨绿色的黏稠状物质。之所以呈绿色，是里面混有胆汁的缘故。妈妈不久就开始给宝宝喂奶的话，宝宝出生后两三天之内，这种大便就会排干净，排出的大便逐渐转化为黄色糊状的正常大便，一般每天排便3～5次。

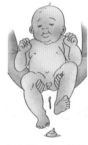

以母乳喂养的宝宝，每天排便的次数多一些，每次喂奶之后都会排出一些，并且很软，有时偶尔还会出现黏液或绿色大便。人工喂养的宝宝排便的次数会少一些，有时甚至两三天才会排便一次，且排出的大便比较干，颜色淡黄

需要说明的是，不能以人工喂养宝宝与母乳喂养宝宝大便的不同当作宝宝不健康的标志。宝宝只要喂养良好，体温正常，就属于比较健康的宝宝，父母无须担心。

新生宝宝常见症状

婴儿不会说话，即使哪里有病痛或不舒服，父母也无法得知。父母有必要了解一下婴儿不舒服时的常见症状，然后决定是否就医。

婴儿不舒服的常见症状有以下几种：

哭闹

哭闹是宝宝表达不舒服的最常见方法，父母若排除吃、喝、拉、撒、睡等基本的需求之后宝宝依然哭闹，就要考虑宝宝是否生病了

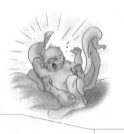

吃奶异常

在宝宝吃奶比较规律的情况下，突然有一段时间，宝宝没有胃口并且哭闹不停，可能是身体不舒服的表现。如果宝宝只是某一天、某一会儿不好好吃奶，则不必担心，可能是宝宝不饿或没心情

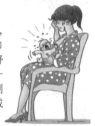

大便异常

正常新生儿的大便，除了前几天的胎便为墨绿色外，平常应为黄色的稀糊状的，若有大便干燥、有臭味、便稀、有血或次数不正常等问题，可能是消化不良。若宝宝同时情绪不良，就有可能腹泻了，需要就医

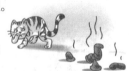

情绪异常

正常的新生儿，除了吃喝拉撒睡及偶尔地撒娇，情绪基本算不错。若长时间哭闹或哼哼叽叽让大人没法照顾，没有精神，不肯玩耍，可能是某种疾病的前兆，妈妈要注意观察宝宝身体是否有异常

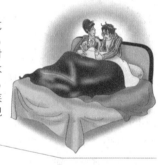

其他异常

如宝宝体温在37.5℃以上，出现了呼吸困难或呼吸暂停、嗜睡或唤醒后没有反应、连续两次不肯吃奶、身体出现红疹子或青肿、多次连续呕吐或呕吐物中有血和咖啡渣样的东西、两眼直视或目光呆滞等异常状况，父母也要立刻抱去就医

下表可以帮助父母了解宝宝的健康状况：

哭闹时表现	可能疾病
持续哭闹，精神萎靡，触及某处后哭闹加重	可能是皮肤病，妈妈要及时检查宝宝臀部、颈下、腋下皮肤皱褶处等地方是否有皮肤异常，如糜烂、流脓等
持续哭闹，无精打采，精神差	可能是发热了。妈妈最好为宝宝量一下宝宝的体温，看宝宝有否发热
持续哭闹，哭声微弱，呼吸急促	可能是肺炎，若宝宝同时有吐白沫的症状，则患肺炎的概率更大，要及时送去就医
突然哭闹，哭声尖锐，眼神呆滞	可能是宝宝脑部有疾，父母要及时将宝宝送到医院做全面检查
哭闹剧烈，哭声响亮，时哭时停，伴有食欲不振、呕吐、大便出血等症	可能是危险的肠胃疾病，要立即送去就医，否则宝宝有生病危险

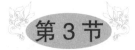

第3节

新生宝宝的日常护理

如何让宝宝舒适起来

宝宝的健康发育离不开舒适的环境，父母在照顾婴儿时，除了服务他的吃、喝、拉、撒、睡，还要尽量给宝宝提供温暖舒适的居住环境，这样的宝宝才会更有幸福感，发育也更好。对宝宝来说，舒适的生活条件应该包括合适的衣物、温暖的房间、良好的睡眠以及每天适当的运动量。

合适的衣物是指衣物的增添要以宝宝感到舒适为宜，不要太少也不要太多。宝宝所穿的衣服应为棉质的，宽松的，以帮助宝宝吸汗透气，并使宝宝能够自由活动

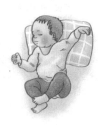

温暖的房间是指父母要为宝宝打造一个温度、湿度相对恒定的育婴房。房间温度要恒定，最好维持在 20 ～ 21℃ 之间。相对湿度则最好保持在50% 左右。也可在宝宝睡觉的地方放个加湿器，这样不至于让房间太干燥，让宝宝的鼻子不通气

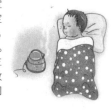

良好的睡眠是指父母要保证宝宝能够安然入眠，从而促进其发育。宝宝通常对噪声比较反感，在嘈杂的环境中，不但难以入睡，还会哭闹不休

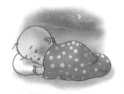

每天适当的运动量是指当室内外温度接近时，父母要多抱宝宝出去散散步，让宝宝开阔一下视野，这样有助于提高宝宝的情绪。但要记得不要将宝宝带到人流量大，容易受到噪声和病毒侵扰的地方

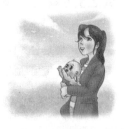

抱着宝宝时别忘了与他交流

无论是爸爸还是妈妈，在抱着宝宝时，切记不要一声不吭，只是抱着而已，一定要多与宝宝交流。与宝宝交流的内容，最好以夸奖和抚慰为主题，如妈妈可以夸宝宝乖，不闹人，吃得多等，宝宝尽管听不懂，也能从妈妈的语言语调中感受到浓浓的爱意，因而感到很舒适。抚慰性的语言，主要用于宝宝哭闹或受到惊吓时，父母若一边紧紧地将宝宝抱在怀中，一边安慰他，鼓励他，踏实的怀抱会让宝宝逐渐平静下来，哭闹声也会渐渐降低。

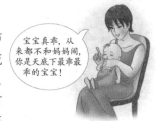

宝宝真乖，从来都不和妈妈闹，你是天底下最乖最乖的宝宝！

除了与宝宝交流，父母还可给宝宝哼唱一些摇篮曲。有了温柔的拥抱加上轻柔的歌声，宝宝会很快被这个气氛所感染，原本躁动的情绪也会慢慢平息，开始享受父母的呢喃

新生儿也需要活动

新生儿虽然很小，但也需要一定的活动量。由于宝宝尚不会调节自己的体温，难以适应外面的温度，对于还没满月的宝宝，妈妈最好不要用小车推着他到室外活动，让他在室内、床上做一些活动也是可以的。

父母除了可逗宝宝，让他自己随意活动外，还可以让他参加这些活动：

婴儿游泳

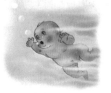

由于潜水反射的缘故，刚生下来的小宝宝都会游泳，父母可以为宝宝报一个这样的游泳班，每周让宝宝游泳一两次。在游泳的时候，水的浮力和水波的拍打，会对宝宝的皮肤、骨骼、肌肉有一定的按摩刺激作用，对宝宝的心脏和血管也有一定的锻炼作用，久而久之，宝宝身体的柔韧性、灵活性均会得到一定程度的加强，反应能力也会得到提升，有助于促进宝宝多方面的发育

健身操

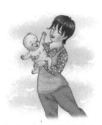

宝宝自己当然不会做健身操，需要爸爸妈妈的帮忙。如每天父母可为宝宝放一些他喜欢听的音乐（胎教时用的音乐即可），然后伴着音乐节奏，父母轻轻地对宝宝的肌肉、关节进行拍打，或者拉拉他的小胳膊、小腿，如此不仅可以加强宝宝体内的血液循环，而且能让宝宝的体格得到良好的发育

抚触

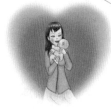

宝宝刚出生后不久就已经有了触觉。父母用手轻轻触摸宝宝，不但能增强彼此的感情，皮肤的刺激还会让宝宝的各种感受器增强，这对宝宝的智力发育有一定的好处。父母若能经常按摩、抚触宝宝的腹部，还能起到促进宝宝消化的作用，有助于增强宝宝食欲，让宝宝生长得更强壮

最让宝宝感觉舒服的声音

宝宝出生后几天就有了听觉，会对各种声响做出自己的反应。最让宝宝感到舒适的声音，就是轻柔的音乐，这与胎教时听音乐的原理是一样的。

给新生宝宝听音乐，至少有以下几种好处。

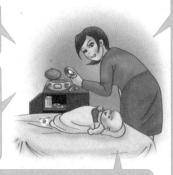

第一，能刺激宝宝的听觉，锻炼宝宝的听力，并有助于宝宝听觉细胞的发育和功能

第二，增加宝宝的安全感，让宝宝更踏实。宝宝刚出生时，要给宝宝听他在胎教时听到的音乐，熟悉的音乐韵律会增加宝宝的安全感，使他不会因为陌生环境而害怕、不适

第三，有助于巩固胎教成果。婴儿未出生之前若经常听音乐，则右脑会相对发达一些，有助于激发想象力。可如果婴儿曾听到的音乐在新生儿时期没有巩固，那么宝宝就会忘记，胎教的成果就会在宝宝出生后半年之内消失。因此，让新生宝宝听音乐是宝宝右脑启蒙教育的最佳方式

第四，优美的音乐还有助于培养宝宝稳定愉快的情绪。父母要养成给宝宝放音乐的习惯，有事没事就让他听听班得瑞的钢琴曲，如《日光海岸》《鸟语》等，这些曲子能平和宝宝的心态，正在哭的宝宝听到这类音乐还会停止哭泣。若是想让宝宝快速入眠，还可在他将睡的时候给他放一些催眠曲，帮助宝宝快速入眠。若想让宝宝的智商得到大幅度的提高，还可经常为宝宝播放轻音乐，让音乐的力量清醒宝宝的大脑，使他时时保持情绪稳定和愉快的状态。不要给宝宝放国外古典音乐，这些曲子中突然出现的高亢声音，易使宝宝受到惊吓

该如何包裹婴儿

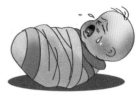

依照传统，宝宝一出生，家人就用一个小包裹将宝宝包得严严实实的，以为这样有助于帮宝宝伸直双腿，不会形成罗圈腿。但这种包裹婴儿的方法会对婴儿的生长发育造成很坏的影响，并且会限制他运动技能的发育，从而影响大脑的发育。正确的包法以维持宝宝自然体型为原则：宝宝的上肢应是"W"形，腹部应是鼓形，下肢则是"M"形。

若将婴儿包得太紧，使得宝宝的下肢被强行伸直、并拢，就人为地拉伸了宝宝的股骨头，会造成髋关节脱位

包裹婴儿的正确方法

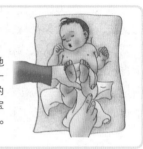

首先让宝宝双腿自然岔开，像青蛙腿那样髋外展、外旋而非强制性地让他伸直并拢。然后，在宝宝的小屁屁下面放好尿不湿。最后，用一个毛毯，松松地将宝宝裹好，松紧度要能确保宝宝120°～140°的活动度，只要包裹不散开就好。为了防止宝宝着凉，最好还要先给宝宝穿上纯棉内衣，再放尿不湿（注意尿不湿不要盖住脐部）、裹毛毯。若不是抱在怀中，而是躺在床上，上面再给宝宝加一层薄薄的棉被

另外需要注意的是，即使宝宝被包裹得很舒适，可以随意活动，家人也要时刻检查包裹，常常打开看看，因为包裹里毕竟通气性不好，宝宝容易患尿布疹、脐炎、皮肤感染、褶皱处糜烂等皮肤疾病。

宝宝喜欢被按摩

新生宝宝都喜欢按摩。每天抽出一定时间给宝宝做一整套按摩，有助安抚宝宝的情绪，令他安然入睡。给宝宝按摩，具体来说可以从以下几方面分别进行：

头部

动作要领：轻轻在宝宝头顶（注意避开囟门）做画圈运动，之后轻轻按摩宝宝脸部侧面，指腹从中心向外按摩宝宝的前额，再轻轻从宝宝额头中央向两侧推向眉毛和双耳

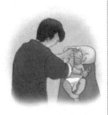

脖子、颈部、肩膀、胸部

动作要领：从宝宝的颈部向下抚摸，再慢慢移至宝宝肩部，由颈部向外轻抚。然后用示指和拇指依次轻捏宝宝的脖子、耳朵、肩膀、下巴，最后按摩宝宝胸部，沿着宝宝肋骨的曲线向下，轻抚宝宝的胸

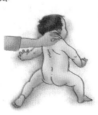

后背

动作要领：将宝宝以俯卧式放在床上，用手掌从宝宝的腋下向臀部方向按摩，拇指可以轻轻挤压宝宝的脊骨

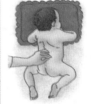

腹部按摩

动作要领：在宝宝的腹部，手指围绕肚脐向外做圆周运动

腿部、脚和脚趾

动作要领：从宝宝大腿开始向下轻轻按摩，然后向脚踝方向轻轻抓捏，最后轻轻摩擦宝宝的脚踝和脚，并记得分别按摩每根脚趾

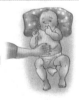

更换尿布

更换尿布并非简单地将一块湿尿布换成干尿布这样的动作过程。在这个过程中，宝宝会感觉到父母的触摸，听到父母的声音，看到父母的表情，察觉到父母的态度。一旦宝宝感受到父母对更换尿布这件事是厌恶的，每次更换尿布的时候他就会不高兴，不肯合作，不适感也更强，既加大了更换尿布的难度，还弄得大家都不痛快。

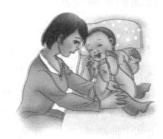

相反，在每次换尿布的时候父母都与宝宝进行认真的交流，脸上时刻都保持着微笑，说着激动或者可爱的语调，宝宝就会从大人的脸上看到喜悦。虽然这时候宝宝自己的小屁屁仍然感到不适，但他心理上已经得到了满足。久而久之，宝宝的心理就会慢慢期待得到一块更

新手父母不要将给宝宝更换尿布当成苦差，不要嫌弃宝宝脏，更不要在更换尿布的时候用很差的语气或态度斥责婴儿。更换尿布的过程，既是父母通过粪便了解宝宝身体情况的手段，更是增强与婴儿的沟通的良好时机

干爽的尿布，在父母更换尿布时很配合，而不是一弄脏尿布就哇哇大哭。

什么样的尿布最合适

新生宝宝皮肤娇嫩，排泄次数又多，如果使用了不合适的尿布，很容易引发尿布症，严重时导致臀部皮肤感染，甚至可能会引发尿路感染等更严重的疾病。所以，新手父母要明白，选择尿布是一件很严肃的事，必须引起高度重视。

就目前的市场来说，尿布共有纯棉尿布、纸尿布两大类型。

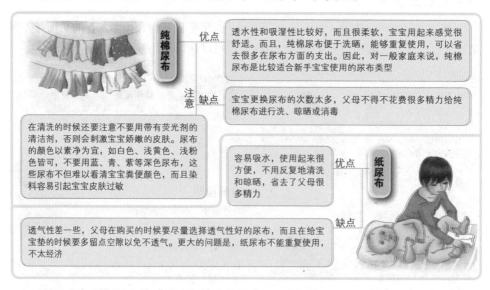

纯棉尿布

优点：透水性和吸湿性比较好，而且很柔软，宝宝用起来感觉很舒适。而且，纯棉尿布便于洗晒，能够重复使用，可以省去很多在尿布方面的支出。因此，对一般家庭来说，纯棉尿布是比较适合新手宝宝使用的尿布类型

注意 缺点：宝宝更换尿布的次数太多，父母不得不花费更多精力给纯棉尿布进行洗、晾晒或消毒

在清洗的时候还要注意不要用带有荧光剂的清洁剂，否则会刺激宝宝娇嫩的皮肤。尿布的颜色以素净为宜，如白色、浅黄色、浅粉色皆可，不要用蓝、青、紫等深色尿布，这些尿布不但难以看清宝宝粪便颜色，而且染料容易引起宝宝皮肤过敏

纸尿布

优点：容易吸水，使用起来很方便，不用反复地清洗和晾晒，省去了父母很多精力

缺点：透气性差一些，父母在购买的时候要尽量选择透气性好的尿布，而且在给宝宝垫的时候要多留点空隙以免不透气。更大的问题是，纸尿布不能重复使用，不太经济

由此可见，纯棉尿布、纸尿布各有优缺点，新手妈妈不妨结合着使用，在白天比较有精力照顾宝宝的时候，让宝宝用纯棉尿布，在晚上容易睡熟照顾不到宝宝的时候，就用纸尿布，确保自己睡着的时候宝宝的小屁屁也不会在潮湿的环境中待太久。

裹尿布的方法

不同的尿布有不同的裹法。

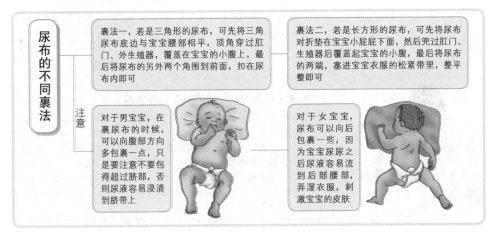

尿布的不同裹法

裹法一，若是三角形的尿布，可先将三角尿布底边与宝宝腰部相平，顶角穿过肛门、外生殖器，覆盖在宝宝的小腹上，最后将尿布的另外两个角围到前面，扣在尿布内即可

裹法二，若是长方形的尿布，可先将尿布对折垫在宝宝小屁屁下面，然后兜过肛门、生殖器后覆盖起宝宝的小腹，最后将尿布的两端，塞进宝宝衣服的松紧带里，整平整即可

注意

对于男宝宝，在裹尿布的时候，可以向腹部方向多包裹一点，只是要注意不要包得超过脐部，否则尿液容易浸渍到脐带上

对于女宝宝，尿布可以向后包裹一些，因为宝宝尿尿之后尿液容易流到后部腰部，弄湿衣服，刺激宝宝的皮肤

换尿布

很多新手妈妈反映，给宝宝换尿布并不是一件容易的事，因为宝宝很不配合，不是乱蹬乱踢，就是嗷嗷大哭，将场面弄得混乱不已。加之换尿布经常要跟屎尿打交道，这是很令人反感的，所以很容易导致场面的失控，往往换一半就无法再换下去。

所以，为宝宝换洗尿布要同时注意更换技巧和安抚宝宝情绪两方面的问题。在更换技巧方面，新手妈妈可以参考以下步骤：

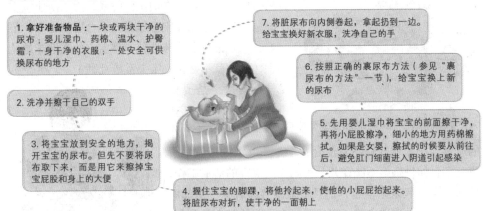

1. 拿好准备物品：一块或两块干净的尿布；婴儿湿巾、药棉、温水、护臀霜；一身干净的衣服；一处安全可供换尿布的地方

2. 洗净并擦干自己的双手

3. 将宝宝放到安全的地方，揭开宝宝的尿布。但先不要将尿布取下来，而是用它来擦掉宝宝屁股和身上的大便

4. 握住宝宝的脚踝，将他拎起来，使他的小屁屁抬起来。将脏尿布对折，使干净的一面朝上

5. 先用婴儿湿巾将宝宝的前面擦干净，再将小屁股擦净，细小的地方用药棉擦拭。如果是女婴，擦拭的时候要从前往后，避免肛门细菌进入阴道引起感染

6. 按照正确的裹尿布方法（参见"裹尿布的方法"一节），给宝宝换上新的尿布

7. 将脏尿布向内侧卷起，拿起扔到一边。给宝宝换好新衣服，洗净自己的手

如何给婴儿做清洁

新生宝宝的皮肤是非常娇嫩的，容易受到损伤，很多对成年人不会有伤害的物质，如各种面霜、爽肤水甚至灰尘等在宝宝身上可能就会造成不良刺激，导致宝宝皮肤过敏。因此，父母要做好宝宝的清洁工作。

为宝宝保持清洁，包括两个方面的含义：

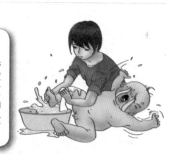

1. 要常清洗宝宝的脸、手、臀部、足及全身的褶皱处

宝宝的皮肤比较娇嫩，容易沾染灰尘，若不及时清洗，不但堵塞毛孔不利于皮肤的呼吸，且很易滋生细菌，造成皮肤感染。而且，宝宝臀部的皮肤由于经常被宝宝的粪便污染，所受到的刺激更大，更应该做好清洁工作，以防尿布疹。而全身褶皱处的皮肤，如颈部和腋下，由于难以透气，更容易滋生细菌，若不及时清洗，可能会发生皮肤溃烂，所以一定要做好宝宝的清洁工作

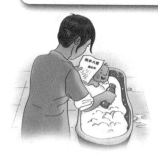

2. 选择适合宝宝用的护肤品、清洁品

正因为宝宝的肌肤很娇嫩，而且新生宝宝还有皮肤干燥、蜕皮的现象，父母除了常用清水给宝宝清洗之外，清洗完毕后还要用一些适合宝宝的护肤品。在选购的时候，要购买那些经过了严格的医学测试，对宝宝的皮肤无任何刺激作用，也不会引起过敏反应的护肤品、清洁品，如婴儿油、儿童霜、儿童蜜、儿童洗发香波、儿童浴液、婴儿香皂。夏天给孩子洗澡完毕后，还可使用少量儿童爽身粉、不添加酒精的花露水等，这些都是婴儿专用护肤品

为宝宝做清洁前的准备

宝宝刚出生后不久，一般家庭不敢轻易给宝宝洗澡，只是每天给宝宝洗洗手、脚、脸、小屁屁等部位，洗得不太彻底。待宝宝稍微长大一点后，排泄功能更强，皮肤垃圾分泌更快，就有必要对宝宝进行一次彻底大清洗了。为宝宝彻底清洁的部位要包括全身的方方面面，这就需要妈妈做好准备工作。

首先，要准备好清洁工具。包括：软毛巾、酒精棉、温开水。在清洗的时候，为了防止宝宝捣乱，妈妈应先让宝宝躺在一个合适的地方，最好在家里铺一层泡沫地毯，将宝宝放在泡沫地毯上，妈妈就不必担心宝宝乱滚乱翻了。

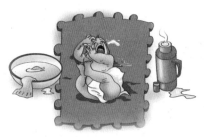

将宝宝放在泡沫地毯上能有效避免意外伤害

其次，是要做好沟通的准备。在为宝宝做清洁工作的时候，小家伙往往不肯配合，不是大哭大闹，就是手脚乱摆。如果妈妈不能在几分钟内完成宝宝的清洁工作，那么不但做起来很辛苦，而且宝宝很容易着凉，引起腹泻。所以，在清洗之前，妈妈还要有一些技巧上的准备，多跟宝宝说话，转移他的注意力。如果想不到更好的话题，妈妈可以就清洁这件事对宝宝交流。如给他洗头发时，可以告诉他这是头发，然后告诉他为什么清洗头发、清洗头发有哪些好处等，就此话题谈下去，使宝宝在相对平静的状态下完成清洗过程。

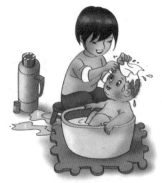

和宝宝交流时要注意说话的神态、语气、语调，一定要温柔，有感情，让宝宝觉得清洗是一件值得高兴的事

脐带的清理

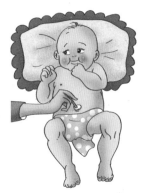

脐带的清理，要根据情况有针对地进行。如果脐带结扎不紧，或者结扎时用的线很粗，宝宝的脐带就容易出血。除了请医生用细线为宝宝结扎，妈妈在清理的时候，可先用酒精棉仔细为脐带及周围的皮肤消毒，然后用棉签蘸一点点紫药水涂到脐窝里即可。

妈妈要每天坚持为宝宝清理脐带，直到脐带自然脱落、脐部无任何分泌物。同时还要注意，为宝宝换尿布的时候，要确保其脐部不会被尿液浸湿，避免出现感染。

用酒精棉签为宝宝清洗脐带时务必小心，避免造成伤害

面部清洁

清洁婴儿面部与给宝宝洗脸不是一个概念，前者指彻底的清洗，包括消毒工作，后者只是用温水洗洗，或者只是用温热的湿毛巾擦擦。每个妈妈都要学会给宝宝彻底地洁面。其具体的方式如下：

为婴儿清洗面部，动作一定要轻柔

在清洗的时候，妈妈先将酒精棉浸泡在温开水中几分钟，然后取出给宝宝擦脸。擦拭的过程中，应从宝宝的内眼角开始向外擦，将一只眼睛周围的皮肤擦拭干净，尤其要擦掉眼角的分泌物。然后再换另一块酒精棉，以同样的方法擦拭宝宝另一只眼睛周围的皮肤。

眼睛周围擦拭干净之后，再拿更湿润的酒精棉，依次给宝宝的鼻子、耳朵、嘴巴周围的皮肤进行擦拭。注意在清洁宝宝鼻子和耳朵的时候，内部尽量不要清洁，如不要清洁鼻孔里面。可以擦拭耳朵的褶皱处，但不可以擦拭耳道内部。

婴儿脚的清洁

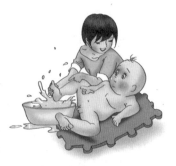

一周以内的宝宝，不宜洗脚或泡脚，清洁方法仍然是酒精棉擦拭。擦洗的顺序可以随意，如可以先擦洗宝宝的足背，然后擦洗脚趾及脚趾与脚趾之间的缝隙，再顺着脚趾缝隙轻轻擦拭宝宝的脚背，最后再用毛巾擦干即可。

满月之后的宝宝，除了用酒精棉擦拭，还可像成年人洗脚那样用温水擦洗，而后快速用一块温热的湿毛巾擦净即可。

注意宝宝洗脚的时间以短为宜

不可用热水给宝宝烫脚或者长时间泡脚，否则会使宝宝足底韧带变得松弛，对足弓的形成和维持不利，容易形成扁平足。

婴儿会阴的清洁

　　会阴和臀部的清洁工作主要是针对女宝宝的。由于阴部构造的特殊性，女婴的大阴唇里、小阴唇外容易堆积污垢，不及时处理的话，很容易造成尿路感染，严重时还会引发婴幼儿外阴炎、阴道炎，所以妈妈要为女宝宝做好外阴的清洁和干燥工作。

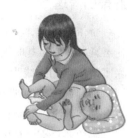

注意在擦拭会阴的时候，尤其应擦净尿道口、阴道口及肛门周围，避免这里太湿润

　　女婴的妈妈每次给婴儿换尿布之后，都要用专门的婴儿湿巾将宝宝的阴部擦净，擦拭方向应该是从前到后，先擦外阴，再擦肛门，避免将肛门的细菌擦到阴道口和尿道口。擦净之后，再用温水将宝宝的会阴部洗净，清洗的方向仍然是从前到后。清洗完毕，再用药棉轻轻擦干宝宝的阴唇及皮肤皱褶处，擦拭方向依然是从前到后，从会阴到肛门。

婴儿臀部的清洁

　　小屁股的清洁工作，无论是对男宝宝，还是女宝宝，都是必需的，其步骤如下：

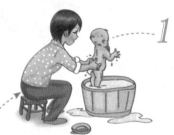

1 先用婴儿湿巾将宝宝的小屁股擦一遍，然后将宝宝的下半身放到盛有温水的盆中

2 妈妈一手扶着宝宝，一手用婴儿肥皂清洗宝宝的肛门、腹股沟和皮肤皱褶处

3 先用一个温热的湿毛巾将宝宝的小屁股清洗一下，再用一个干毛巾将宝宝的小屁股擦干，尤其注意腹股沟和皮肤皱褶处不要有水分

4 用药棉在宝宝的屁股上涂一层婴儿油。如果宝宝的屁股已有发炎迹象，就要改涂抗生素软膏或紫草油

男婴儿的清洁

　　男宝宝尿尿比较频繁，甚至妈妈给他换尿布的时候也会尿尿，容易发生臀部肿痛，因此男婴的臀部及生殖器周围的清洗工作也是很有必要的。

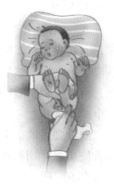

在给男宝宝做清洁时，记得不要拉扯宝宝的阴茎包皮

　　男婴清洁工作的重点在于阴茎。妈妈要用蘸取了温水的药棉清洗宝宝阴茎部的皮肤褶皱，记得顺序是由上到下。然后是清洁宝宝的睾丸及阴囊周围。当清洁宝宝睾丸下面时，记得用手指将睾丸往上托住，而不是往上拉阴茎。清洁的时候要仔细，因为这里很可能滞留有尿渍或大便。若需要向上拉宝宝的阴茎，动作一定要轻柔，不要拉扯阴茎皮肤，否则，不小心弄痛宝宝的话，宝宝从此将不喜欢清洁。

适合宝宝的护肤品

原则上来说，医生没有特别建议的话，父母不要给宝宝使用任何护肤品，以免护肤品中的化学物质刺伤宝宝皮肤。但与洗涤剂相似，每个宝宝由于这样或那样的问题，生活中多多少少会接触到一些护肤品，父母要学会选择合适的护肤品。适合宝宝的护肤品，需要符合稀、少、淡、滑四个标准。

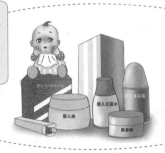

稀 指为宝宝准备的婴儿油、儿童霜、儿童蜜等要比成人所用的稀，宝宝涂上之后只是薄薄的一层。如果哪种儿童护肤品做得比较稠了，宝宝用了之后会堵塞毛孔，影响皮肤的呼吸

淡 指味道淡。味道越香的护肤品，所含的香精就会越多，对宝宝皮肤的刺激性也就会越强

少 指泡沫少。因为宝宝所用的护肤品水分比较多，虽然有一定的黏度，但也不至于产生很多泡沫。泡沫越多的护肤品，对宝宝来说刺激性越强，妈妈在购买的时候可以试验一下

滑 指宝宝洗完涂抹之后滑滑的，像宝宝的皮肤自然分泌物一样，表面上看起来没洗过脸一样，其实已经清洁过了

宝宝常见的皮肤问题

宝宝的皮肤无论是在功能上还是在结构上，都比成年人脆弱，受到不经意的抓挠，或者流汗，或者用了不适合的护肤品，都会刺激到皮肤，为细菌、病毒提供感染的机会。因此，一旦宝宝的皮肤受到不良刺激，妈妈要学会帮宝宝处理，缓解他的痛苦。宝宝常见的皮肤问题包括尿布疹、湿疹、褶皱处糜烂、乳痂等。

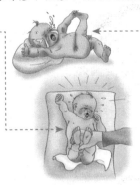

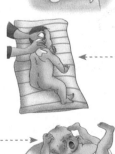

尿布疹 是因为宝宝经常垫尿布而出现的臀部炎症，常表现为臀红、皮肤上有红色斑点状疹子，甚至溃烂流水。处理尿布疹的最简单方法就是及时更换尿布，并且每次更换尿布时都用温水洗宝宝的小屁屁，然后涂抹婴儿专用的护臀膏。当尿布疹比较严重的时候，妈妈最好暂时不要给宝宝垫尿布，要让宝宝的小屁屁尽可能久地裸露在空气中，以确保皮肤的干爽

湿疹 又称"奶癣"，常表现为：头面部皮肤患处有逐渐增多的红色疹点或红斑，有时甚至融合成片，并伴有流水、糜烂、结痂、瘙痒等症。引起湿疹的因素有很多，食物、寒冷、湿热、丝织品或人造纤维、外用药物等因素均可能会引起湿疹。所以，在护理时，乳母最好少吃容易引起过敏的食物，如鱼、虾、蟹等海鲜品，多给宝宝吃清淡且富含维生素的食物，同时注意每天用温水给宝宝洗脸，洗后在宝宝的脸部涂抹奶癣药膏或止敏药物。妈妈还要记得剪短宝宝的指甲，以防抓破患湿疹部位后进一步感染

褶皱处糜烂 多发生于宝宝身体的褶皱处，如颈部、腋窝、腹股沟、臀缝、四肢关节的曲面等，这些部位透气性较差，容易积存汗渍潮湿，皮肤之间相互摩擦，容易引起局部充血、糜烂，甚至渗液或化脓感染。护理这样的宝宝，首先要保持褶皱处皮肤的清洁干爽，勤给宝宝洗澡，洗后用干毛巾将褶皱处的水分吸干，然后在褶皱处扑以适量爽身粉。若糜烂处有皮肤脱落的迹象，妈妈最好在小范围涂抹适量2%～3%的紫药水

乳痂 是生长在宝宝头上、脸上、耳后和脖子上等处很厚而又油腻的痂。在处理这种皮肤疾病时，妈妈要常用棉球蘸上婴儿油涂抹痂块，然后再梳子轻轻剥落，最后用肥皂水洗净即可。但轻微的乳痂不必特别处理，不久可能会自然痊愈，即使是较厚的乳痂，也不要强制性地清除，否则可能会损伤头皮，引起感染。若乳痂很厚，还可找医生处理

如何给婴儿洗澡

大部分宝宝都是比较喜欢洗澡的，但也有一部分宝宝不喜欢这个过程，每次洗澡都要哼哼叽叽或大哭大闹。抗拒洗澡的宝宝，可能初次洗澡经历不太愉快。妈妈最好陪着他一起洗，或者妈妈先洗，然后做出喂奶的姿势，在宝宝专心吃奶的时候，慢慢给他洗澡。还可让宝宝认识到洗澡的好处，如洗澡之后逗他玩会儿，或给他做个舒服的全身按摩，这样宝宝就知道洗澡之后能够享受，因而慢慢爱上洗澡。

新生宝宝洗澡不必太勤，父母没有必要天天给宝宝洗澡，一般夏天可以隔一天洗一次，天凉的话可以一周洗两次。注意每次洗澡的时间不宜太长，10分钟之内结束即可。

1 洗澡时，将宝宝赤裸放在一块大毛巾上。父母要注意自己的手指甲边缘要平滑。解下宝宝的尿布，清洗宝宝的臀部。给宝宝洗澡前要好好地清洗他的臀部，以免弄脏洗澡水

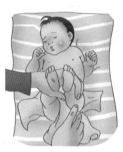

2 现在给宝宝涂沐浴液，先涂身体，然后是头发。建议你开始时用浴用手套（柔软、防滑）。当你熟练后，可以直接用手给宝宝涂沐浴液。不要怕给宝宝的头涂沐浴液，囟门没有那么脆弱，他能够承受正常压力

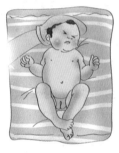

3 将宝宝放入水中之前，请先洗净你沾满沐浴液的双手，用胳膊肘（皮肤的敏感处）测试水温。这样可以避免将孩子放入过热或过冷的水中。洗澡水的温度应尽量保持在38~41℃之间。此外，洗澡水中最好什么也不放

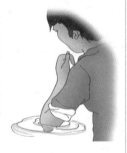

4 将左手放在宝宝的脖后，右手放在他的脚踝处，抱起宝宝，然后把他轻轻地放入水中。如果这时候宝宝有些紧张（通常每次更换位置时，婴儿都会出现紧张的情绪），可以和他讲话，你轻柔的声音和动作将很快使他平静下来

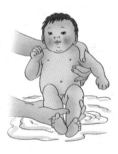

5 用左手紧紧地抱住孩子，用右手为他清洗，不要忘了头发和耳朵后部。将头发和耳朵后部放入手中片刻。当你觉得你已经习惯了抱住在水中的宝宝，而且他已经喜欢上洗澡时，你可以让他在水中嬉戏一会儿

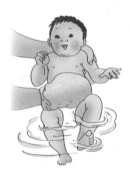

6 在清洗完宝宝的颈部、腋下、前胸、后背、双臂和双手后，依次清洗宝宝的会阴部、腹股沟处、臀部、双腿和双脚。当你可以很熟练地抱住在水中的宝宝时，你可以让他腹部贴在水中——婴儿通常都喜欢这种姿势

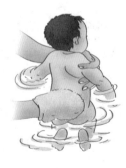

7 用刚介绍过的方法（见图4）将宝宝从水中抱出来，并把他放在浴巾上。从头开始，

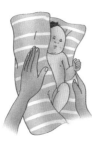

仔细将宝宝擦干，注意仔细擦干有褶皱的皮肤，尤其是胳膊下、腹股沟、大腿、膝盖等处的皮肤

8 轻拍宝宝的皮肤使他的皮肤变干，再给宝宝涂上婴儿润肤油或爽身粉。他

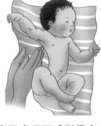

会为自己变干净了而感到很高兴。可以让他光着身子胡乱运动。这也是给宝宝做做按摩或让他做"体操"的好时机

9 给宝宝穿衣的动作一定要快并且轻柔，一定要顺着宝宝肢体弯曲的规律自然

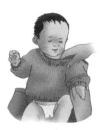

进行，不要对宝宝的小胳膊小腿生拉硬拽。穿衣时要用温柔的语调和宝宝说话，使他配合自己。不要忘记给宝宝固定尿布

宝宝衣物清洁是大学问

宝宝衣物的清洁是一个大学问，大人操作不当的话，很可能也会对宝宝的皮肤产生刺激，导致发痒、红疹、脂溢性皮肤炎等等皮肤疾病。在宝宝衣服的清洁上，新手父母要牢记这几个原则：

宝宝的衣服要单独洗

大人活动范围大，衣服上会沾很多细菌，如果将宝宝的衣服与大人的衣服一起洗，这些细菌会被转移到宝宝身上，对宝宝的皮肤产生刺激，导致各种皮肤病，家中

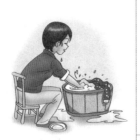

有女婴的话，可能还会导致婴儿阴道炎。建议在为宝宝洗衣服的时候，将宝宝的衣服放到一个专门的盆子里，并且用手洗。不要用洗衣机，洗衣机上同样会沾染很多细菌

不可忽视晾晒与保存

宝宝的衣服洗净之后要放到阳光充足的地方充分晒干，借助太阳光为衣服彻底消毒。如果天气不太好，衣服晾干

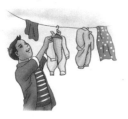

后不能直接给宝宝穿上，要用熨斗熨一下，给衣服消消毒。如果到了换季的时候，宝宝洗净的衣服最好单独放，不要与大人的放在一起，也不要与樟脑丸放在一起，这些都可能会对宝宝的皮肤产生刺激

清洗不能马虎

妈妈在洗衣服时，无论使用了刺激性多么弱的洗剂，都要用清水反复过洗两三遍，以避免清洁剂残留在宝宝的衣物上。若宝宝的衣服上有

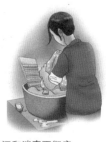

奶渍、口水渍、果汁、大便等难以清洗的东西，妈妈在洗过之后，还要用白醋、小苏打粉等再清洗一遍，这样去污和消毒更彻底

用婴儿专用洗涤剂

一般洗衣时所用到的洗衣粉、肥皂都不适于给宝宝洗衣服，它们碱性太强，易对宝宝的肌肤产生刺激。除菌剂、漂白剂也不能用，它们可能会伤害宝宝的皮肤，造成过敏。应选择婴儿专用洗涤剂或中性的洗衣液

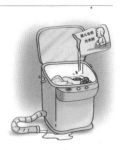

新买的衣服不要立即穿

为了增加衣服的美感，很多厂家所卖的衣服上通常有化学残留物或其他脏物，所以给宝宝新买的衣服，要彻底清洗之后才能给宝宝穿

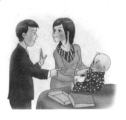

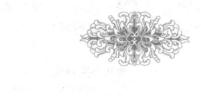